Blueprints

SEGUNDA EDIÇÃO

RADIOLOGIA

Blueprints

SEGUNDA EDIÇÃO

RADIOLOGIA

Alina Uzelac, DO
Resident, Department of Radiology
Los Angeles County/
University of Southern California Medical Center
Los Angeles, California

Ryan W. Davis, MD
MRI Fellow, Department of Radiology
University of Southern California Medical Center
Los Angeles, California

Revisão Técnica
Andrea Ginelli Nardi
Médica-Radiologista do Serviço de Imagem do
Hospital São Vicente de Paulo e do CT-Scan da
Beneficência Portuguesa do Rio de Janeiro
Mestrado em Radiologia pela Universidade Federal do Rio de Janeiro

REVINTER

Radiologia, Segunda Edição – Série Blueprints

ISBN 978-85-372-0169-5

Tradução:
IRMA FIORAVANTI
Médica, RJ

MAURA FIORAVANTI PAIXÃO
Tradutora, RJ

Revisão Técnica:
ANDREA GINELLI NARDI
Médica-Radiologista do Serviço de Imagem do
Hospital São Vicente de Paulo e do CT-Scan da
Beneficência Portuguesa do Rio de Janeiro
Mestrado em Radiologia pela Universidade Federal do Rio de Janeiro

Nota: A medicina é uma ciência em constante evolução. À medida que novas pesquisas e experiências ampliam os nossos conhecimentos, são necessárias mudanças no tratamento clínico e medicamentoso. Os autores e o editor fizeram verificações junto a fontes que se acredita sejam confiáveis, em seus esforços para proporcionar informações acuradas e, em geral, de acordo com os padrões aceitos no momento da publicação. No entanto, em vista da possibilidade de erro humano ou mudanças nas ciências médicas, nem os autores e o editor nem qualquer outra parte envolvida na preparação ou publicação deste livro garantem que as instruções aqui contidas são, em todos os aspectos, precisas ou completas, e rejeitam toda a responsabilidade por qualquer erro ou omissão ou pelos resultados obtidos com o uso das prescrições aqui expressas. Incentivamos os leitores a confirmar as nossas indicações com outras fontes. Por exemplo e em particular, recomendamos que verifiquem as bulas em cada medicamento que planejam administrar para terem a certeza de que as informações contidas nesta obra são precisas e de que não tenham sido feitas mudanças na dose recomendada ou nas contra-indicações à administração. Esta recomendação é de particular importância em conjunto com medicações novas ou usadas com pouca freqüência.

Título original:
Blueprints – Radiology, Second Edition

Livraria e Editora REVINTER Ltda.
Rua do Matoso, 170 – Tijuca
20270-135 – Rio de Janeiro – RJ
Tel.: (21) 2563-9700 – Fax: (21) 2563-9701
livraria@revinter.com.br – www.revinter.com.br

Prefácio

Em 1997, os primeiros cinco livros da série *Blueprints* foram publicados como uma apostila para estudantes de medicina, internos e residentes que desejassem uma publicação com conteúdo clínico de alta e acurada qualidade para as etapas 2 e 3 do USMLE *(United States Medical Licensing Examination)*. Quase uma década depois, a marca *Blueprints* ficou conhecida como sendo de alta qualidade, com fontes confiáveis cobrindo uma variedade de tópicos clínicos estudados por alunos de medicina e residentes, durante o seu rodízio primário entre especialidades e subespecialidades.

As *Blueprints* foram concebidas como uma ajuda ao estudo criada por estudantes, para estudantes. Mantendo este conceito, os editores da edição corrente dos livros *Blueprints* recrutaram colaboradores-residentes para assegurar que as séries continuassem a oferecer a informação e a abordagem que fizeram da série original um sucesso.

Agora, em sua segunda edição, cada uma das especialidades *Blueprints* – Emergência Médica, Neurologia, Cardiologia e Radiologia – foi completamente revisada e modernizada para oferecer os tratamentos e as estratégias de manejo mais atuais. As respostas que temos recebido dos leitores têm sido imensamente úteis na orientação da direção editorial da segunda edição. Somos gratos às centenas de estudantes e residentes de medicina que responderam com comentários profundos e observações extremamente bem detalhadas.

Cada livro foi cuidadosamente revisado, com novas aquisições introduzidas ao longo da série. Uma seção contendo as fontes em que foram baseadas as informações foi incluída, proporcionando aos estudantes referências atuais e clássicas para cada capítulo. Um número maior de perguntas e respostas de múltipla escolha, com explicações detalhadas para as respostas corretas e incorretas, foi incluído em cada livro. Todas as revisões da série *Blueprints* foram feitas com a intenção de propiciar as informações mais concisas, abrangentes e de menor custo disponíveis.

Nossos leitores afirmam que a série *Blueprints* é útil em todos os passos da sua carreira médica – desde o seu rodízio primário, como estudantes e subinternos, até as etapas 2 e 3 do USMLE. Residentes estudando para a terceira etapa do USMLE utilizam, muitas vezes, os livros para revisar áreas que não foram da sua especialidade. Estudantes de uma larga variedade de especialidades, incluindo assistentes de médicos, praticantes de enfermagem e de programas osteopáticos, usam *Blueprints* como um companheiro de curso ou para revisar a matéria antes dos exames de licenciatura.

O Editor
Blackwell Publishing, Inc.

Colaboradores

Andrei H. Iagaru, MD
Resident, Division of Nuclear Medicine
Los Angeles County/
University of Southern California Medical Center
Clinical Instructor
Keck School of Medicine
University of Southern California
Los Angeles, California

Sam K. Kim, MD
Resident, Department of Radiology
Los Angeles County/
University of Southern California Medical Center
Los Angeles, California

Revisores

Kenneth Bryant, PhD, MD
Resident, Radiology Department
University of Texas Houston
Houston,Texas

Aimee P. Carswell, MD
Intern, University of Texas
Health Science Center at San Antonio
San Antonio,Texas

James Chen, MD
Resident, Radiology Department
University of California San Francisco
San Francisco, California

Celeste Chu-Kuo, MD
Resident, Pediatrics
Saint Louis Children's Hospital
St. Louis, Missouri

Danielle Fournier
Class of 2005
Northeastern University PA Program
Boston, Massachusetts

Scott M. Greenberg, DO
Resident, Orthopedic Surgery
Palmetto General Hospital
Miami, Florida

Deneta Howland, MD
Resident, Department of Pediatrics
Morehouse School of Medicine
Atlanta, Georgia

Kimmy Jong
Class of 2005
Loma Linda University School of Medicine
Loma Linda, California

Brent Luria
Class of 2005
McGill University
Montreal, Quebec
Canada

Susan Merel
Class of 2005
Pritzker School of Medicine
University of Chicago
Chicago, Illinois

Azam Mohiuddin
Class of 2005
University of Kentucky College of Medicine
Lexington, Kentucky

Ai Mukai, MD
Preliminary Medicine Resident
Pennsylvania State College of Medicine
Hershey, Pennsylvania

Mark A. Naftanel
Class of 2005
Duke University School of Medicine
Durham, North Carolina

David E. Ruchelsman
Class of 2004
New York University School of Medicine
New York, New York

Tina Small
Class of 2005
Quinnipiac University PA Program
Hamden, Connecticut

Christopher J. Steen, MD
Intern, Transitional Program
Saint Barnabas Medical Center
Livingston, New Jersey

Jacqui Thomas
Class of 2005
Nova Southeastern University
Miami, Florida

Abraham Tzou, MD
Resident, Department of Laboratory Medicine
Yale University School of Medicine
New Haven, Connecticut

Debra Zynger
Class of 2004
Indiana University School of Medicine
Indianapolis, Indiana

Abreviaturas

ABCDE	abordagem ar, osso, cardíaca, diafragma e tudo o mais
ACA	Artéria cerebral anterior
ACM	Artéria cerebral média
ACP	Artéria cerebral posterior
AFP	Artéria femoral profunda
AFS	Artéria femoral superficial
AIDS	Síndrome da imunodeficiência adquirida
AP	Ântero-posterior
APUD	Decarboxilação de aminoprecursor
ARM	Angiografia por RM
ATP	Angioplastia transluminal percutânea
AVM	Acidente com veículo motorizado
BUN	Sangue, uréia e nitrogênio
CABG	Revascularização cirúrgica do miocárdio
CBC	Hemograma completo
CTPA	Angiografia pulmonar por TC
DAC	Doença arterial coronariana
DISIDA	Ácido diisopropril iminodiacético
DPOC	Doença pulmonar obstrutiva crônica
DSTs	Doenças sexualmente transmissíveis
DTPA	Ácido dietilenotriamina pentacético
DWI	Imageamento de peso difuso
ECA	Enzima conversora de angiotensina
ECG	Eletrocardiograma
EEC	Complexo eco endometrial
EEG	Eletroencefalograma
EP	Embolia pulmonar
ETT	Tubo endotraqueal
GCS	Escala de coma de Glasgow
GFR	Taxa de filtração glomerular
GI	Gastrintestinal
H_2	Histamina-2
hCG	Gonadotrofina coriônica humana
HIV	Vírus da imunodeficiência humana
HLA	Antígeno leucocitário humano
I^{123}	Iodina^{123}
IAC	Canal auditivo interno
IM	Infarto de miocárdio
INR	*International Normalized Ratio*
ITB	Índice tornozelo-braquial
IV	Intravenosa
IVP	Pielograma intravenoso
JUP	Junção ureteropélvica
JUV	Junção ureterovesical
LAO	Oblíquo anterior esquerdo
LCR	Líquido cefalorraquidiano
LDH	Desidrogenase lática
LPO	Oblíquo posterior esquerdo
MAA	Albumina macroagregada
MACHINE	**M**etabólica, **a**uto-imune, **c**ongênita, **h**ematológica, **i**nfecciosa, **n**eoplásica e ambiental (***e**nvironmental*)
MIBG	Metaiodobenzilguanidina
MMSE	*Mini-Mental Status Examination*
MRCP	Colangiopancreatografia por RM
MRS	Espectroscopia por RM
MUGA	Angiografia em múltiplas janelas
NF	Neurofibromatose
NPO	Jejum total
PA	Póstero-anterior
PET	Tomografia por emissão de pósitrons
PIOPED	Investigação prospectiva para o diagnóstico de embolia pulmonar
PSA	Antígeno prostático específico
PTX	Pneumotórax
RAO	Oblíquo anterior direito
RBC	Contagem de células sanguíneas
RF	Radiofreqüência
RPO	Oblíquo posterior direito
RPS	Espaço retrofaríngeano
RUB	Rins, ureteres e bexiga
RXT	RX do tórax
SALTR	Escorregamento *(**s**lipped)*, superior *(**a**bove)*, inferior (***l**ower*), transversal *(**t**hrough)* e cominutiva *(**r**uined)*. (Fratura óssea luxada do tipo Salter-Harris.)
SARA	Síndrome de angústia respiratória do adulto
SDR	Síndrome do desconforto respiratório
SGOT	Transaminase glutâmico-oxaloacética sérica
SPECT	Tomografia computadorizada por emissão de fóton único
SSKI	Solução de iodeto de potássio
TC	Tomografia computadorizada
TP	Tempo de protrombina
TTP	Tempo de tromboplastia parcial
TVP	Trombose venosa profunda
UH	Unidades Hounsfield
VCI	Veia cava inferior
VHS	Velocidade de hemossedimentação
WBC	Contagem de glóbulos brancos

Sumário

CAPÍTULO 1

Princípios Gerais de Radiologia

Em 1895 o físico holandês Wilhelm Roentgen descobriu os raios X e, desde então, foram desenvolvidas muitas aplicações desta descoberta, tanto na medicina diagnóstica quanto na medicina terapêutica. A radiologia, como especialidade, inclui técnicas convencionais que utilizam radiação ionizante como as radiografias comuns (filme simples), a fluoroscopia, a tomografia computadorizada (TC) e a medicina nuclear. Também inclui as técnicas de imagens por ressonância magnética (RM) e a ultra-sonografia que produzem imagens com campos magnéticos e ondas sonoras, respectivamente, evitando, desse modo, os riscos da radiação.

RADIOGRAFIA E FLUOROSCOPIA

Um aparelho-padrão de raios X (Fig. 1-1) gera fótons de alta energia ou **raios X**, como são também denominados, com uma corrente elétrica de alta voltagem. Os raios X são dirigidos para um feixe de luz focalizado no paciente. Os raios desse feixe atravessam o paciente e vão alcançar o filme, absorvidos pelos tecidos do paciente, ou eles se espalham, caso em que não produzem informação diagnóstica. Quando os raios X alcançam o cassete e interagem com o filme radiográfico, sua energia é convertida em luz visível que expõe o filme, dando lugar à familiar radiografia. Na fluoroscopia, o filme é substituído por um intensificador de imagem e permite, assim, que uma imagem digital seja vista num monitor de televisão, em tempo real.

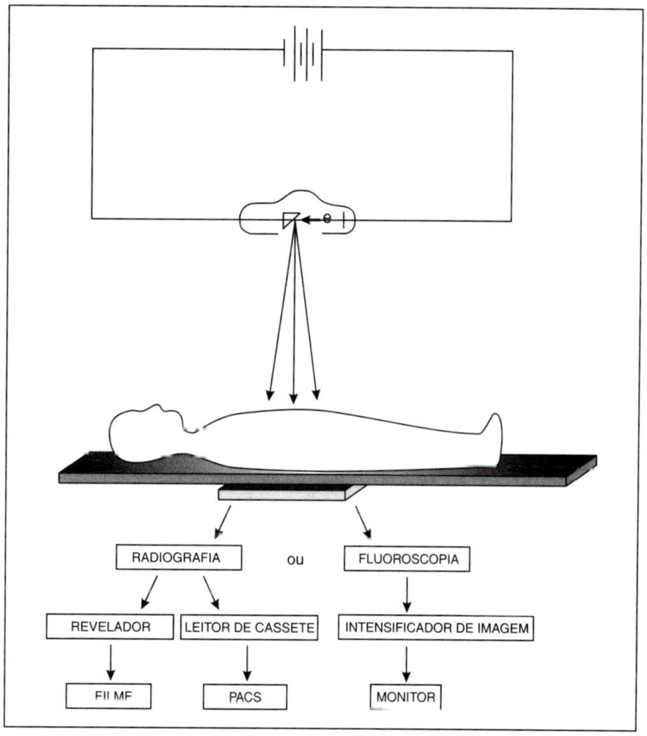

Figura 1-1 Radiografia simples e fluoroscopia.

Uma radiografia é a representação bidimensional de estruturas tridimensionais do corpo do paciente. Estas estruturas são visíveis por causa das diferenças que os feixes de raios X experimentam ao atravessarem diferentes tecidos.

Atenuação. Refere-se ao processo de remoção dos raios X, a partir do feixe primário, através de sua absorção e de sua dispersão. Raios X atenuados são aqueles "essencialmente bloqueados" e que, por isso, nunca alcançam o filme a ser exposto. O grau da atenuação (bloqueio da passagem de raios X) oposta pelos tecidos corporais é baseado em três fatores principais: espessura do tecido na linha do feixe de raios X, a densidade do tecido a ser atravessado e o número atômico do material a ser atravessado pelo feixe de raios X (Tabela 1-1).

Filmes que não foram expostos correspondem à alta atenuação do feixe de raios X e mostram-se brilhantes (brancos), como o osso, por exemplo. Os filmes expostos que correspondem à baixa atenuação do feixo de raios X (os raios atravessam os tecidos com maior ou menor facilidade) aparecem escuros, como o ar dentro dos pulmões. Os termos **radiolucência** e **radiodensidade** referem-se à atenua-

TABELA 1-1

Cinco Principais Radiodensidades da Radiografia-Padrão

Material	Nº Atômico Efetivo	Densidade (g/cm^3)	Cor no Filme
Ar	7,6	RADIOLUCENTE 0,001	
Gordura	5,9	0,9	
Água (tecido orgânico, pele muscular, sangue)	7,4	1	
Osso	14,0	2	
Metal	82,0	RADIODENSO 11	

ção vista ao longo da mesma escala; o ar é o elemento mais radiolucente, enquanto o osso é um tecido mais radiodenso (aparece como branco) no filme. Uma gradação entre o branco e o cinza corresponde a todos os demais tipos de tecidos, entre os dois extremos citados (radiolucente e radiodenso). Quatro tipos principais de tecidos são distinguidos numa radiografia e, em ordem crescente de atenuação, eles são ar, gordura, tecido mole e osso.

Distinções entre os tecidos podem ser feitas apenas quando houver uma interface entre eles e densidades diferentes dos mesmos. Por exemplo, broncogramas aéreos são evidentes num segmento pulmonar com pneumonia porque há uma interface entre o ar, no interior dos brônquios, e o alvéolo cheio de pus no tecido pulmonar. A demonstração desse fato pode ser feita colocando-se um balão cheio de água no interior de um recipiente de vidro, também cheio de água (Fig. 1-2). Pelo fato de haver, essencialmente, uma interface "água–água" com a fina membrana do balão de permeio, este não pode ser visto na radiografia. Se o balão, porém, estiver cheio de ar, cria-se uma interface "ar–água" e, então, a forma do balão torna-se evidente na radiografia.

Radiografias simples são úteis como primeira linha de exames torácicos, abdominais e das estruturas esqueléticas. Algumas indicações comuns para radiografias torácicas são a falta de ar, dor no peito e tosse. As indicações mais comuns para radiografias abdominais simples são dor, vômitos e traumatismo. Radiografias do esqueleto são úteis na avaliação de traumatismos ósseos, de artrites, de neoplasias ósseas, de doenças ósseas metabólicas e de displasias congênitas. A limitação das radiografias simples é devida à sua reprodução bidimensional de estruturas tridimensionais; muitas vezes a localização das lesões não pode ser estabelecida sem o uso de modalidades de técnicas localizadoras mais acuradas (TC, ultra-sonografia ou RM).

PONTOS-CHAVE

1. A radiografia comum é uma representação bidimensional de estruturas tridimensionais do corpo do paciente.
2. Quatro tecidos principais são distinguíveis em uma radiografia; em ordem crescente de atenuação eles são ar, gordura, tecido mole e osso.
3. A distinção entre esses tecidos pode ser feita somente quando houver uma interface e diferenças nas densidades desses tecidos.
4. Radiografias simples são úteis como uma primeira linha para exame do tórax, do abdome e das estruturas esqueléticas.

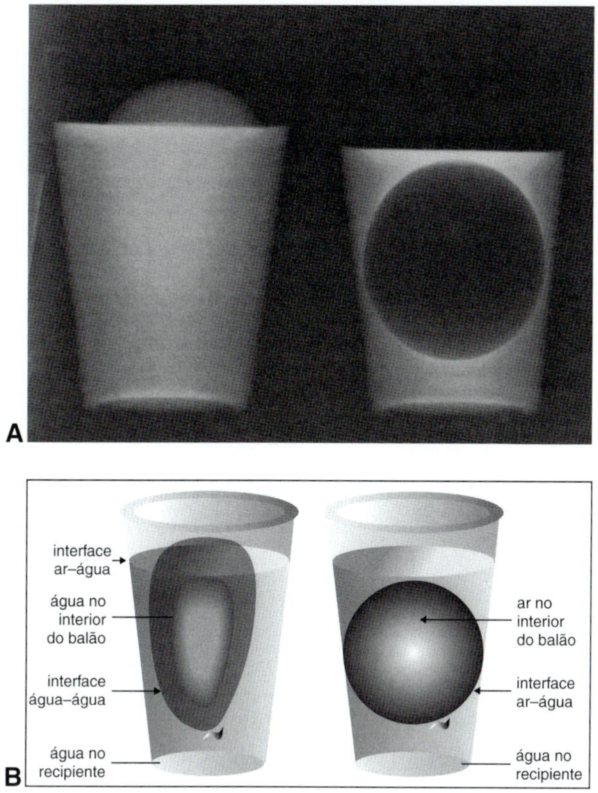

Figura 1-2 A: Demonstração radiográfica de interfaces. À esquerda, um balão cheio de água em repouso dentro de um recipiente também cheio de água. A interface "água–água" não pode ser vista porque não há diferença na atenuação entre a água fora e a água dentro do balao. À direita, um balão cheio de ar está dentro do recipiente cheio de água. Fica demonstrada uma interface "água–ar", e o ar mostra-se preto dentro da água, que é branca. **B:** Diagrama com a representação das interfaces radiográficas em (A).

Cortesia do Cedars-Sinai Medical Center, Los Angeles, CA.

MODALIDADES DE IMAGEAMENTO

TOMOGRAFIA COMPUTADORIZADA

A tomografia computadorizada (TC) é um método de uso dos raios X em múltiplas projeções, para produzir imagens axiais do corpo. A produção da imagem difere da produção da radiografia convencional porque, na TC, os raios X passam através do paciente em direção a detectores altamente sensíveis, no lugar de um simples filme. Estes detectores, então, mandam a informação a um computador que reconstrói as imagens (Fig. 1-3). As imagens são colocadas em uma posição anatômica como se o examinador observasse o paciente em pé, olhando em direção à cabeça. Qualquer parte do corpo pode ser imageada mas, geralmente, os exames são divididos em imagens da cabeça, pescoço, coluna, tórax, abdome, pelve e extremidades. O paciente permanece em supino, na mesa de exame; esta se move, horizontalmente, através da "moldura" ou ***gantry***, como é comumente denominada.

Em TC, estruturas anatômicas, de novo, referem-se às propriedades físicas das moléculas corporais que contribuem para a absorção ou dispersão dos feixes de raios X. Estas propriedades evitam, diferencialmente, que os raios X alcancem os detectores localizados no lado oposto do *gantry*.

A TC é mais sensível do que a radiografia convencional para distinguir as diferenças de densidades de tecidos que são mostradas em unidades Hounsfield (UH), numa faixa de aproximadamente (– 1.000) a (+ 1.000), correspondendo a uma escala de gradação da cor cinza. Geralmente podem-se dividir as densidades da TC em sete categorias (por suas variações em UH) (Tabela 1-2).

Dois conceitos importantes levantam-se na discussão da escala de cinza UH: "janela" e "nível". **Janela** refere-se à extensão através da qual o computador mostrará, no monitor, as gradações do cinza. Uma janela estreita produz contraste maior. **Nível** é o ponto mediano de valor em UHs da escala e é usado para ver, preferencialmente, os diferentes tipos de tecido. Por exemplo, para examinar-se um detalhe

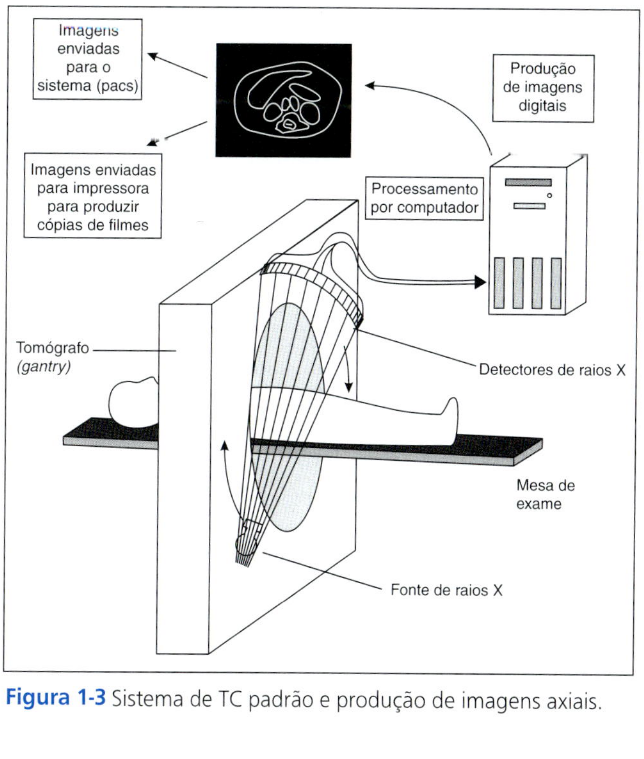

Figura 1-3 Sistema de TC padrão e produção de imagens axiais.

TABELA 1-2

Unidades Hounsfield (UH) em TC

TC em 7 categorias gerais (com sua extensão [*ranges*] UH):

1. Ar (–1.000 a –200 UH)
2. Gordura (–50 a 0 UH)
3. Água (0 a 10 UH)
4. Tecido mole (20 a 50 UH)
5. Sangue estagnado (50 a 70 UH)
6. Osso (+300 a –500 UH)
7. Metal (+500 a +1.000 UH)

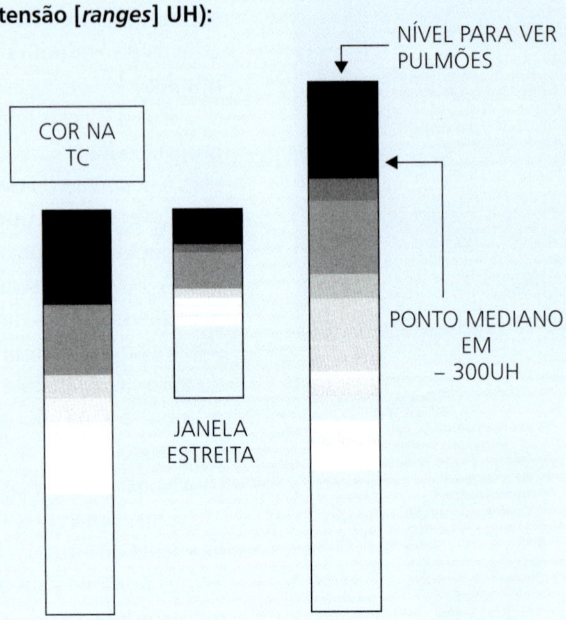

pulmonar escolheríamos um valor baixo (– 300 UH) como nível, em vez de valores UHs mais altos de tecido mole e de osso.

Solicita-se TC, mais comumente, para examinar qualquer parte do corpo onde um detalhamento anatômico mais fino ou uma distinção sutil entre tipos de tecidos for necessário para o diagnóstico. Exemplos incluem uma TC da cabeça para excluir uma hemorragia ou uma fratura de crânio em um traumatismo craniano, uma TC do tórax para avaliar nódulos ou massas e para o estudo de metástases, ou em presença de febre de origem desconhecida para excluir abscessos; uma TC esquelética é solicitada para avaliar fraturas sutis que não podem ser bem avaliadas através de radiografias simples.

Nenhuma modalidade é perfeita e a TC tem, também, suas limitações. Por vezes, um carcinoma hepático pode não estar conspícuo na TC, mas pode ser visto somente na RM. Uma laceração aórtica ou um pequeno êmbolo pulmonar, por vezes, é detectado apenas na angiografia convencional, e uma TC negativa não é suficiente para excluir a presença de nenhuma destas lesões.

PONTOS-CHAVE

1. TC é um método que usa raios X por produzir imagens axiais no corpo; estas imagens são vistas como se estivéssemos a partir dos pés em direção à cabeça.
2. A TC é mais sensível do que as radiografias convencionais em relação à distinção de diferenças entre as densidades dos diferentes tecidos.
3. O uso comum da TC inclui o exame de qualquer parte do corpo onde detalhes anatômicos ou distinção sutil entre tipos de tecidos são necessários para o diagnóstico.

MEDICINA NUCLEAR

A medicina nuclear difere da radiografia convencional em vários modos fundamentais. Primeiro, em vez de usar externamente os raios X que atravessam os pacientes para produzir uma imagem, uma dose de irradiação é dada internamente ao paciente e os raios X são levados em conta no momento em que deixam o corpo do(a) paciente. Segundo, alguns estudos de medicina nuclear proporcionam informação funcional além da informação anatômica fornecida pelas técnicas radiográficas convencionais. A dose de radiação ou de radionuclídeo é dada, usualmente, por via oral (VO) ou por via venosa (IV) e a substância radioativa usada tem afinidade para certos órgãos. À medida que o radionuclídeo desaparece, vai emitindo radiação gama que é detectada por câmeras especiais que contam o número dos fótons emitidos e mandam tal informação para um computador (Fig. 1-4). O computador processa os dados em relação à localização da fonte e o número da contagem forma uma imagem ou uma série de imagens no decorrer do tempo.

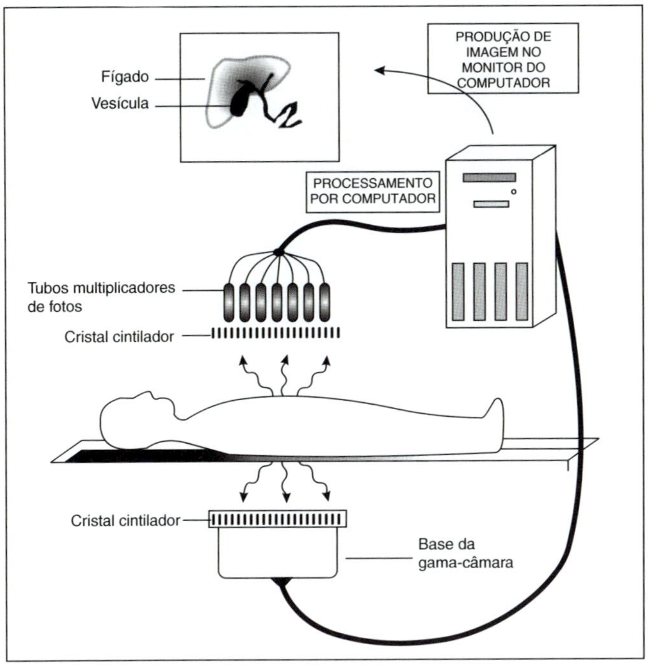

Figura 1-4 Gama-câmara (padrão duas cabeças) e produção de imagens cintilográficas (medicina nuclear).

Os empregos comuns de estudos por medicina nuclear são: ventilação/perfusão (V/Q) *scan* quando há suspeita de embolismo pulmonar; ácido diisopropil iminodiacético (DISIDA) em caso de suspeita de colecistite aguda; *scan* ósseo ou tomografia por emissão de pósitron (PET) para pesquisa de metástases; ácido dietilenotriamina pentacético (DTPA) *scan* para o diagnóstico da insuficiência renal; gálio *scan* para linfoma ou infecção oculta; *scan* com leucócitos marcados com corante "indium" para detecção de infecções ocultas; *scan* com iodina (^{123}I) em caso de nódulos tireóideos; hemácias marcadas com tecnécio (RBC) para esclarecimento de sangramento gastrintestinal (GI) e avaliação de angioma hepático.

A limitação mais importante da medicina nuclear é sua resolução espacial diminuída.

PONTOS-CHAVE

1. Nos estudos de medicina nuclear, a dose de radiação é dada internamente ao paciente e os raios X são contados no momento em que deixam o corpo humano.
2. Alguns estudos de medicina nuclear proporcionam informação funcional somada à informação anatômica das técnicas radiográficas convencionais.

ULTRA-SONOGRAFIA

Na ultra-sonografia uma sonda é aplicada à pele do paciente e um feixe de ondas sonoras de alta freqüência (1 a 20 MHz) é focalizado na área de interesse (Fig. 1-5). As ondas sonoras propagam-se através dos diferentes tecidos, em diferentes velocidades; os tecidos mais densos permitem que elas se movam mais rapidamente. Um detector mede o tempo decorrido para a onda refletir e retornar à sonda. A densidade do tecido é determinada pelo tempo desta reflexão e uma imagem é produzida na tela para que o examinador a veja em tempo real.

Os tecidos moles normais aparecem com **ecogenicidade** média, termo usado para referir-se à luminosidade em ultra-sonografia. O tecido gorduroso é, usualmente, mais ecogênico do que o tecido mole. Fluidos simples, tais como a bile, apresentam baixa ecogenicidade, mostram-se escuros e, muitas vezes, mostram *"through-transmission"*, ou seja, brilho além dele. Fluido complexo como o sangue e o pus podem apresentar faixas ou septações internas e, em geral, apresentam menor transmissão que o fluido simples. Calcificação usual aparece como alta ecogericidade com sombra acústica posterior ou com uma "faixa" escura em torno. O ar não transmite bem as ondas sonoras e não permite imageamento através dele; as ondas sonoras não se refletem de volta para o transdutor. Portanto, bolhas de gás e tecido pulmonar são obstáculos ao imageamento por ultra-sonografia.

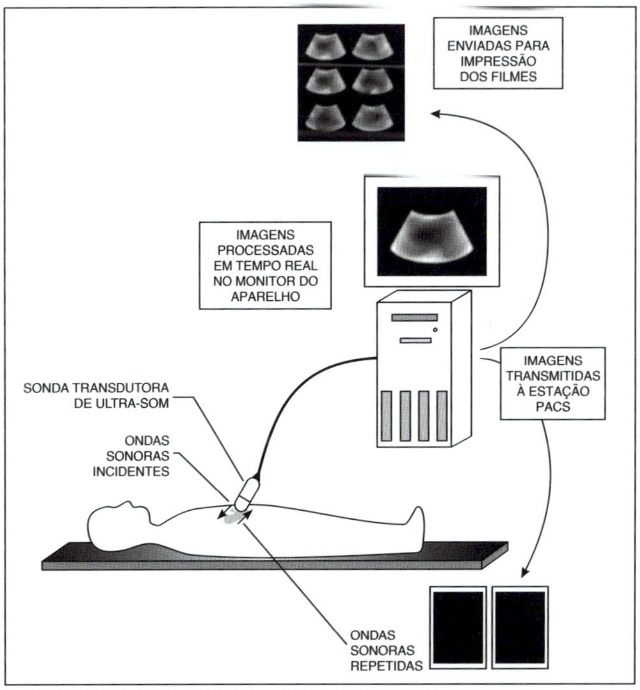

Figura 1-5 Sistema de ultra-sonografia-padrão e produção de imagens ultra-sonográficas.

Indicações comuns da ultra-sonografia incluem a avaliação da vesícula quando houver suspeita de colecistite, do pâncreas na suspeita de pancreatite, e do quadrante inferior direito do abdome em caso de suspeita de apendicite. Outras indicações incluem avaliação do fígado, do pâncreas, dos rins para verificar a existência ou ausência de massas ou evidência de obstrução. A ultra-sonografia também é de grande ajuda na avaliação da dor pélvica em mulheres em casos de suspeita de gravidez ectópica, de torção ovariana ou de massas pélvicas. Finalmente, com a combinação da imagem Doppler com a ultra-sonografia que detecta a velocidade e a direção do fluxo, pode-se fazer o imageamento dos vasos sanguíneos, tais como da aorta (suspeita de aneurisma) e das veias profundas das pernas ou da veia porta para excluir ou aferir trombose.

PONTOS-CHAVE

1. O imageamento por ultra-sonografia usa o reflexo de ondas de som de alta freqüência para gerar imagens dos órgãos internos dos pacientes.
2. Gases intestinais e tecido pulmonar são impedimentos para o imageamento por ultra-sonografia.
3. Usos comuns da ultra-sonografia incluem avaliação da vesícula, do pâncreas, do fígado e dos rins para várias condições patológicas. A ultra-sonografia é útil, também, para avaliar dor pélvica aguda em mulheres e em várias outras condições patológicas dos órgãos pélvicos.

IMAGEAMENTO POR RESSONÂNCIA MAGNÉTICA

Em termos gerais, a RM utiliza o princípio do alinhamento dos prótons de hidrogênio quando colocados dentro de um forte campo magnético. Para obter-se uma imagem por RM *(scan)* o paciente deita-se sobre a mesa que desliza dentro do tubo do *scanner* e é, então, envolvido por um campo magnético de alta intensidade (Fig. 1-6). Os prótons nos tecidos do paciente alinham-se com o vetor do campo magnético e um pulso de radiofreqüência (RF) é emitido através das bobinas *(coils)* transmissoras, produzindo uma "deflexão" perpendicular dos prótons em relação aos seus vetores originais. Quando o pulsar de RF cessa, os prótons "relaxam" de volta às duas posições originais, liberando energia que é detectada pelas bobinas receptoras do *scanner*. Os tecidos do paciente gerarão sinais diferentes dependentes de sua composição relativa de prótons de hidrogênio. Estes sinais são processados pelo computador para produzirem a imagem final.

A seqüência T1 (TR curto e TE curto) é útil para visualizar detalhes anatômicos (rompimentos de meniscos do joelho, hemorragia subaguda e gordura [estas duas últimas es-

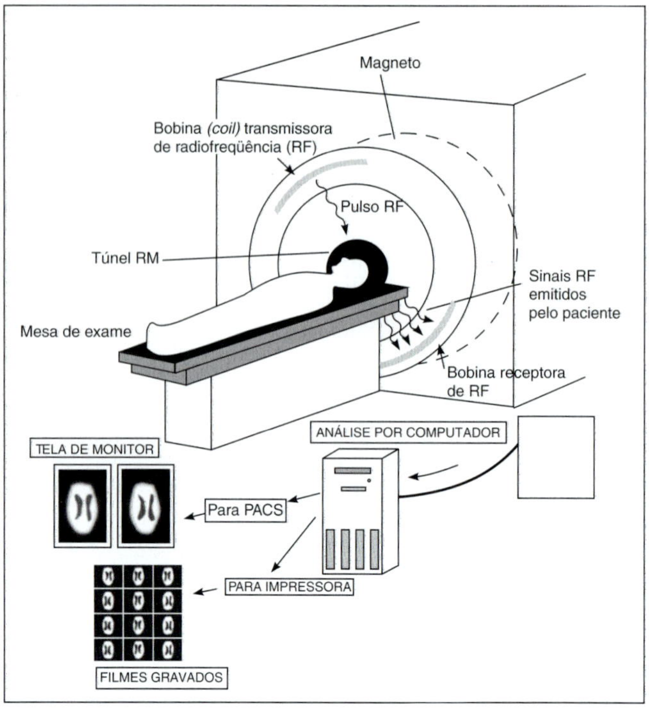

Figura 1-6 Magneto-padrão de RM e produção de imagem por RM.

truturas são brilhantes, nesta seqüência]). Estrutura com alto conteúdo protéico mostram sinal de alta intensidade nesta seqüência. A seqüência T1 apresenta delineamento limitado de edema e de patologia contendo água. Esta é a seqüência usada com gadolínio para acentuação das lesões e é ótima para demonstração anatômica.

Estruturas com alto conteúdo hídrico (incluindo tumor, infecção, contusões) apresentam um sinal de alta intensidade na seqüência T2 (TR longo e TE longo) (Fig. 1-7).

Técnicas de saturação de gordura são muito úteis porque elas permitem suprimir o sinal da gordura sem afetar o sinal da água, e assim ajudam a distinguir entre gordura e hemorragia. A seqüência gradiente–eco é usada por sua sensibilidade a artefatos susceptíveis (isto é, ela detecta pequenas áreas de hemorragia resultantes da ruptura dos produtos da hemoglobina; gás de tecidos moles; partículas metálicas que causam artefatos fluorescentes). Todas as seqüências de RM apresentam vantagens e desvantagens; portanto, para um estudo de alta qualidade, um protocolo apropriado deve ser criado com base na história clínica e na patologia suspeitada.

O imageamento por ressonância magnética apresenta várias vantagens sobre a TC. A primeira é que a RM não usa radiação ionizante evitando, portanto, potenciais efeitos

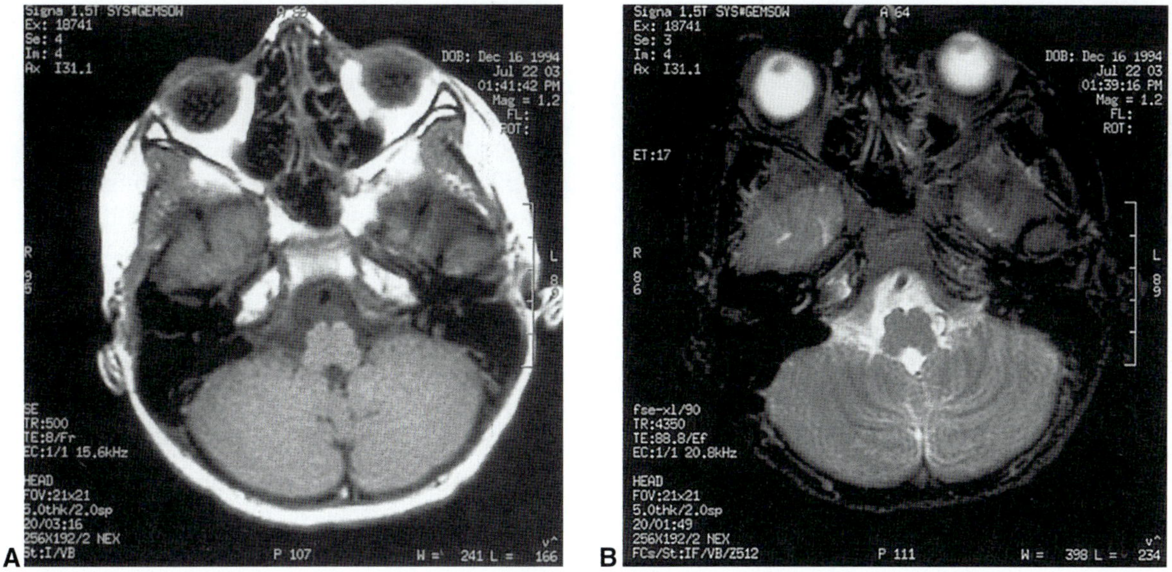

Figura 1-7 Demonstração de imagens de peso T1 comparadas com imagens de peso T2. **A**: Na seqüência T1, o tecido gorduroso é brilhante e os glóbulos oculares e o líquido cefalorraquidiano (LCR) são escuros, em contraste com T2 (**B**) (a água é brilhante nas seqüências T2; veja o LCR em torno da medula oblongada e o humor vítreo dos glóbulos oculares). Cortesia do University of Southern California Medical Center, Los Angeles, CA.

prejudiciais. Segunda, as imagens podem ser facilmente obtidas em qualquer plano diferente do plano transverso da TC. Finalmente, a RM proporciona, geralmente, melhor detalhe anatômico de tecidos moles e é melhor na detecção de diferenças patológicas sutis. As desvantagens são que a RM leva muito mais tempo para fazer o escaneamento ou varredura do paciente em relação ao tempo da TC; é um processo bem mais dispendioso e apresenta mais contra-indicações, como a presença de marca-passos, grampos antigos utilizados em aneurismas, e corpos estranhos metálicos (intra-oculares), todos esses materiais podem ser afetados adversamente pelo campo magnético. A angiografia por ressonância magnética (ARM) para a detecção de êmbolo pulmonar deveria ser considerada como alternativa para pacientes grávidas, embora êmbolos em ramos pequenos e subsegmentares da artéria pulmonar não sejam visualizados. A RM pode ser usada, também, em casos de dissecção (crônica, não emergencial) de aneurismas.

PONTOS-CHAVE

1. A RM utiliza o princípio do alinhamento dos prótons de hidrogênio quando colocados dentro de um forte campo magnético.
2. Os tecidos do paciente gerarão sinais diferentes para a imagem por RM, dependendo da sua composição relativa de prótons de hidrogênio.
3. A RM não usa radiação ionizante.
4. A RM, geralmente, proporciona melhor detalhe anatômico de tecidos moles do que a TC.

MATERIAL DE CONTRASTE

O material de contraste aumenta as diferenças de densidades entre as estruturas anatômicas. Agentes de contraste GI, tais como o bário e a Gastrografina, são utilizados para delinear o trato GI inteiro, antes que sejam feitos exames fluoroscópicos. A administração do contraste por via oral raramente mostra-se prejudicial ao paciente. Contudo, há casos especiais nos quais a administração via oral do contraste deveria ser restrita, tais como em pacientes em jejum total (NPO) por causa de pancreatite aguda e em pacientes que correm o risco de aspiração, o que poderia produzir uma pneumonite induzida pela Gastrografina. O bário, se aspirado, é inerte e não é prejudicial ao parênquima pulmonar. Ao contrário, se houver uma perfuração esofágica, a Gastrografina deve ser usada no lugar do bário porque se acredita que este possa causar mediastinite. Uma suspeita de perfuração intestinal não contra-indica o uso da Gastrografina porque este agente não causará peritonite e não afetará o campo cirúrgico.

Contrastes de uso IV, tais como os que contêm iodo (para uso em TC) e gadolínio (para RM) são usados para visualizar estruturas vasculares e para proporcionar acentuação de órgãos. O gadolínio ajuda, também, a distinguir entre lesões císticas verdadeiras e lesões aparentemente císticas, distinção essa que, por vezes, é difícil de ser percebida em imagens de RM. Este agente de contraste pode ser usado, também, por via intra-articular para a detecção de patologia sutil da articulação ou da cartilagem.

Contraste iodado intravenoso é visível no interior de vasos sanguíneos, permitindo que tais vasos sejam distinguidos de linfonodos e de outras estruturas de tecidos moles ou de dimensões anatômicas similares. Isto é visto, sobretudo, em áreas de fluxo sanguíneo relativamente alto, permitindo a identificação de tumores, abscessos ou áreas de inflamação. O contraste passa através de extravasamentos nos espaços vasculares de tumores, aumentando a atenuação do tecido e tornando-o mais aparente. O contraste iodado freqüentemente fornece, também, um diagnóstico baseado em sua ausência. Por exemplo, um defeito de preenchimento dentro de um vaso sanguíneo ou de um órgão sólido provavelmente indica a presença de trombo, de hipoperfusão ou de infarto.

O uso de contraste iodado é mandatário na TC torácica se houver suspeita de embolismo pulmonar. Outros usos incluem tumor em órgão sólido quando se procura um realce de imagem. Se houver suspeita de abscesso, o contraste ajuda no delineamento das margens da cavidade infectada, por causa da hiperemia relativa nas paredes do abscesso, que condiciona uma alta atenuação da imagem tomográfica.

Os riscos e benefícios do contraste iodado deveriam ser considerados antes de seu uso no paciente que apresenta um comprometimento renal, por causa do risco de desencadear insuficiência renal aguda. Tal contraste não é, usualmente, empregado em pacientes com nível de creatinina maior que 1,5, a menos que o estudo seja absolutamente necessário. Em caso de traumatismo grave, os níveis de creatinina não são medidos antes do imageamento por TC, porque o tempo é um fator crucial. Exemplo disso seria um caso de traumatismo com suspeita de comprometimento vascular, renal ou ureteral. Se o paciente estiver em diálise, o contraste iodado será eliminado da corrente sanguínea por este procedimento. Em casos de insuficiência renal sem falência declarada, N-acetilcisteína (Mucomyst), na dose de 600 mg VO, 2 vezes ao dia, deveria ser administrada, preferentemente, 24 horas antes do exame, e continuada no decorrer total de 72 horas. Concomitantemente, uma boa hidratação é mesmo até mais importante porque estudos sobre a eficácia deste agente (Mucomyst) não mostraram resultados tão favoráveis como se esperava, mas, correntemente, é o único tratamento que visa a uma proteção renal.

O contraste iodado apresenta, também, o risco de provocar reações alérgicas, inclusive anafilaxia; contudo, tais reações alérgicas são significativamente menos comuns com os novos agentes de contraste não iônicos. Pacientes com história de reação alérgica clinicamente significante ao iodo devem ser pré-medicados com hidrocloreto de difenidramina, prednisona e com bloqueador de histamina 2 (H_2), como cimetidina ou ranitidina. Se o contraste iodado, por via venosa, deve ser dado a um paciente diabético que use o medicamento metformina, esta medicação deve ser suspensa nas subseqüentes 48 horas por causa do risco de provocar acidose metabólica.

O contraste iodado é usado, também, nos procedimentos intravasculares invasivos guiados fluoroscopicamente. Contrastes alternativos para pacientes com insuficiência renal ou contra-indicação absoluta para o iodo são o gás CO_2 ou o gadolínio, mas as imagens terão qualidade limitada.

PONTOS-CHAVE

1. O material de contraste aumenta as diferenças na densidade entre as estruturas anatômicas.
2. Contraste iodado acarreta riscos de causar insuficiência renal aguda e reações alérgicas.

CAPÍTULO

2 Imagem de Cabeça e Pescoço

TRAUMA

FRATURAS DOS OSSOS DA FACE

Anatomia

Os ossos da face e os seios paranasais funcionam como um "pára-choques" natural, que, juntamente com a calota, protegem o cérebro durante os traumas cranianos. Os ossos da face que mais sofrem fraturas são os nasais, antro maxilar, paredes das órbitas e arcos zigomáticos (Fig. 2-1).

Etiologia

As duas categorias principais de trauma da face são lesões **explosivas** e **penetrantes**. As causas mais comuns destas ocorrências são acidentes automobilísticos, quedas e agressão. Os traumas penetrantes mais comuns são causados por armas de fogo.

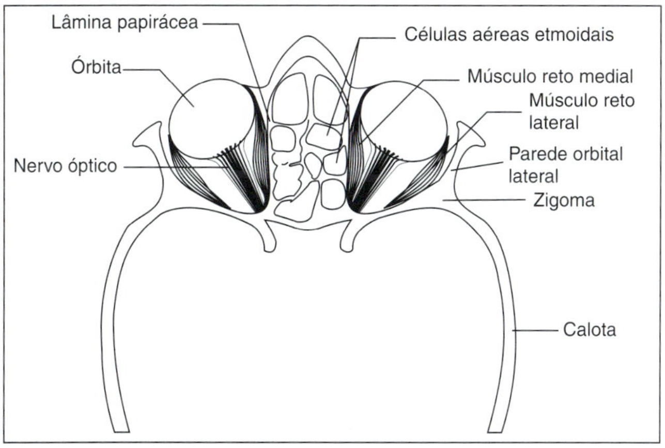

Figura 2-1 Anatomia dos ossos da face na região orbital.

Epidemiologia

Os acidentes automobilísticos são as causas mais comuns dos traumas faciais em adultos jovens. Em adultos idosos, as quedas são as causas mais comuns, uma vez que estes têm mais dificuldades de estender os braços para amenizar a queda. Em geral, pacientes hospitalizados tentam sair do leito, no meio da noite, ficam desorientados pela falta de familiaridade com seus quartos de hospital e, subseqüentemente, caem. Síncope, hipotensão ortostática e fraqueza resultante de prolongado tempo de cama destes pacientes os colocam em maior risco de queda.

Manifestações Clínicas

História

Em acidentes automobilísticos, lesões ocultas ocorrem com maior freqüência em passageiros que não usam cinto de segurança; por isso, é importante determinar se um paciente estava ou não usando o cinto. Se o trauma ocorreu 24 horas antes da entrada do paciente, perguntas sobre dores de cabeça, alterações visuais e corrimento sinusal tornam-se importantes uma vez que estes sintomas podem representar trauma facial estável, porém significante. O corrimento sinusal pode indicar vazamento de líquido cefalorraquidiano de uma fratura aberta frontal ou no seio esfenóide. É extremamente importante detectar fraturas abertas no seio, pois estas podem levar a infecções intracerebrais secundárias, como meningite ou abscesso.

Exame Físico

Equimoses, aumento das partes moles e hematomas são os achados físicos mais comuns em trauma facial. Diminuição da acuidade visual ou estrabismo freqüentemente estão presentes nos processos de fraturas orbitais em associação a lesões musculares intra-oculares ou de nervo craniano.

Avaliação Diagnóstica

Em trauma agudo, a avaliação geral começa com uma verificação da estabilidade do paciente. Uma vez que as vias aéreas, a respiração, e a circulação estejam estabelecidas e um exame físico direcionado tenha sido realizado, pode-se iniciar a avaliação radiográfica. Esta avaliação, em raras ocasiões, quando o caso não for complicado, será iniciada com radiografia simples; entretanto, geralmente é feita uma TC (tomografia computadorizada) do crânio, sem contraste, para se excluir lesões intracranianas além de fraturas faciais, com apenas um único exame. A TC do crânio é especialmente importante em pacientes que apresentam alterações neurológicas ou pontuação diminuída na GCS (Glasgow Coma Score – Escala de Coma de Glasgow) ou MMSE (Mini-Mental Status Examination). Alterações no estado mental podem indicar lesão intracraniana que a TC irá detectar, e a radiografia simples não.

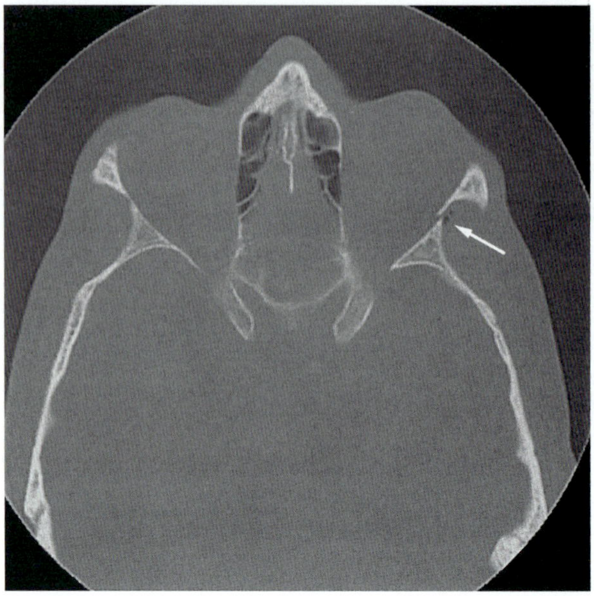

Figura 2-2 TC de fratura da parede orbital lateral esquerda com janela óssea.
Cortesia do Cedars-Sinai Medical Center, Los Angeles, CA.

Achados Radiológicos

As áreas importantes nas radiografias simples são as órbitas e os seios maxilares. As "fraturas cominutivas" (multifragmentares) da base orbital são notadas como uma descontinuidade do osso cortical projetando-se nos seios maxilares ipsilaterais, mais bem observada numa radiografia simples do tipo Caldwell ou em uma TC no plano coronal. Um nível hidroaéreo no seio maxilar, um achado associado em alguns casos, representa sangue nos seios da face. Uma massa de tecido mole projetando-se da órbita para os seios maxilares sugere formação de hérnia dos tecidos moles da órbita, e é importante investigar possível aprisionamento dos músculos oculares externos.

Áreas importantes a serem observadas na TC do crânio são a calota, as paredes orbitais, os seios paranasais, e as células aéreas mastóides. A inspeção da calota inclui janelas de ossos e tecidos moles em busca de fraturas, edema de tecido mole, e hematomas que indicariam áreas diretas de trauma. Fraturas sutis são encontradas normalmente no osso adjacente às áreas de edema do tecido mole. Avaliação das órbitas por TC inclui cortes axiais e coronais, com janelas óssea e de tecido mole. Imagens coronais são importantes para excluir as fraturas do soalho orbital e a janela de tecido mole é crucial para excluir o aprisionamento muscular ou o "impacto" do nervo ótico (Figs. 2-2 e 2-3). Nos seios paranasais, o nível líquido de elevada atenuação representa sangue recente (Fig. 2-4), que provavelmente está relacionado com fraturas sutis. Líquido nas células aéreas mastóides é sempre patológico; em traumas, provavelmente representa sangue associado à fratura na base do crânio (Fig. 2-5).

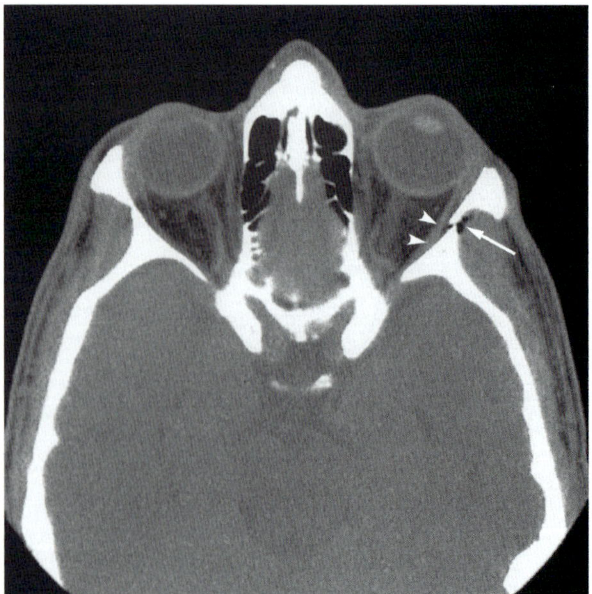

Figura 2-3 TC de fratura da parede orbital lateral esquerda com janela de tecido mole. Há aproximação dos fragmentos da fratura ao músculo reto lateral. Neste caso, não havia encarceramento do músculo.
Cortesia do Cedars-Sinai Medical Center, Los Angeles, CA.

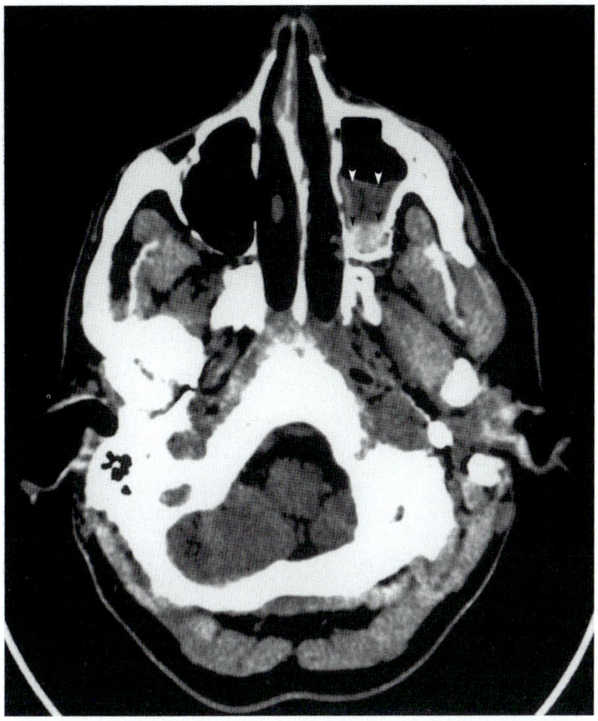

Figura 2-4 TC do crânio na região dos seios maxilares demonstra nível hidroaéreo no seio maxilar esquerdo. O líquido tem duas densidades diferentes, com a densidade mais elevada formando uma camada dependente. Isto representa separação do sangue, plasma em cima e células vermelhas embaixo.
Cortesia do Cedars-Sinai Medical Center, Los Angeles, CA.

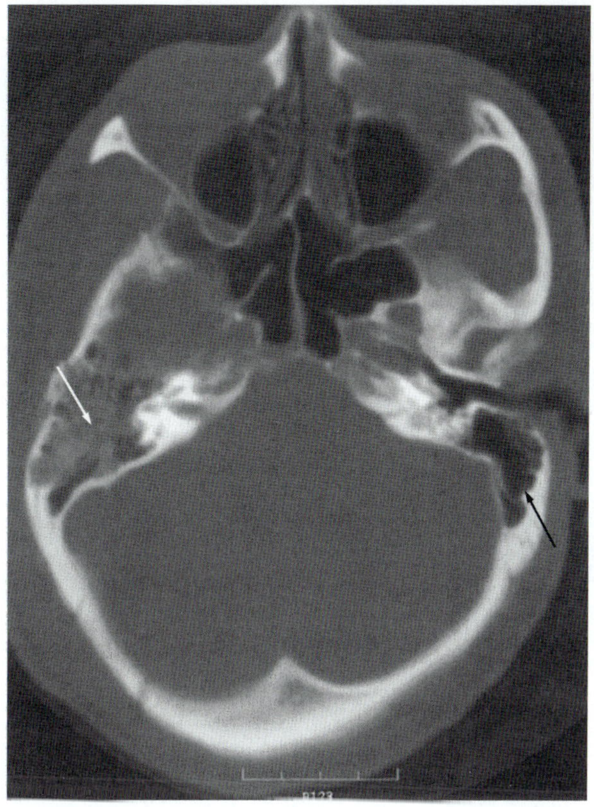

Figura 2-5 TC da cabeça na região da base do crânio com janela no osso demonstra líquido nas células aéreas mastóides à direita *(seta branca)* comparando-se às normais, do lado esquerdo *(seta preta)*. O paciente teve uma fratura oculta na base do crânio.
Cortesia do Cedars-Sinai Medical Center, Los Angeles, CA.

PONTOS-CHAVE

1. Anteriormente a radiografia simples era o primeiro passo na avaliação radiográfica de trauma facial; no entanto, uma varredura por TC do crânio, sem contraste, pode, preferencialmente, ser realizada para se eliminar fraturas faciais e lesão intracraniana com apenas um só exame, especialmente em pacientes com alterações em seu estado mental.
2. Nível líquido nos seios da face por ocasião de trauma provavelmente representa sangue e indica uma fratura oculta.
3. Com fratura orbital, a TC com janelas de osso e tecido mole deve ser utilizada para excluir o aprisionamento muscular ou o "impacto" do nervo óptico.

SCHWANNOMA ACÚSTICO/SCHWANNOMA VESTIBULOCOCLEAR

Anatomia

Nervos cranianos VII e VIII correm no canal auditivo interno (IAC), formando um ângulo horizontal no ângulo ponto-cerebelar ao osso petroso da base do crânio. O canal aberto pode, comumente, ser visto em pelo menos um corte de uma TC axial convencional do crânio (Fig. 2-6). A RM é necessária para pequenos detalhes dos nervos (Fig. 2-7).

Etiologia

Schwannoma acústico, também conhecido como schwannoma vestibulococlear ou neuromas acústicos, surgem das células de Schwann das bainhas de mielina do axônio. Os schwannomas são responsáveis por cerca de 8% de todas as neoplasias intracranianas e estão entre o grupo mais comum de tumores de bainha de nervos, que também inclui neurofibromas e tumor maligno de bainhas de nervos.

Epidemiologia

A maioria dos schwannomas ocorre *de novo*; no entanto, neurofibromatose (NF) é a condição mais comumente asso-

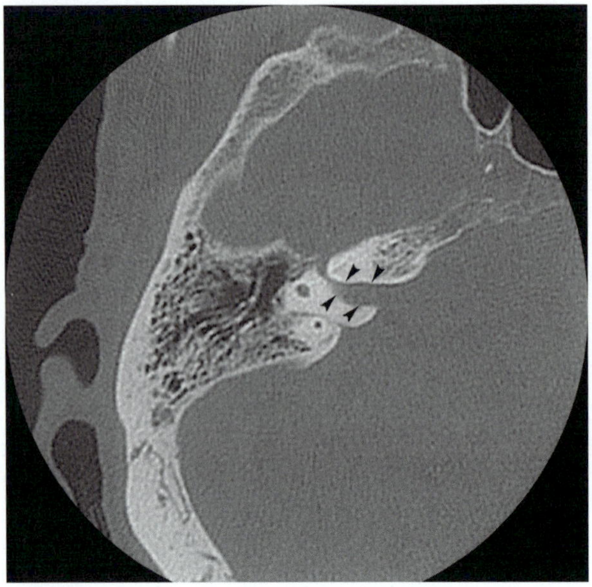

Figura 2-6 TC do crânio demonstrando um conduto auditivo interno direito normal.
Cortesia do Cedars-Sinai Medical Center, Los Angeles, CA.

ciada. NF, tipo I (NF-I) representa 95% dos casos de neurofibromatose na proporção de 1 em 2.500 nascimentos. NF tipo II (NF-II) tem uma incidência de 1 em 50.000 e representa 5% dos casos de NF. Entretanto, se o schwannoma vestibular bilateral estiver presente, isto será essencialmente patognomônico para NF-II.

Manifestações Clínicas

História

Os pacientes queixam-se de perda gradual de audição, que pode ser uni ou bilateral. Dependendo da extensão do schwannoma, vertigem, tinido (zumbido), ou uma infecção na orelha interna pode estar presente.

Exame Físico

Exame visual do canal auditivo externo e membrana do tímpano deve ser realizado. O nível de audição e as sensações vibratórias podem ser checados com os testes Rinne e Weber, utilizando-se diapasão de metal (em forma de garfo ou forcado, de duas hastes) de diferentes freqüências. Deve-se examinar os olhos em busca de nistagmos e, com um oftalmoscópio, procurar por papiledema do hidrocéfalo causado pela obstrução do fluxo normal de líquido cefalorraquidiano.

Avaliação Diagnóstica

A TC do crânio, intensificada com contraste, é um exame de imagem apropriado para suspeita de schwannoma acústico. Para detectar o schwannoma acústico é importante procurar por erosão óssea na TC. A RM com gadolínio é o exame de escolha. TC em seções finas de (3 mm) pelo osso temporal ou RM das cisternas basais podem ser necessárias para o diagnóstico.

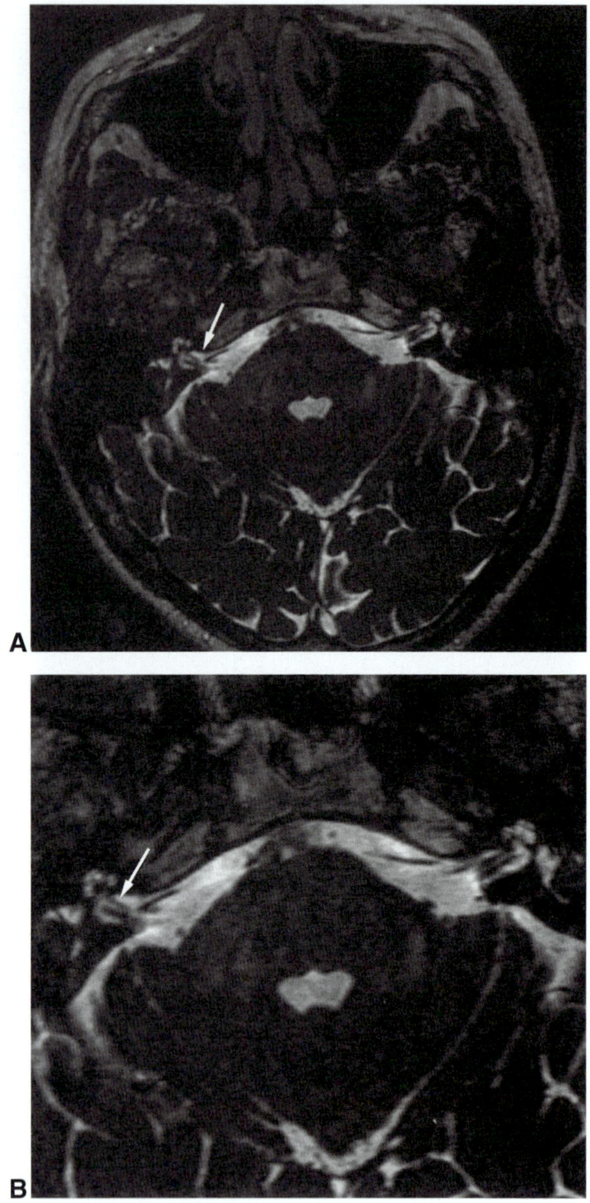

Figura 2-7 A: RM ponderada em T2 do crânio (líquido cefalorraquidiano brilhante) mostrando curso normal dos VII e VIII nervos cranianos adentrando os condutos auditivos internos.
B: Imagem aumentada de (A).
Cortesia do Cedars-Sinai Medical Center, Los Angeles, CA.

Achados Radiológicos

Uma massa brilhante captante de contraste no conduto auditivo interno ou no ângulo cerebelopontino é o achado mais

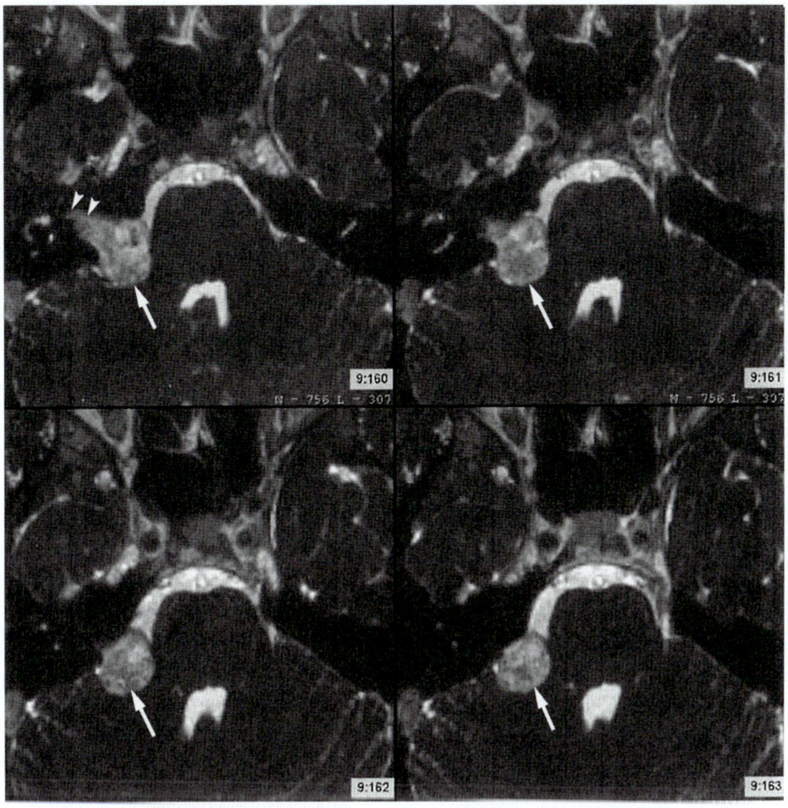

Figura 2-8 Schwannoma acústico (setas) no ângulo cerebelopontino direito em RM ponderada em T2.
Cortesia do Cedars-Sinai Medical Center, Los Angeles, CA.

comum de schwannoma acústico e pode ser vista tanto na TC como na RM. Um schwannoma vestibular pode ser difícil de distinguir de um meningioma, o que, classicamente, tem uma extensa cauda dural *(broad dural tail)* que o schwannoma não tem. Um meningioma forma uma base larga com o osso adjacente, e o schwannoma não. O schwannoma acústico estende-se ao longo do trajeto dos VII e VIII nervos, geralmente adentrando o conduto auditivo interno (Fig. 2-8). O conduto auditivo interno provavelmente estará alargado por causa da expansão gradual do tumor (Fig. 2-9), que é mais bem demonstrado na TC com janela óssea. NF-I geralmente tem achados associados a gliomas ópticos, astrocitomas cerebrais, escoliose e neurofibromas na coluna espinal. NF-II geralmente tem achados associados a múltiplos meningiomas e schwannomas nos nervos da coluna espinal.

PONTOS-CHAVE

1. Neuroma acústico, mais corretamente chamado de **schwannoma** vestibular, surge das células Schwann das bainhas de mielina do axônio.
2. Quase todos os pacientes com schwannoma acústico bilateral têm NF-II.
3. Pacientes com schwannoma acústico apresentam perda gradual de audição.
4. Uma massa captante de contraste no conduto auditivo interno ou no ângulo cerebelopontino, tanto na TC como na RM, é o achado mais comum de schwannoma vestibular.
5. A RM é a modalidade de imageamento de escolha.

CÂNCER DE CABEÇA E PESCOÇO

Anatomia

Massas na cabeça e pescoço podem ser difíceis de classificar somente pela imagem radiológica, mas o diagnóstico diferencial pode ser estreitado pela identificação das estruturas anatômicas e a determinação mais provável do tipo de tecido de origem. Os locais mais comuns de câncer de cabeça e pescoço são as cordas vocais, a fossa pterigopalatina, os

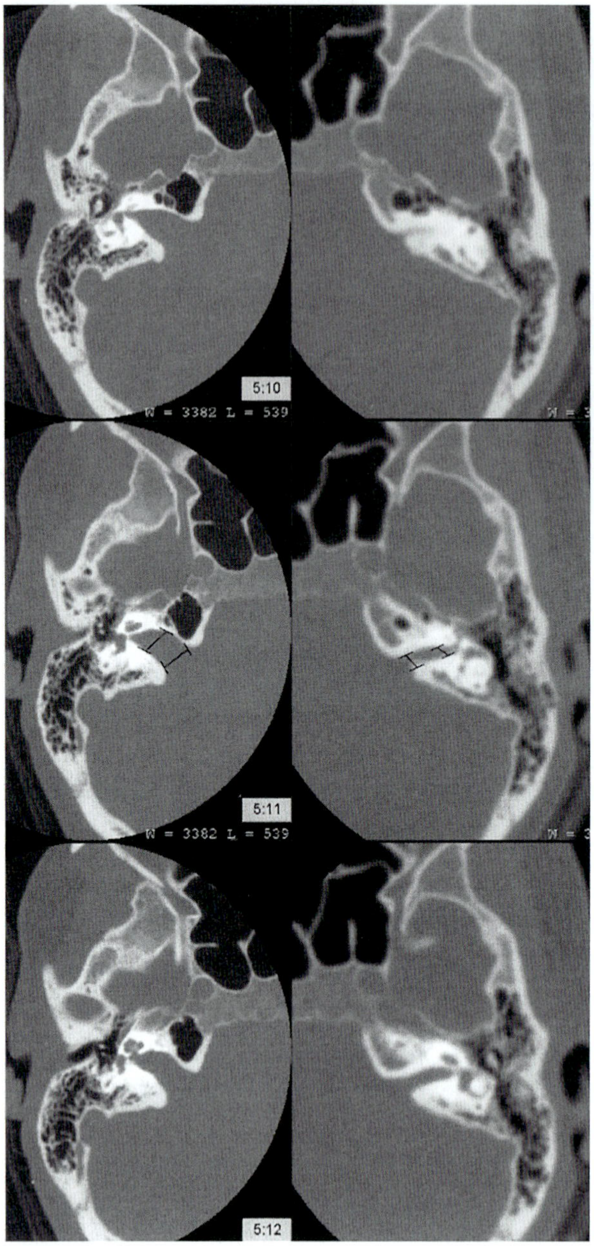

Figura 2-9 Expansão do conduto auditivo interno direito por schwannoma acústico em TC com janela óssea.
Cortesia do Cedars-Sinai Medical Center, Los Angeles, CA.

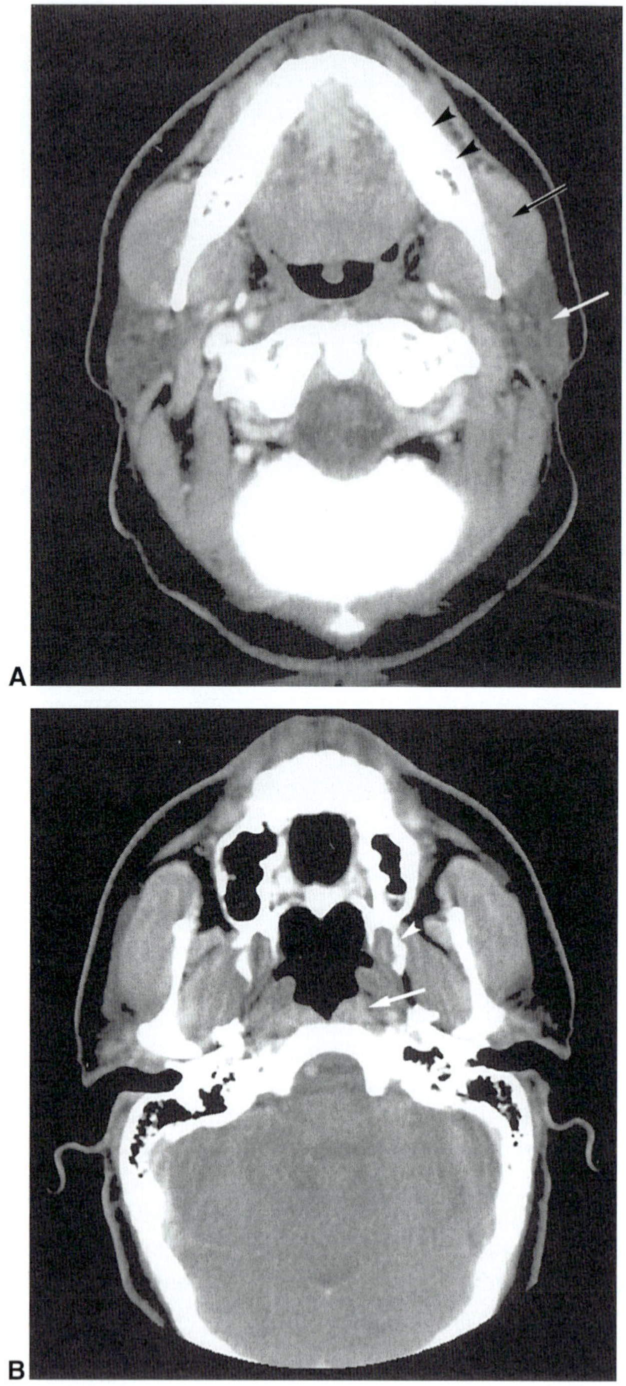

Figura 2-10 **A:** TC normal do crânio com janela de tecido mole na região das glândulas parótidas *(seta branca)*. (Ramo mandibular, *pontas de seta*; músculo masseter, *seta preta*.)
B: TC normal do crânio na região das lâminas pterigóides *(ponta de seta)* e tecidos moles nasofaríngeos *(seta branca)*.
Cortesia do Cedars-Sinai Medical Center, Los Angeles, CA.

seios cavernosos e os tecidos moles nasofaríngeos (Fig. 2-10).

Etiologia

Três tipos básicos de tecidos originam a maioria das malignidades da cabeça e pescoço: epitélio escamoso, tecido linfóide, e glândulas salivares. O carcinoma de células escamosas é, de longe, o mais comum dos tipos de câncer da cabeça e pescoço. Cada uma dentre as glândulas salivares pode também ter tumores específicos. Por exemplo, a glândula parótida comumente tem tumores benignos (80%), como adenomas pleomórficos e tumor de Warthin. Ela também tem tumores malignos (20%), como adenocarcinoma, carcinoma adenocístico, carcinoma de células escamosas e carcinoma mucoepidermóide. Neoplasias tireoideanas podem ser benignas (p. ex., adenoma da tireóide) ou maligna (p. ex., carcinoma folicular, papilar, anaplásico).

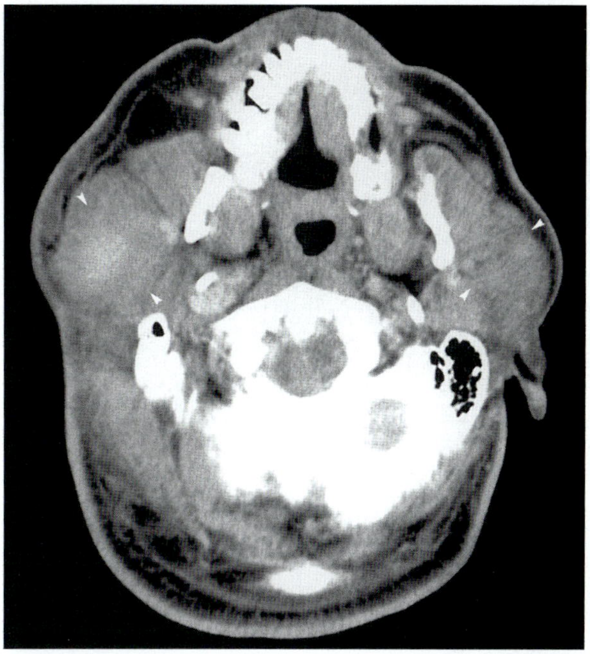

Figura 2-11 Carcinoma da parótida. Massas parótidas bilaterais *(entre as pontas de seta)* demonstradas em TC *scan* do pescoço intensificada por contraste. Áreas de necrose sugerindo rápido crescimento de tumor, que superou seu suprimento sanguíneo. Cortesia do Cedars-Sinai Medical Center, Los Angeles, CA.

Epidemiologia

Os cânceres de cabeça e pescoço geralmente ocorrem da 4ª a 8ª décadas. São mais comuns em homens.

Patogênese

A ocorrência de cânceres de cabeça e pescoço é atribuída ao fumo, à bebida e ao uso oral do tabaco (hábito de mascar tabaco). Há também um risco aumentado de câncer da tireóide com prévia exposição à radiação.

Manifestações Clínicas

História

Os sintomas dependem da localização, origem e do tipo de tumor. Os pacientes com carcinoma de células escamosas da faringe queixam-se de obstrução nasal, epistaxe, dor facial ou cefaléia. Tumores da laringe geralmente causam rouquidão, alteração no tom da voz ou disfagia. O linfoma geralmente apresenta sintomas como febre, fadiga e perda de peso, além de aumento de linfonodo cervical.

Exame Físico

O exame da garganta comumente revela uma massa surgindo do palato ou da nasofaringe. A palpação de linfonodo cervical aumentado é freqüente.

Achados Radiológicos

Ambas as técnicas de TC e RM podem ser utilizadas para examinar a cabeça e o pescoço. A RM tem a vantagem de excelente contraste de tecido mole e na demonstração da extensão de uma massa de tecido mole. A TC tem a vantagem de detectar envolvimento das estruturas ósseas com erosão óssea ou anormalidades dos seios paranasais.

A ruptura dos espaços anatômicos normais e relações vasculares é um achado útil quando se analisa a extensão do tumor e pode dar alguma indicação sobre sua origem. Por exemplo, um tumor da glândula parótida pode empurrar a artéria carótida posterior ou medialmente (Fig. 2-11). Um tumor na fossa pterigopalatina pode ser detectado em exame físico ou em TC da cabeça como expansão do palato mole inferior ou medialmente (Fig. 2-12). Geralmente neo-

PONTOS-CHAVE

1. O carcinoma de células escamosas é o tipo de câncer mais comum de cabeça e pescoço.
2. A TC com contraste e a RM apresentam vantagens para a análise do câncer da cabeça e pescoço.
3. A ruptura dos espaços anatômicos normais e relações vasculares é um achado útil quando se analisa a extensão e a origem do tumor.

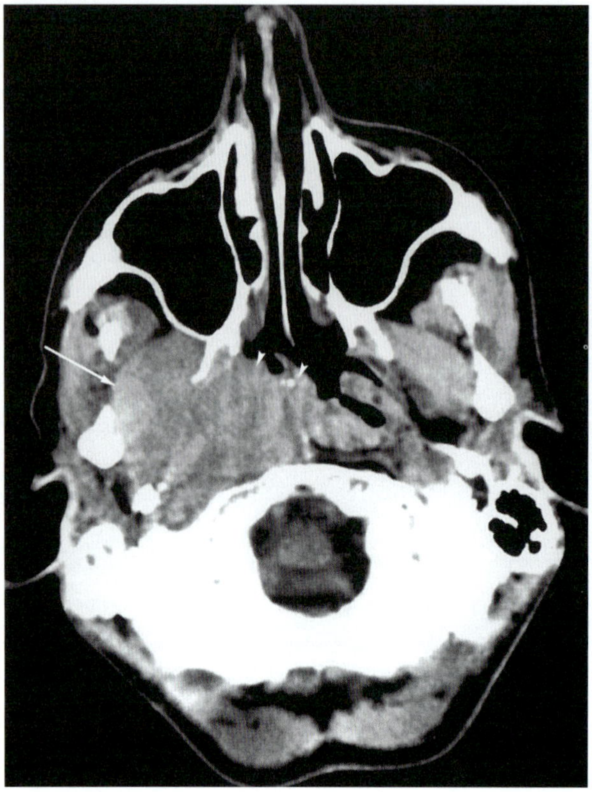

Figura 2-12 Carcinoma na fossa pterigopalatina. TC do pescoço demonstra uma grande massa na fossa pterigopalatina à direita. (Seta e pontas de seta delineiam a extensão medial e lateral do tumor.)
Cortesia do Cedars-Sinai Medical Center, Los Angeles, CA.

plasias malignas invadem o osso, e a cortical interrompida pode ser vista com janela óssea. Massas benignas podem remodelar o osso, sem romper a cortical óssea.

ABSCESSO RETROFARÍNGEO

Anatomia

O espaço retrofaríngeo (RPS) tem localização central entre a via aérea e a fáscia pré-vertebral, e se estende da base do crânio ao mediastino superior. Os linfonodos no espaço retrofaríngeo drenam a forma nasal posterior, nasofaringe, orelha média, e tonsilas palatinas. O perigo é a disseminação através do espaço retrofaríngeo para o mediastino, causando mediastinite, e pelo "espaço perigoso" *(danger space)* (um subespaço que se estende para o diafragma). A mediastinite não é apenas uma emergência cirúrgica, mas é também uma complicação com alto índice de mortalidade. Outra complicação é a trombose interna da veia jugular interna, resultado da proximidade anatômica do espaço retrofaríngeo com as estruturas vasculares (espaço carótido).

Etiologia

Abscesso retrofaríngeo comumente segue uma faringite bacteriana, infecção no trato respiratório superior, ou abscesso dentário. *Streptococcus* do grupo A *(Streptococcus pyogenes)* geralmente são os responsáveis pelos abscessos retrofaríngeos e peritonsilar. A tuberculose, também, é relatada em adultos. A Figura 2-13 mostra um abscesso peritonsilar à esquerda penetrando no espaço retrofaríngeo.

Epidemiologia

Os abscessos retrofaríngeos ocorrem, mais comumente, em crianças e são incomuns em adultos (a não ser se causado pós-trauma penetrante ou abscessos dentários).

Patogênese

A infecção se dissemina da via aérea superior através da via linfática. Uma vez que o tecido linfóide é mais proeminente

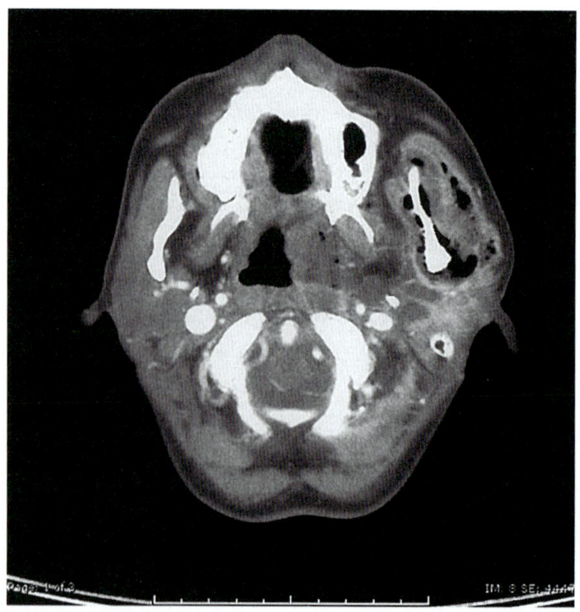

Figura 2-13 Abscesso retrofaríngeo. TC do pescoço demonstra um abscesso peritonsilar à esquerda contendo gás e estendendo-se do espaço mastigatório e retrofaríngeo esquerdo ao mediastino superior.
Cortesia do University of Southern California Medical Center, Los Angeles, CA.

em crianças (p. ex., adenóides), elas são mais inclinadas a abscessos retrofaríngeos. O pus do espaço posterior à fáscia pré-vertebral penetra no espaço retrofaríngeo.

Manifestações Clínicas

História

Pescoço duro, febre, odinofagia e disfagia são sintomas comuns associados a abscesso retrofaríngeo.

Exame Físico

Em exame físico, eritema retrofaríngeo posterior e mucosa edematosa são observados. As crianças podem babar.

Avaliação Diagnóstica

O abscesso retrofaríngeo pode ser detectado em radiografia simples, de perfil, dos tecidos moles do pescoço. A TC com contraste delineia a anatomia e demonstra a extensão do abscesso.

Achados Radiológicos

Se lucências são mostradas nas radiografias simples dentro dos tecidos moles pré-vertebrais, aumentados, existe a presença de gás no abscesso. Deve-se ter cuidado ao flexionar crianças para avaliar a espessura do tecido mole pré-vertebral (flexão da coluna cervical pode levar ao diagnóstico errado, resultando em aparente massa retrofaríngea). Geralmente, o abscesso retrofaríngeo resulta em perda da lordose natural da coluna cervical, causando no desconforto do paciente.

Usando TC, a administração de contraste pode, também, fazer a distinção entre celulite e abscesso ao demonstrar intensificação anelar, o que torna a coleção de líquido mais nítida.

Diagnóstico Diferencial

Uma vez que o gás esteja presente na lesão, um abscesso deve ser diagnosticado. Outros diagnósticos devem ser considerados se nenhum gás for identificado (p. ex., hemangioma, linfangioma, outras neoplasias).

Tratamento

Incisão cirúrgica e drenagem são os tratamentos de excelência, mas deve-se ter cuidado (TC do pescoço, com contraste, é recomendada para determinar o curso das artérias carótidas por causa da sua proximidade ao espaço retrofaríngeo).

PONTOS-CHAVE

1. Abscesso retrofaríngeo é uma grave condição, uma vez que suas complicações podem ser letais (mediastinite).
2. Em radiografia de perfil simples de pescoço pequenas lucências representam bolhas de gás dentro do abscesso.
3. Uma TC com contraste intravenoso é recomendada para determinar a extensão da doença e para delinear a anatomia para que se faça a incisão e a drenagem.

SINUSITE

A inflamação dos seios paranasais é secundária a infecções por bactéria, vírus, fungos ou alergias.

Anatomia

Os seios paranasais são as extensões da cavidade nasal com o maxilar, etmóide, esfenóide, e ossos frontais, e se derivam da ectoderme. A pneumatização dos seios paranasais começa em diversos tempos, ocorrem lentamente na infância, e a complementação progride em diferentes idades (os seios maxilares tornam-se inteiramente pneumatizados em torno de 12 anos de idade, as células aéreas etmoidais aos 18 anos, os seios frontais e esfenoidais na fase adulta). Geralmente, o muco secretado pelas glândulas mucosas dos seios paranasais é drenado para o nariz superior ou lateral através dos óstios.

Etiologia

Em adultos, os organismos mais comuns são *Streptococcus pneumoniae* e *Haemophilus influenzae*. Em crianças, a *Moraxella catarrhalis* também deve ser considerada na escolha da terapia. Na sinusite crônica, comumente há bastonetes gram-negativos ou organismos anaeróbios. A sinusite aguda é causada por bactéria (ou fungo em paciente imunocomprometido).

A sinusite causada por fungos tem alta mortalidade e é categorizada como **não-invasiva** (em hospedeiro imunocompetente) ou **invasiva** (em pacientes imunocompetentes e imunodeficientes). Freqüentemente os fungos proliferam depois de uma sinusite bacteriana tratada inadequadamente; os organismos mais comuns são *Aspergillus, Candida* e o *Mucor*.

Epidemiologia

A sinusite ocorre em pacientes imunocompetentes e imunocomprometidos. Infecções por fungos são comuns em pacientes imunocomprometidos.

Patogênese

As infecções virais causam inflamação da mucosa nasal e obstrução dos óstios do seio paranasais, resultando em infecção bacteriana subsequente. A infecção dos seios paranasais também ocorre por extensão da infecção da fossa nasal através dos meatos de cada seio. As infecções dos seios maxilares podem ocorrer, também, como um resultado da extensão dos dentes maxilares.

Manifestações Clínicas

História

A sinusite se manifesta com congestão nasal e dor local (piora quando o paciente se inclina ou deita-se em supino). Cerca de 50% dos pacientes com sinusite aguda têm febre. A infecção das células aéreas etmoidais pode atravessar a fina parede orbital medial (lâmina papirácea) e estender-se pela órbita (resultando em celulite ou abscesso) e dentro do canal óptico, algumas vezes causando cegueira. A ocorrência de osteomielite não é rara.

Mais preocupante ainda é a extensão intracraniana da infecção, resultando em abscesso epidural, empiema subdural (pus entre a dura e a aracnoide causa convulsões, cefaléia, letargia), meningite (sinais meningeos, p. ex., pescoço duro), abscesso intracerebral (letargia, convulsões) e tromboflebite dos seios cavernosos (proptose, papiledema, e paresia dos nervos III, IV, V e VI cranial).

Exame Físico

A sinusite fúngica invasiva tem um curso indolente em pacientes imunocompetentes, enquanto que nos imunocomprometidos a apresentação é aguda. Escaras negras nas fossas nasais são decorrentes de mucormicose, e a cirurgia extensa para retirada é necessária uma vez que o fungo provoca erosão nos ossos adjacentes e espalha-se rapidamente.

Avaliação Diagnóstica

As radiografias simples não são mais consideradas como padrão, uma vez que a TC fornece planos axiais e coronais mais detalhados. A TC é usada em casos complicados, graves, de longa duração, ou que não respondem à terapia medicamentosa. O imageamento é necessário para garantir a ausência de doença granulomatosa (p. ex., tuberculose) e tumor obstruindo a drenagem dos seios. A TC sem contraste é comumente usada, mas se houver suspeita de tumor fundamentada pelas imagens, deve-se administrar o contraste.

Achados Radiológicos

Níveis líquidos e bolhas de ar são vistos em sinusite aguda. Níveis líquidos, espessamento da mucosa e opacificação dos seios indicam o diagnóstico. No entanto, acredita-se que alguns pacientes apresentam espessamento de mucosa resultante de um resfriado comum ou alergia sem apresentar sinusite.

Na sinusite fúngica é demonstrada atenuação mais elevada do que a do tecido mole (p. ex., mostra áreas mais densas ou brancas dentro da coleção de fluidos nos seios) (Fig. 2-14). Em sinusite fúngica invasiva um acompanhamento freqüente por TC ou RM é recomendado.

Expansão das paredes dos seios com afilamento do osso e preenchimento completo da cavidade com muco caracteriza mucocele, o que é o resultado de obstrução de longa duração da drenagem dos seios (Fig. 2-15).

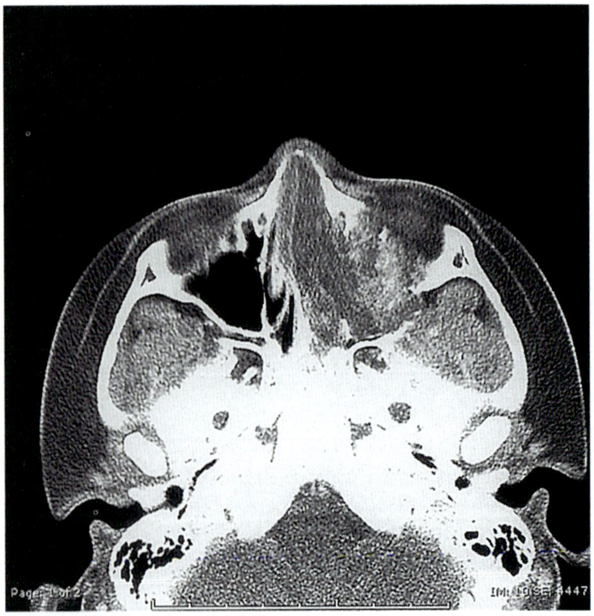

Figura 2-14 Sinusite fúngica. Material de grande atenuação presente no seio maxilar esquerdo.
Cortesia do University of Southern California Medical Center, Los Angeles, CA.

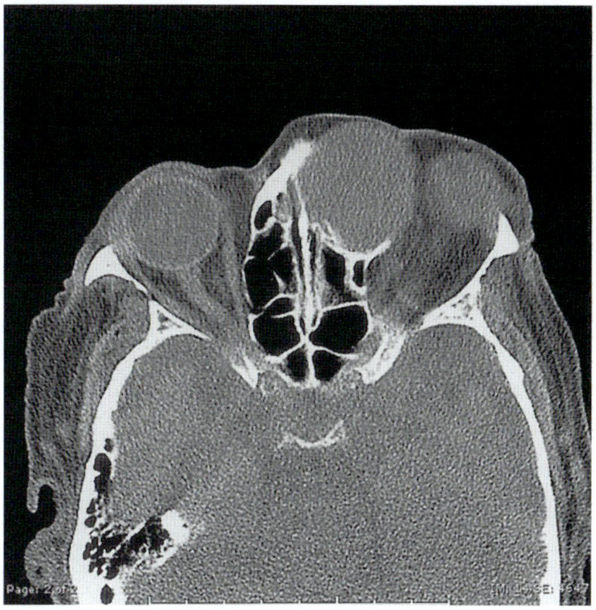

Figura 2-15 Mucocele do seio etmoidal esquerdo. TC sem contraste demonstrou paredes expandidas das células aéreas etmoidais a esquerda com conteúdo mucóide.
Cortesia do University of Southern California Medical Center, Los Angeles, CA.

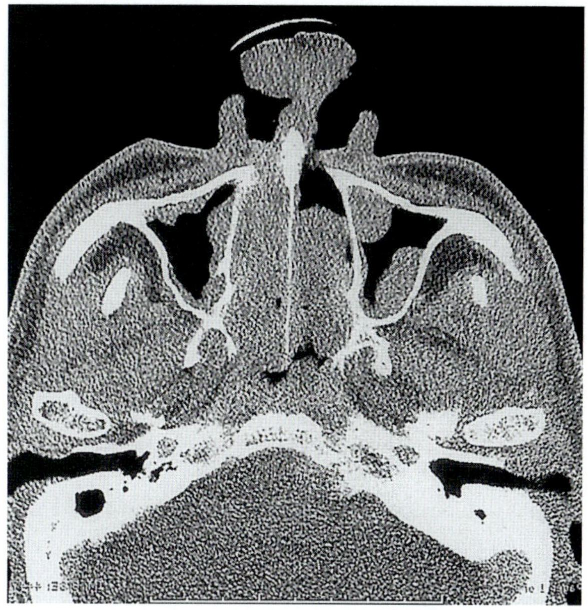

Figura 2-16 Rinossinusite polipóide. Presença de pansinusite com hipertrofia da mucosa nos seios paranasais nas massas hipervasculares. Polipose sinusal coexiste com sinusite infecciosa e é considerada como resultado de inflamação de longa duração (infecção, reações alérgicas, fumo etc.). Os seios maxilares e a cavidade nasal contêm as massas previamente descritas. (Note o tumor nasal superficial de tecido mole concomitante deste paciente, que provou ser um carcinoma de células escamosas.)
Cortesia do University of Southern California Medical Center, Los Angeles, CA.

Diagnóstico Diferencial

Doença granulomatosa, rinossinusite polipóide, tumores malignos e benignos e doenças granulomatosas (p. ex., tuberculose [TB], sífilis, sarcoidose) resultam em alterações destrutivas das paredes dos seios, simulando malignidade. Rinossinusite polipóide (polipose) é caracterizada por espessamento da mucosa resultando em massas (**pseudopólipos**) (Fig. 2-16). Tumores benignos podem ser diferenciados dos malignos por ter um curso indolente e por ser mais provável de causar expansão óssea sem erosão.

Tratamento

Tratamento médico empírico somente é iniciado em casos leves. A sinusite aguda grave pode precisar de intervenção cirúrgica endoscópica consistindo do alargamento dos óstios, facilitando a drenagem dos seios.

Aspergiloma não-invasivo requer apenas tratamento cirúrgico. A sinusite fúngica invasiva requer a debridamento e anfotericina B intravenosa.

PONTOS-CHAVE

1. Em casos complicados de sinusite (p. ex., prolongada ou grave), a TC dos seios é o exame padrão para o diagnóstico. As radiografias simples, embora possam demonstrar níveis líquidos nos seios em alguns casos agudos de sinusite, não são mais recomendadas.
2. Contraste intravenoso não é utilizado rotineiramente na TC. Seu uso é limitado aos pacientes com suspeita de tumor ou para planejamento pré-operatório em casos graves de sinusite.
3. Níveis líquidos nos seios diagnosticam sinusite aguda.
4. Espessamento de mucosa é visto não apenas em sinusite crônica, mas também com alergias ou infecções virais leves.

CAPÍTULO

3 Imagem Neurológica

ANATOMIA E PRINCÍPIOS GERAIS

O diagnóstico diferencial das lesões intracranianas e as lesões espinais, assim como as patologias da cabeça e do pescoço, é determinado tanto pela localização anatômica como pelas características das imagens. Uma neoplasia na fossa posterior vincula uma abordagem diagnóstica diferente da neoplasia na fossa cranial média ou na região supra-selar. Anatomicamente, uma patologia intracraniana é definida como intra- ou extra-axial, sendo este o primeiro passo para estreitar o diagnóstico diferencial. O termo **intra-axial** refere-se à qualquer lesão dentro do parênquima cerebral. O termo **extra-axial** refere-se a uma lesão fora do parênquima cerebral e que pode estar entre qualquer camada de meninges. Seguindo o mesmo raciocínio, lesões dentro do canal espinal são classificadas como **intramedulares** ou **extramedulares**, **intradurais** ou **extradurais**.

Características importantes das imagens em neurorradiologia incluem o tamanho e a forma da lesão, sua atenuação na TC e sinais característicos na RM. O realce pelo contraste é uma importante característica para ambas as modalidades.

TC e RM constituem os exames neurológicos mais importantes. Radiografias simples são raramente usadas, exceto na suspeita de fraturas do crânio e para ocasionais estudos dos seios paranasais. A TC é um exame eficaz para patologia intracraniana, especialmente em situações de traumatismos e de emergência, porque apresenta alta sensibilidade na detecção de hemorragias agudas e fraturas e pode ser efetuado e interpretado rapidamente. Um exame de TC pode ser completado dentro de poucos minutos, enquanto um exame de RM pode necessitar de 30 minutos a várias horas para completar-se.

A RM é superior à TC em muitas situações, incluindo avaliação da fossa posterior, detecção de lesões sutis não associadas a hemorragia ou edema significantes, e detecção de lesões medulares. A angioRM (angiografia por ressonância magnética) é também uma técnica útil e não-invasiva para avaliar a vascularização intracraniana, para detectar malformações vasculares e aneurismas. RM e ARM são, muitas vezes, usadas para exames de acompanhamento quando uma TC mostrar anormalidade. As imagens são adquiridas em múltiplos planos (axial, sagital e coronal), diferentemente da TC que, em geral, fica limitada ao plano transverso. A RM é comumente obtida como exame inicial em caso de suspeita de neoplasia cerebral e como exame de acompanhamento de patologia conhecida, como suspeita de recorrência de tumor ou de AVC anterior.

PONTOS-CHAVE

1. O diagnóstico diferencial de lesões intracranianas e intra-espinais é determinado tanto pela localização anatômica quanto por características de imagens.
2. **Intra-axial** é o termo que se refere a qualquer lesão dentro do cérebro ou do parênquima da medula espinal, e **extra-axial** refere-se a qualquer lesão fora do parênquima cerebral.
3. TC é ideal para situações de emergência porque apresenta alta sensibilidade e pode ser efetuada e interpretada rapidamente.
4. RM geralmente apresenta uma especificidade superior para anormalidades intracranianas porque pode detectar patologias sutis, tanto no cérebro quanto em sua vascularização.
5. RM produz imagens em múltiplos planos (axial, sagital e coronal).

TRAUMATISMO CRANIANO

HEMATOMA EPIDURAL

Anatomia

Um **hematoma epidural** é definido como uma hemorragia extra-axial dentro do espaço potencial que fica entre a tábua interna da calota e a camada externa da dura-máter. A camada externa da dura-máter é fundida com a calota nas margens das suturas, o que torna impossível que um hematoma epidural a cruze.

Etiologia

A causa mais comum é o traumatismo direto e a lesão da artéria meníngea média (90% dos casos).

Epidemiologia

O hematoma epidural ocorre em cerca de 2% de todas as lesões cranianas.

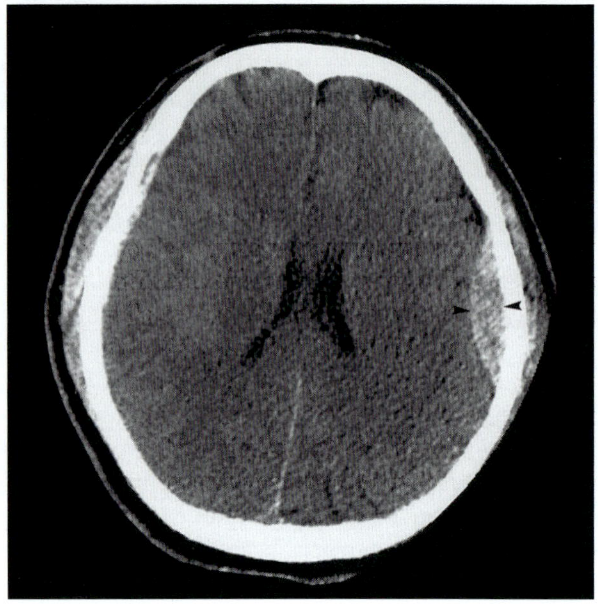

Figura 3-1 Hematoma epidural. Achados clássicos na TC de uma coleção de alta atenuação, em formato de lente, frontal esquerda. Cortesia do Cedars-Sinai Medical Center, Los Angeles, CA.

Manifestações Clínicas

História

A história pode ser a de qualquer tipo de trauma craniano, mas comumente envolve um acidente automobilístico em pacientes jovens, ou uma queda ao chão em pacientes idosos. O ponto-chave na história é o "intervalo lúcido", no qual o paciente apresenta um MMSE quase normal, logo depois do traumatismo, e subseqüentemente apresenta início tardio de decréscimo de consciência. Esta alteração de consciência corresponde à progressão do aumento do hematoma epidural com compressão associada das estruturas cerebrais adjacentes.

Exame Físico

Deficiências neurológicas focais e pupilas desiguais são sinais comuns, dependendo da gravidade do traumatismo. Hipertensão sistêmica é um achado incomum, porém grave e associado à hipertensão intracraniana.

Avaliação Diagnóstica

Se houver suspeita de um hematoma epidural, faz-se necessária uma TC de emergência sem contraste. Uma vez diagnosticado hematoma epidural, uma série de exames de controle é, usualmente, feita para monitoração da lesão, com ou sem intervenção cirúrgica.

Achados Radiológicos

Sangue acumulado aparece na TC, como uma área de **alta atenuação** (brilhante). Um hematoma epidural apresenta a clássica aparência de lente biconvexa (Fig. 3-1) que não cruza as linhas de sutura como, por vezes, acontece com hematomas subdurais. Um hematoma epidural, contudo, ocasionalmente pode cruzar foice cerebral na linha média, enquanto os hematomas subdurais jamais o fazem. Efeito de massa no parênquima cerebral adjacente é frequentemente observado, com compressão dos ventrículos laterais, nos casos de grandes hematomas epidurais, e 95% dos pacientes com hematoma epidural apresentam uma fratura de crânio adjacente.

PONTOS-CHAVE

1. O **hematoma epidural** é uma hemorragia extra-axial no interior do espaço potencial entre a tábua interna da calota (domo do crânio) e a camada externa da dura-máter.
2. Hematomas epidurais não cruzam as linhas de sutura, mas podem cruzar a linha mediana.
3. A aparência clássica de um hematoma epidural em TC não-contrastada do cérebro é a de uma coleção de sangue de alta atenuação, em forma de lente biconvexa.

HEMATOMA SUBDURAL

Anatomia

Um **hematoma subdural** é uma coleção de sangue dentro do espaço potencial entre a dura-máter e a pia-máter.

Etiologia

Causas comuns de hematomas subdurais são as lesões causadas por desaceleração brusca, como os que envolvem veículos motorizados ou quedas. São encontrados, muitas vezes, em pacientes que estão em uso de anticoagulantes por condições clínicas particulares. Os pacientes que estão em uso de varfarina ou de heparina estão expostos a maior risco. Aspirina, tomada diariamente por pacientes com doença arterial coronariana, aumenta, lentamente, o risco de desenvolver um hematoma subdural depois de até mesmo pequenos traumatismos.

Epidemiologia

Os hematomas subdurais ocorrem em 5% de todas as lesões traumáticas da cabeça. São freqüentes em pacientes idosos, após uma queda, ou em crianças após trauma direto. Nas crianças os hematomas subdurais são as mais comuns complicações intracranianas da agressão ("síndrome do bebê sacudido").

Patogênese

Os hematomas subdurais agudos resultam de lesões de veias que cruzam em pontes entre o córtex cerebral e os seios venosos. Hematomas subdurais crônicos são resultantes de repetidos ciclos de hemorragias recorrentes dentro do espaço subdural e da reabsorção dos hematomas resultantes.

Manifestações Clínicas

História

Em pacientes com hematomas subdurais sintomáticos, 90% deles apresentam nível alterado de consciência dentro de minutos ou horas após o traumatismo causador.

Exame Físico

Os sinais desse tipo de lesão são hemiparesias, dilatação pupilar unilateral, papiledema.

Avaliação Diagnóstica

Uma TC não-contrastada do crânio é a modalidade de imagem para os hematomas subdurais agudos e crônicos.

Achados Radiológicos

O achado radiológico clássico é uma área em forma decrescente de alta atenuação que pode cruzar as linhas de sutura (Fig. 3-2). Hematomas subagudos (> que 1 semana) e inicialmente crônicos (> 3 a 4 semanas) podem apresentar um nível fluido-fluido no qual o soro de atenuação menor é separado da porção celular de sangue de maior atenuação. Se o nível de hemoglobina do paciente for menor que 9, o sangue aparecerá homogeneamente intenso (isointenso) ou mesmo hipointenso ao cérebro adjacente, e o hematoma será difícil de ser distinguido. Neste caso, deve-se usar o contraste iodado para aumentar o contraste entre o hematoma e o tecido cerebral subjacente.

HEMATOMA INTRACEREBRAL

Anatomia

Um hematoma intracerebral ocorre dentro do parênquima cerebral e na substância branca e cinzenta.

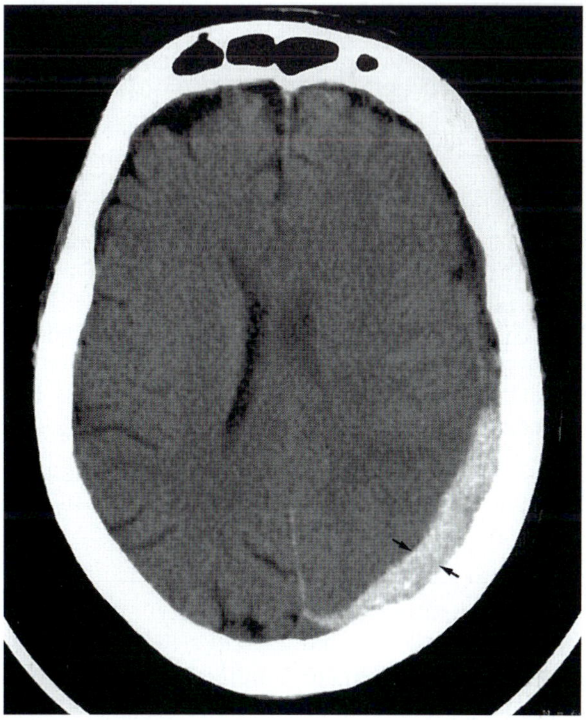

Figura 3-2 Hematoma subdural. Aparência clássica de um hematoma subdural em forma decrescente *(setas)*, em TC, com uma coleção de alta atenuação na região frontoparietal, cruzando a sutura lambdóide.
Cortesia do Cedars-Sinai Medical Center, Los Angeles, CA.

PONTOS-CHAVE

1. **Hematoma subdural** é uma coleção de sangue dentro de um espaço potencial entre a dura-máter e a pia-máter.
2. Em crianças, os hematomas subdurais constituem a complicação intracraniana mais freqüente decorrente de maus-tratos.
3. O achado clássico em TC de um hematoma subdural é a área em forma decrescente de alta atenuação que pode atravessar as linhas de sutura.

Etiologia e Patogênese

Hematomas intracerebrais ocorrem, na maioria das vezes, como conseqüência de traumatismos cranianos, mas podem ser vistos associados a outras condições, como malformações vasculares, tumores, hipertensão e amiloidose. Casos de associação a traumatismo, golpes e contragolpes são freqüentemente vistos. O **traumatismo por golpe** decorrente da desaceleração aguda e da laceração de pequenos vasos sanguíneos intracerebrais. O **traumatismo por contragolpe** é a lesão cerebral secundária da porção do cérebro oposta ao vetor do impacto e é especialmente chamada de **contusão cortical**, porque afeta a substância cinzenta superficial. Uma lesão por contragolpe ocorre quando a força de rechaço da lesão direta joga o cérebro na direção oposta, fazendo-o impactar-se contra a parte óssea interna do crânio.

Outras causas não traumáticas de hemorragia intraparenquimatosa podem ocorrer em qualquer parte do cérebro, mas muitas vezes apresentam uma predileção anatômica dependente da causa subjacente. A hemorragia resultante da hipertensão ocorre, classicamente, nos núcleos basais. Malformações vasculares (Fig. 3-3) são, tipicamente, supratentoriais, mas podem ocorrer em qualquer localização. A hemorragia intraparenquimatosa resultante da amiloidose ocorre, tipicamente, nos lobos occipitais e parietais. A hemorragia de um tumor cerebral primário ou de uma lesão metastática pode ocorrer no interior ou na periferia do tumor ou da lesão. O carcinoma metastático renal (Fig. 3-4) e o melanoma são dois tumores que têm alta tendência para hemorragia.

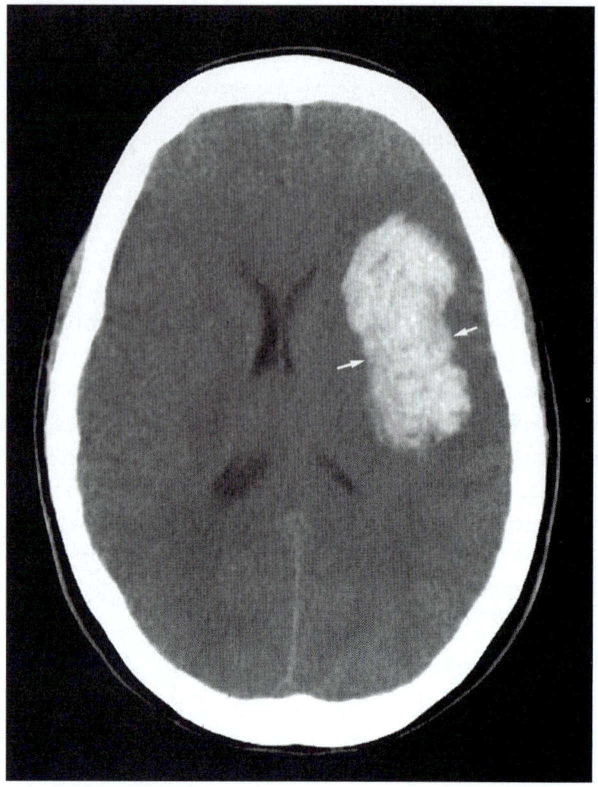

Figura 3-3 Hematoma intracerebral. Esta imagem não-contrastada em TC mostra sangue no lobo frontal esquerdo, originado de uma malformação arteriovenosa. O paciente apresentava confusão e hemiplegia direita.
Cortesia do Cedars-Sinai Medical Center, Los Angeles, CA.

Manifestações Clínicas

História

Pacientes com um hematoma intracerebral causado por trauma muitas vezes apresentam uma repentina perda de consciência que segue, imediatamente, o evento traumático. As causas não traumáticas de hemorragias intraparenquimatosas apresentam, freqüentemente, sinais neurológicos focais, perda de consciência e respiração laboriosa.

Exame Físico

A dilatação pupilar (muitas vezes unilateral) e alterações no sistema de pontos de Glascow (GSC) são os achados físicos mais comuns. O GSC leva em consideração o piscar, a resposta motora e a resposta verbal.

Avaliação Diagnóstica

TC não-contrastada do cérebro deve ser ordenada para o diagnóstico de emergência da extensão da hemorragia. Exames repetidos de TC são feitos para avaliação da extensão e da progressão da hemorragia.

Achados Radiológicos

Achados radiológicos associados com um hematoma intracerebral dependem, primariamente, da causa. Hematomas induzidos por traumatismo mostram-se, comumente, em TC, como áreas múltiplas, pequenas e bem demarcadas, de

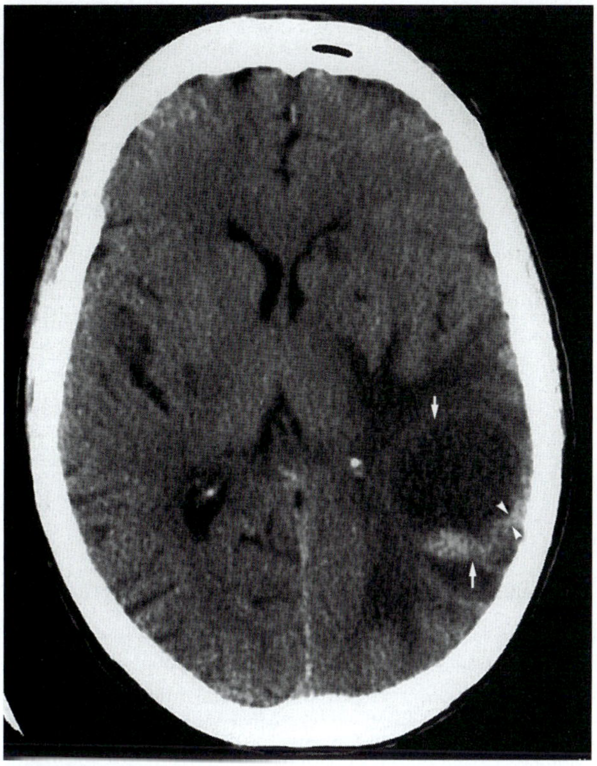

Figura 3-4 Lesão metastásica com hemorragia. TC não-contrastada do cérebro mostra uma massa cística de 4 cm parietal posterior esquerda *(seta)* com áreas de hemorragia *(pontas de seta)* e edema citotóxico circundante; a lesão é uma metástase.
Cortesia do Cedars-Sinai Medical Center, Los Angeles, CA.

alta atenuação dentro do parênquima cerebral. Tais áreas são, muitas vezes, envoltas por uma faixa de hipoatenuação que representa edema das células adjacentes comprometidas. O efeito de massa é comum e é visto como compressão do sistema ventricular e como deslocamento do terceiro ventrículo e da foice para o lado contralateral. Edema secundário localizado, com deslocamento da linha mediana, coloca o paciente em risco aumentando de herniação cerebral subtentorial ou subfalcina e subseqüente morte cerebral.

PONTOS-CHAVE

1. Hematomas intracerebrais ocorrem, na maioria das vezes, como conseqüência de traumatismo, mas podem ser vistos em outras condições, tais como malformações vasculares, tumores, hipertensão e amiloidose.
2. Hematomas induzidos por traumatismos são comumente visualizados em TC como áreas pequenas e múltiplas, bem demarcadas de alta atenuação dentro do parênquima cerebral.

ACIDENTE VASCULAR CEREBRAL

Anatomia

As três principais artérias pareadas que suprem o cérebro são a anterior, a média e a cerebral posterior (ACA, ACM e ACP). Os ramos ACA e ACM são ramos das artérias carótidas e as ACP pareadas são ramos terminais do tronco arterial vertebrobasilar.

Etiologia

Pacientes com fibrilação atrial e doença aterosclerótica estão em maior risco da ocorrência de uma oclusão das principais artérias intracranianas, por um êmbolo trombótico. A dissecção da aorta que se estende até as artérias carótidas é também outra causa de AVC.

Epidemiologia

Em adultos mais idosos, o acidente vascular cerebral é a segunda causa mais importante de morbidade e de mortalidade, ficando atrás apenas da doença cardíaca isquêmica.

Patogênese

Comprometimentos da artéria cerebral média (ACM) são os mais comuns e devastadores. Ocasionalmente, o edema associado produz a herniação da amígdala cerebelar ou herniação uncal, compressão do tronco cerebral e morte. Muitas vezes, o paciente sobrevive, mas com hemiparesia ou outra deficiência neurológica grave.

Manifestações Clínicas

História

Queixas de fraqueza unilateral, entorpecimento, ou formigamento são os sintomas mais comuns de apresentação do AVC. Se o diagnóstico de isquemia cerebral não hemorrágica ou infarto for feito, então o protocolo de tratamento pode ser iniciado de imediato, para minimizar as seqüelas permanentes.

Exame Físico

O exame neurológico demonstra, muitas vezes, fraqueza ou paralisia flácida contralateral, fala arrastada, queda facial e ptoses.

Avaliação Diagnóstica

A TC sem contraste é o exame mais rápido, em casos de suspeita de AVC. RM com DWI (difusão) é altamente sensível e específico para infarto cerebral, dentro das primeiras 6 horas. Porque a RM está se tornando mais acessível e seu tempo de exame mais curto, prediz-se que este exame irá substituir a TC para a detecção precoce de eventos isquêmicos.

Achados Radiológicos

Logo após o AVC, a TC não-contrastada do cérebro pode mostrar-se normal. É importante excluir hemorragia intracerebral associada porque esta afastaria o tratamento antitrombótico. Dentro de poucas horas, sinais sutis emergem, inclusive a perda da distinção da junção substância branca/cinzenta e a obliteração dos sulcos corticais na área da distribuição vascular afetada. Após o evento tromboembólico, áreas de baixa atenuação correspondente a edema dentro de um território vascular definem o vaso implicado no AVC (Fig. 3-5). Complicações potenciais incluem hemorragia tardia no tecido infartado, efeito de massa decorrente do edema associado, herniação com permanente lesão cerebral e morte. Seqüências em difusão (DWI) revelam sinal intenso na área afetada (Fig. 3-6).

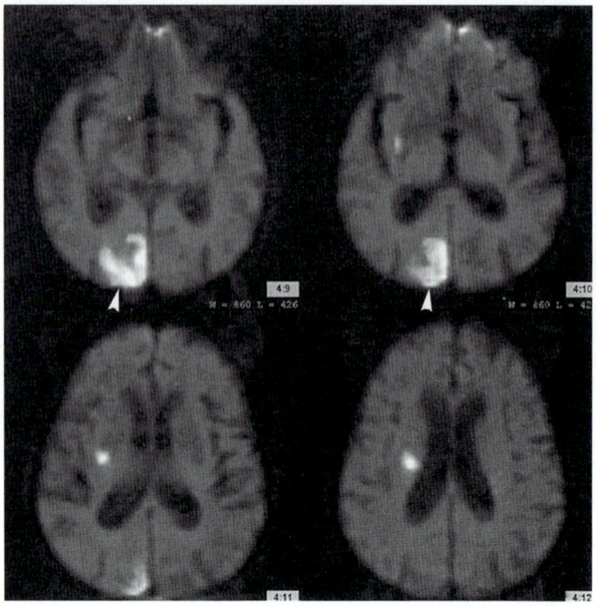

Figura 3-6 AVC. RM com imagem em difusão (DWI) revela uma área com sinal de alta intensidade *(pontas de seta)* no lobo occipital direito consistente com infarto agudo no território de nutrição da artéria cerebral posterior direita.
Cortesia do Cedars-Sinai Medical Center, Los Angeles, CA.

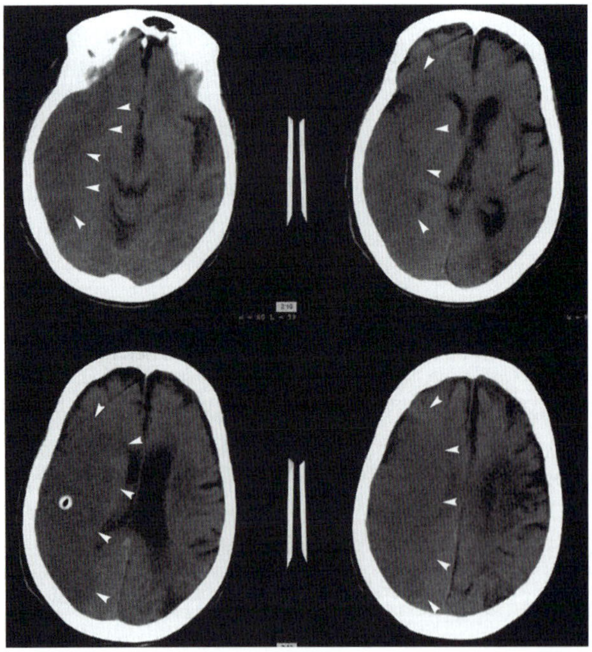

Figura 3-5 AVC. TC sem contraste do crânio mostra uma grande área escura compreendendo o território de nutrição da ACM de hipoatenuação (isquemia) *(pontas de seta)*. Um infarto da artéria cerebral média esquerda com encefalomalacia mostra-se, também, presente.
Cortesia do Cedars-Sinai Medical Center, Los Angeles, CA.

PONTOS-CHAVE

1. A maioria dos casos de AVCs é causada por êmbolos trombóticos.
2. Precocemente, em um AVC, a TC sem contraste do cérebro provavelmente mostra-se normal.
3. Se um AVC for suspeitado, é importante excluir a possibilidade de hemorragia intracraniana.
4. A perda de uma distinta junção branca/cinzenta e a obliteração dos sulcos corticais na distribuição vascular afetada são sinais sutis que aparecem no decorrer de várias horas.
5. RM com DWI é altamente sensível e específico para diagnóstico de AVC.

NEOPLASIAS CEREBRAIS

Qualquer massa crescente, no cérebro, pode ter uma etiologia neoplásica, infecciosa, hemorrágica ou representar uma malformação vascular. Neoplasias cerebrais são primárias (70%) ou metastáticas (30%). Como foi mencionado no início do capítulo, é importante distinguir entre neoplasias intra e extra-axial para estreitar o diagnóstico diferencial e para o planejamento pré-operatório. A distinção, contudo, nem sempre pode ser feita. Uma discussão relativamente curta é feita, neste livro, para familiarizar o leitor com as neoplasias cerebrais.

Etiologia

Alguns dos tumores benignos do cérebro têm associação conhecida com síndromes (p. ex., neuromas acústicos), mas a maioria dos neoplasias do cérebro tem etiologia desconhecida.

Epidemiologia

Existem diferenças entre tumores cerebrais de homens, mulheres e de crianças. **Tumores infantis** localizam-se, mais comumente, na fossa posterior. Neoplasias cerebrais primárias em crianças são os astrocitomas cerebelares, meduloblastomas, ependimomas (originam-se nos ventrículos ou no revestimento do canal central da medula), gliomas (nervo óptico e tronco cerebral), germinomas e tumores congênitos. Metástases para o espaço epidural originam-se, mais comumente, de neuroblastomas (neoplasias malignas originárias de neuroblastos, 30% dos quais ocorrem nas glândulas supra-renais) e, nas meninges, os derivados de leucemia ou de linfoma.

Tumores comuns em adultos incluem meningiomas, schwannomas (ver discussão sobre schwannomas acústicos no Capítulo 2), linfomas primários (vistos em pacientes com a síndrome de imunodeficiência humana adquirida – AIDS), em adultos mais idosos, e gliomas. Meningiomas (acredita-se que tenham receptores de progesterona, pois crescem durante a gravidez) e schwannomas preponderam nas mulheres; glioblastomas multiformes (gliomas não-diferenciados de alto grau) apresentam-se, mais freqüentemente, em homens. Metástases cerebrais originam-se de pulmão, mama, melanoma etc.

Manifestações Clínicas

História

Os sintomas são variados e vão de cefaléia, a mudanças de personalidade, vômitos (vômito matinal é atribuído ao aumento da pressão intracraniana durante a noite secundária à prolongada permanência na posição supina), até convulsões, letargia e mesmo parada cardiorrespiratória (por herniação do tronco cerebral devido ao efeito de massa).

Exame Físico

Deficiências neurológicas focais devem alertar o clínico para localização de uma lesão e para sua existência. Por exemplo, macroadenomas pituitários apresentam-se com perda da visão periférica (hemianopsia bitemporal). Crianças pequenas podem apresentar circunferência cefálica grande por causa da elevação da pressão intracraniana (falha do fechamento de suturas).

Avaliação Diagnóstica

O monitoramento de neoplasias cerebrais após intervenção médica e cirúrgica é rotina. RM com gadolínio é usada, porém, muitas vezes, a recorrência tumoral não pode ser distinguida das alterações inflamatórias pós-cirúrgicas. A PET está ganhando espaço em fazer esta distinção (o metabolismo das neoplasias é alto e demonstra alta captação do radiotraçador).

Uma TC do tórax, abdome, e pelve, antes de ressecção cirúrgica de um tumor cerebral, algumas vezes é solicitada pelos neurocirurgiões. Se a lesão cerebral for metástase (p. ex., de linfoma), no lugar de uma fútil intervenção neurocirúrgica agressiva o tratamento clínico (quimioterapia) deve ser instituído.

Achados Radiológicos

RM com gadolínio é a modalidade-padrão com bom delineamento anatômico (Fig. 3-7); a TC com contraste iodado pode ser uma modalidade de exame rápida e accessível, mas não é definitiva. As limitações anatômicas da TC e os riscos da administração do contraste iodado (Capítulo 1) restringem o uso da TC a casos de emergência. Quanto mais agressivo for o tumor intracraniano, mais realce após contraste estará presente como resultado da ruptura da barreira hematoencefálica (os vasos recém-formados nutridores da neoplasia não apresentam as propriedades nativas dos vasos sanguíneos normais).

A espectroscopia por RM está se tornando mais bem compreendida e está sendo usada para diferenciar não apenas entre tumores benignos e malignos, mas também entre a recorrência de um tumor *versus* necrose por radiação (alterações pós-tratamento). RM com espectroscopia é baseada nos metabólitos presentes. Um diagrama é feito para um pequeno volume de cérebro (voxel) no qual picos de diferentes metabólitos são expostos. Um alto pico de colina (a colina está presente na membrana celular) num gráfico está relacionada a tumor agressivo.

Hidrocefalia associada a neoplasias cerebrais é provocada por obstrução ou ao efeito de massa do tumor nos ventrículos, nos forames ou no aqueduto de Sylvius (Fig. 3-8). PET e TC estão sendo cada vez mais usadas para monitorar recorrência tumoral conforme os isótopos radioativos são captados por tumores celulares metabolicamente ativos. Espera-se que as novas técnicas de RM poderão, também,

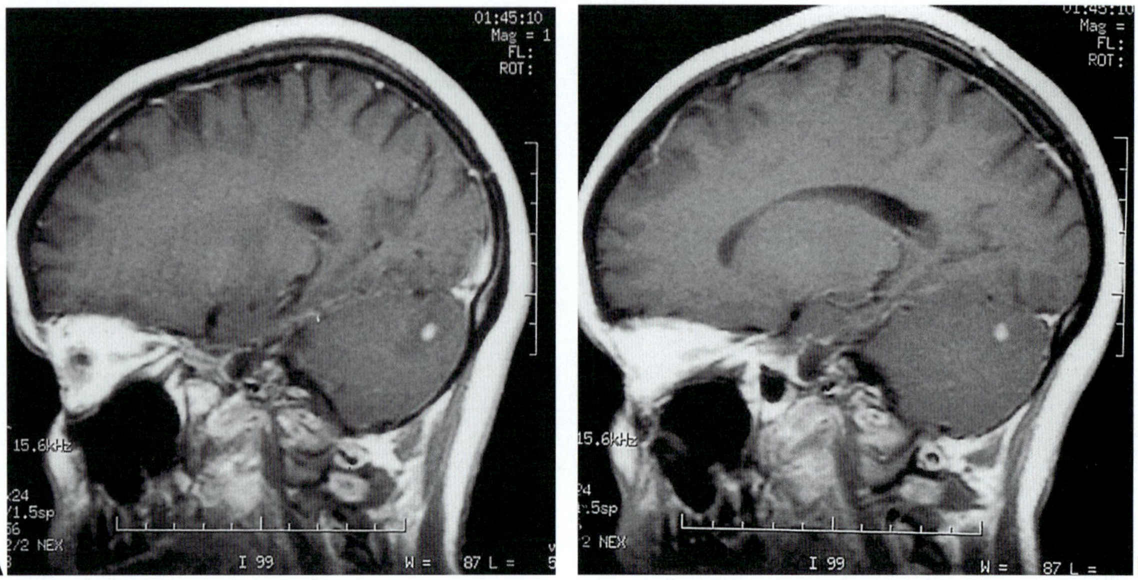

A B

Figura 3-7 Hemangioblastomas. **A e B**: RM sagital ponderada em T1 do cérebro demonstra pequenas lesões cerebelares captantes de contraste (pós-administração de gadolínio). Este paciente apresentava uma conhecida história da síndrome de Von Hippel-Lindau. Os hemangioblastomas precisam ser excisados cirurgicamente, em sua totalidade, para prevenir recorrência.

Cortesia do University of Southern California Medical Center, Los Angeles, CA.

ser capazes de distinguir entre a recorrência, no leito tumoral, e as alterações pós-cirúrgicas.

Neoplasias cerebrais primárias podem ser difíceis de serem diferenciadas entre si. Contudo, umas poucas descrições tumorais comuns e localizações típicas são conhecidas.

Gliomas

Gliomas incluem os seguintes tumores: astrocitomas, oligodendrogliomas, ependimomas e meduloblastomas. Um tumor agressivo do cérebro é o glioblastoma multiforme (astrocitoma de alto grau) e que se apresenta como uma grande massa com necrose central e edema periférico (Fig. 3-9).

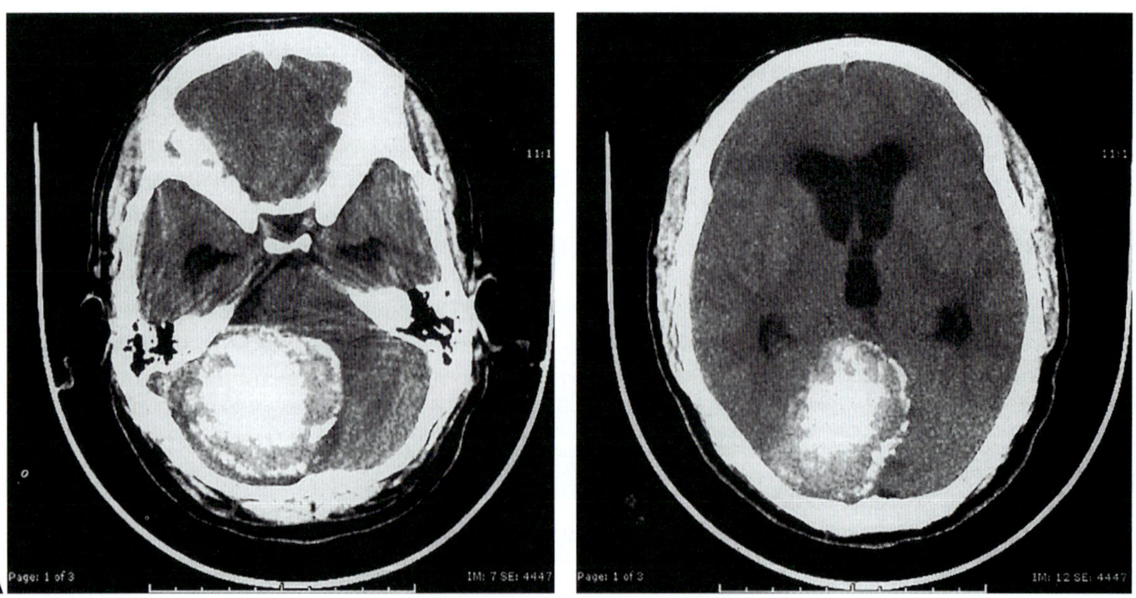

A B

Figura 3-8 Efeito de massa com resultante aumento dos ventrículos laterais (**A**) e do terceiro ventrículo (**B**).

Cortesia do University of Southern California Medical Center, Los Angeles, CA.

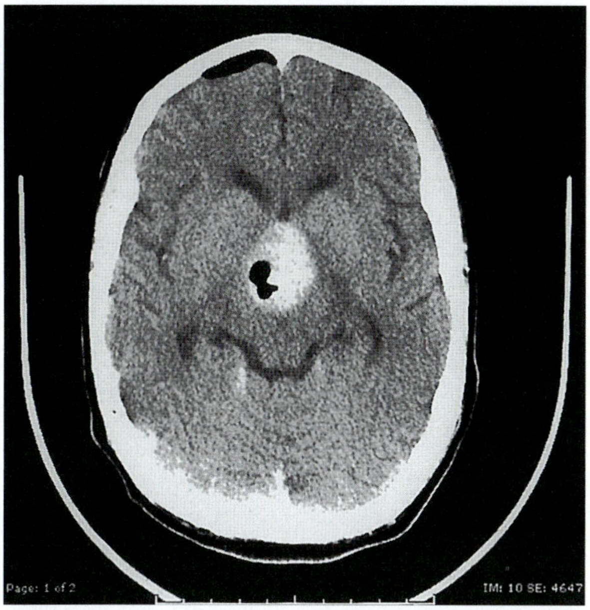

Figura 3-9 TC não-contrastada do cérebro demonstra um tumor no terceiro ventrículo de alta densidade *(branco)* contendo uma área escura no centro (gás introduzido no interior do tumor, por biópsia estereotáxica). Gás (pneumocéfalo) está presente, também, na fossa craniana anterior direita. Um pequeno volume de gás intracraniano pode não ter conseqüência clínica (p. ex., quando introduzido por punção lombar). O diagnóstico final foi de astrocitoma.

Cortesia do University of Southern California Medical Center, Los Angeles, CA.

Ependimomas (originam-se do revestimento ventricular) e os oligodendrogliomas tendem a calcificar-se. Meduloblastomas originam-se do teto do IV ventrículo e os linfomas primários têm locações periventriculares.

Tumores Intraventriculares

Além do ependimoma e do meduloblastoma, o meningioma intraventricular (tumor de crescimento lento que se origina das meninges) e o hemangioblastoma são vistos. Em crianças, o papiloma do plexo coróide e seu correspondente neoplásico malignos, o carcinoma do plexo coróide, são vistos nos ventrículos laterais.

Tumores Extra-Axiais

Os tumores extra-axiais incluem meningiomas (que nascem das meninges), neuromas (nascem dos nervos cranianos), pituitários e pineais. Os meningiomas são de crescimento lento e bem circunscritos, com base dural larga e contêm calcificações pontilhadas. Estes tumores realçam homogeneamente depois da administração de contraste e podem ser solitários ou múltiplos. Os ossos adjacentes demonstram, geralmente, espessamento reativo. As metástases apresentam-se como massas cerebrais múltiplas localizadas na junção entre a substância branca/cinzenta, onde são depositadas pela disseminação hematogênica. O edema circundante é visto adjacente a neoplasia cerebral (baixa densidade, escura, em TC e alta intensidade de sinal, branco, na ponderabilidade T2 da RM).

Tumores da Fossa Craniana Posterior

Em adultos, a doença metastásica é a mais comum, seguida por hemangioblastoma; em crianças os gliomas do cerebelo ocorrem mais freqüentemente. Hemangioblastomas são neoplasias benignas, de origem endotelial, e sua aparência típica é cística com nódulo mural com realce brilhante. Interessante é a associação cerebelar e espinal dos hemangioblastomas com a síndrome de von Hippel-Lindau.

PONTOS-CHAVE

1. A melhor modalidade para imageamento de neoplasias cerebrais é a RM com gadolínio.
2. A TC com contraste não deveria ser usada no lugar da RM porque seu detalhe anatômico é pobre, em comparação com o da última.
3. A PET está ganhando terreno para a monitorização da recorrência de tumores malignos cerebrais porque pode distinguir entre o alto metabolismo do tumor das alterações pós cirúrgicas metabolicamente inativas.
4. RM espectroscópica é usada, atualmente, para predizer se uma massa é uma neoplasia ou uma infecção.

ABSCESSO CEREBRAL

Anatomia

Um **abscesso cerebral** é uma coleção de pus dentro do parênquima cerebral-cerebelar. O tecido cerebral necrótico torna-se encapsulado por células gliais e fibroblastos. Um empiema subdural é uma coleção de pus entre a dura-máter e a aracnóide e é devido à ruptura de um abscesso periférico para o espaço aracnóide ou extensão direta de infecções extracerebrais.

Etiologia

Vários patógenos são responsáveis pelos abscessos cerebrais (bactérias anaeróbias, fungos, parasitas, como os cisticercos da *Taenia solium*, e protozoários, como o *Toxoplasma gondii*).

Epidemiologia

Abscessos cerebrais podem ocorrer como resultado de extensão direta de outras infecções, tanto em hospedeiros imunocomprometidos quanto em hospedeiros competentes.

Patogênese

Os abscessos cerebrais ocorrem tanto como resultado de extensão direta de outras infecções cranianas (sinusites, mastoidites etc.) quanto por disseminação hematogênica de infecção (a partir de endocardite, de abscessos pulmonares e outros).

Manifestações Clínicas

História

Os pacientes apresentam cefaléia, febre, calafrios, convulsões e letargia.

Exame Físico

As complicações são devidas ao efeito de massa e ao edema cerebral que podem levar à herniação cerebral. Papiledema, anisocoria e qualquer outra deficiência neurológica focal deveriam alertar o clínico sobre a possibilidade de uma massa cerebral, infecciosa ou não.

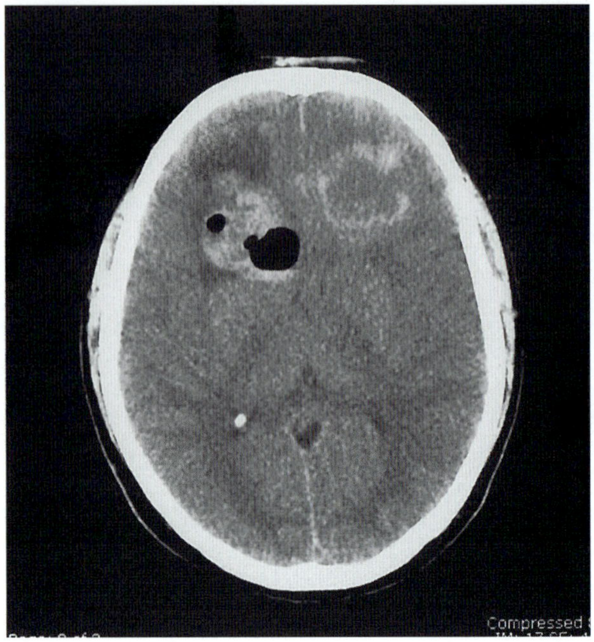

Figura 3-10 Abscessos cerebrais. TC não-contrastada do cérebro mostra gás no interior de abscesso cerebral, no lobo frontal inferior direito. Note a área de densidade diminuída com alta atenuação, na periferia no lobo frontal esquerdo contralateral, representando um segundo abscesso.
Cortesia do University of Southern California Medical Center, Los Angeles, CA.

Avaliação Diagnóstica

A punção lombar está contra-indicada devido ao aumento da pressão intracraniana e o resultado da cultura do organismo infectante provável, fornecido pelo líquido cefalorraquidiano (LCR), é relativamente baixo (mesmo quando há ruptura do abscesso). RM e TC são as ferramentas radiológicas para o diagnóstico.

Achados Radiológicos

Uma TC ou RM mostrando lesão em realce anelar é sugestiva do diagnóstico. TC não-contrastada do cérebro é a solicitação de rotina e uma área de baixa densidade (centro necrótico) com alta atenuação periférica pode, então, ser visualizada (Fig. 3-10); a aparência da imagem torna difícil fazer a distinção entre abscesso e neoplasia. Acredita-se, em geral, que a acentuação periférica de um tumor é mais nodular e irregular. O lado cortical da parede de um abscesso apresenta-se, usualmente, mais espesso por ter melhor suprimento sanguíneo. Uma área de edema envolve uma infecção capsulada, mas o mesmo acontece com um tumor.

Abscessos pequenos e adjacentes podem se formar (abscessos-filhos). Lesões múltiplas com realce anelar deveriam levantar a hipótese de toxoplasmose. Neurocisticercose é causada pela larva da *Taenia solium* e, na fase aguda da infestação, as lesões císticas com realce anelar demostram escóle no seu interior.

Tratamento

O tratamento deve ser iniciado e cobrir uma variedade de patógenos porque os abscessos cerebrais podem ser fatais. A drenagem do abscesso, estereotática ou aberta, pode ser necessária se a resposta ao tratamento médico não for satisfatória ou se o efeito de massa e o edema forem significantes. O tratamento antiparasitário (albendazol) pode ser iniciado na neurocisticercose aguda para reduzir a gravidade dos sintomas (convulsões).

PONTOS-CHAVE

1. Por vezes é difícil distinguir entre uma massa neoplásica *versus* uma infecciosa com base em imagens radiológicas. Em TC ou RM, ou ambos, as lesões apresentam realce anelar. O uso da espectroscopia–RM parece promissor.
2. Em situações de emergência, para obter-se um diagnóstico preliminar rápido, pode-se empregar TC não-contrastada, mas o estudo de escolha será sempre a RM.

CAPÍTULO 4

Imagem Torácica

ANATOMIA E PRINCÍPIOS GERAIS

O exame diagnóstico feito através de imagens, mais simples e mais comum, permanece, ainda hoje, sendo a radiografia torácica. Todo o médico deveria aprender a interpretar radiografias. Na primeira consulta, o médico solicita a radiografia torácica. Na incidência póstero-anterior (PA) (Fig. 4-1A), o peito do paciente está mais perto do filme do que na incidência ântero-posterior (AP), onde as costas do paciente constituem a região mais próxima do filme. No PA as clavículas mostram-se levemente inferiores, no filme, as escápulas projetam-se mais lateralmente e os elementos posteriores dos corpos vertebrais são visualizados mais claramente nos filmes do que nas incidências ântero-posterior (AP). A incidência PA é a preferida porque o coração está mais perto do filme, é menos ampliado e seu tamanho é apresentado mais acuradamente. A incidência lateral (Fig. 4-1B) é utilizada, geralmente, em associação a radiografia póstero-anterior (PA) e fornece mais informações sobre o aumento do coração, efusões pleurais, localização de patologias parenquimatosas e posição de massas mediastinais.

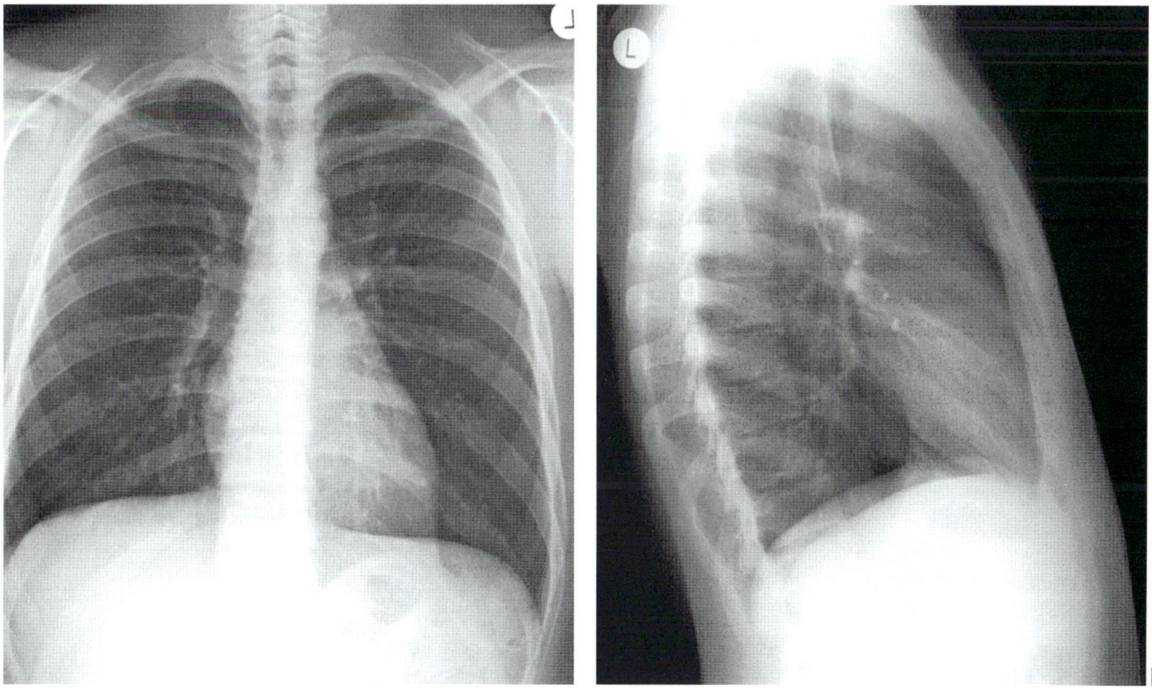
A B

Figura 4-1 **A:** Radiografia torácica PA. **B:** Radiografia torácica em perfil normal. **C:** Radiografia torácica AP normal (por aparelho portátil). *(Continua.)*
Cortesia do Cedars-Sinai Medical Center, Los Angeles, CA.

C
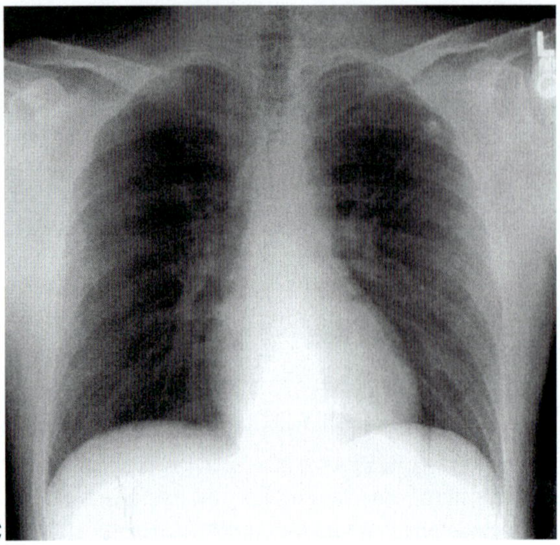

Figura 4-1 *Continuação.*

Para se obter uma radiografia PA adequada, o paciente deve ser capaz de permanecer em pé ou sentado numa cadeira de rodas. Se o paciente estiver muito instável ou muito doente para comparecer ao departamento de radiologia para fazer um filme PA, uma radiografia AP deve ser obtida através de um aparelho de raios X portátil (Fig. 4-1C). Uma radiografia adquirida através de tal aparelho, com o paciente em posição supina (deitado), torna usualmente difícil a avaliação do parênquima pulmonar e do tamanho do coração. Os pacientes em tal situação estão, em geral, muito doentes para conseguirem uma inspiração profunda e, assim, um pneumotórax, por exemplo, pode deixar de ser visto (ver discussão posterior, neste capítulo).

Considerações Radiológicas

O próximo passo na interpretação de uma radiografia de tórax é o uso sistemático de um sistema de abordagem (**ABCDE**) para avaliar as cinco áreas essenciais do filme:

1. **A**r: pulmões, incluindo as vias aéreas centrais e os vasos pulmonares.
2. Osso (***Bone***, em inglês): costelas, clavículas, coluna, ombros e escápulas.
3. **C**ardíaca: coração e mediastino.
4. **D**iafragma e superfícies pleurais.
5. Tudo o mais (***E**verything else,* em inglês): linhas, tubos, abdome superior, tecidos moles da parede torácica e pescoço.

Quando uma abordagem sistemática é usada, durante cada exame, nada na radiografia será deixado sem inspeção. Primeiro, os pulmões são normalmente as porções mais escuras porque o ar, no interior dos alvéolos, é facilmente penetrado pelo feixe de raios X. Os pulmões estendem-se por cerca de 9 ou 10 costelas posteriores ou, na inspiração normal, por 7 a 8 costelas anteriores. Os vasos pulmonares são vistos, normalmente, a partir do hilo, com afilamento progressivo em direção à periferia. A distribuição dos vasos pulmonares corresponde a 2/3 do fluxo sanguíneo total para as porções inferiores, e 1/3 para os lobos superiores. Os pulmões são investigados à procura de áreas focais de anormalidades, como atelectasia, massas, nódulos e, depois, para processos difusos de padrão alveolar ou intersticial. Um padrão de espaço aéreo (alveolar) mostra-se como uma opacificação confluente, muitas vezes confinada a um só lobo ou segmento lobar, como, por exemplo, na pneumonia. O ar normalmente contido nos alvéolos foi substituído por material mais radiopaco como pus, água, sangue, células ou material proteináceo. Um padrão intersticial é descrito, muitas vezes, como rendilhado ou "reticular".

A próxima área a ser focalizada é o esqueleto; a inspeção das estruturas ósseas foi descrita previamente. Atenção especial deve ser dada às costelas e à coluna vertebral, à procura de fraturas e de lesões metastáticas, e os ombros devem ser avaliados para evidências de artrite.

A avaliação da silhueta cardíaca e do mediastino é crucial na interpretação de uma radiografia torácica. O mediastino é dividido em três seções: anterior, média e posterior, como são vistas numa radiografia de perfil. O mediastino anterior inclui a parede anterior do tórax até a borda cardíaca anterior. As patologias que podem ser encontradas nesse território incluem os quatro "Ts" – massas tireóideas, timoma, teratoma e o "terrível linfoma". A secção média do mediastino inclui o coração, as estruturas hilares, esôfago e aorta descendente.

Patologias comuns, nesta área, incluem aumento de volume dos linfonodos, hérnia hiatal, aneurisma da aorta descendente e patologia esofágica. O mediastino posterior, na radiografia de perfil, inclui os corpos vertebrais torácicos e os tecidos moles paravertebrais.

Nas incidências frontais (PA ou AP) do tórax, vários marcos do mediastino são úteis para a revelação de uma patologia. No lado direito do mediastino, três convexidades são localizadas. A partir da convexidade superior para a inferior, correspondem à veia cava superior, à aorta ascendente e ao átrio direito. Tecido mole aumentado, na região da veia cava superior, à direita da traquéia, representa, usualmente, linfonodo anormalmente aumentado de volume. Na margem esquerda do mediastino, as três convexidades são: o arco aórtico, o trato de saída da artéria pulmonar e o ventrículo esquerdo. Entre as concavidades do lado esquerdo há, normalmente, duas concavidades: a janela aortopulmonar e a região do apêndice atrial esquerdo. Se qualquer dessas concavidades estiver substituída por tecido mole, no mediastino, isto está anormal e precisa de inspeção mais detalhada.

Quando a patologia pulmonar é focalizada, deveria ser feito um esforço para descrever sua cuidadosa localização, incluindo o lobo pulmonar e, se possível, o segmento. Um método de realizar esta localização consiste em procurar por áreas que formam silhuetas ou que estejam obscurecidas pela patologia. Por exemplo, qualquer lesão que obscureça a borda cardíaca direita ou esquerda pode estar ou no lobo médio direito ou na língula, respectivamente. Se também o hemidiafragma estiver silhuetado, a patologia estará no lobo inferior adjacente.

Outro princípio geral na leitura de radiografias do tórax consiste em determinar o padrão predominante dos pulmões. Certos padrões podem sugerir doenças específicas mas, na maioria das vezes, os padrões se sobrepõem; ou seja, doenças granulomatosas do pulmão podem mimetizar nódulos pulmonares metastáticos. Deve-se, também, lembrar sempre as grandes categorias nas quais os processos patológicos podem ser classificados. Uma regra mnemônica é a palavra **MACHINE**, que significa: **m**etabólica, **a**uto-imune, **c**ongênita, **h**ematológica, **i**nfecciosa, **n**eoplásica e ambiental *(environmental)*. Naturalmente, algumas patologias não se adaptam a essa interpretação grupal, mas a maioria o faz e, ao revisar esta lista, a cada vez que for examinar uma radiografia, ajudará no diagnóstico diferencial.

Um meio de evitar erros comuns é evitar a tentação de avaliar uma radiografia de tórax com um "rápido olhar". Por vezes quando o principal achado no filme é descoberto, o restante da abordagem sistemática é abandonado e os achados secundários podem ser perdidos. Este tipo de erro é comumente referido como "erro por satisfação da procura".

PONTOS-CHAVE

1. A radiografia torácica é, dos estudos por imagem, o mais comum.
2. Uma abordagem sistemática com avaliação do ar, dos ossos, da sombra cardíaca, do diafragma e de tudo o mais é essencial para a interpretação de qualquer radiografia.
3. Opacificação alveolar dos pulmões representa sangue, água, ou pus na fase aguda, ou mesmo células e proteínas no estágio crônico.
4. Quando a patologia é encontrada, uma avaliação mais consistente da radiografia é crucial para evitar o erro por "satisfação da procura".

INFECÇÃO

PNEUMONIA LOBAR

Anatomia

A anatomia lobar pulmonar mais comum mostra três lobos direitos e dois lobos pulmonares esquerdos, mas algumas variações podem existir.

Etiologia

A pneumonia lobar é quase sempre de origem bacteriana. Os patógenos mais comuns são o *Streptococcus pneumoniae, Haemophilus influenzae, Klebsiella pneumoniae* e *Neisseria meningitidis*.

Epidemiologia

A pneumonia lobar é encontrada tanto em adultos e como crianças.

Manifestações Clínicas

História

Pacientes com pneumonia lobar apresentam como queixas principais febre, tosse e falta de ar. Os sintomas começam, em geral, gradualmente e vão piorando nos 2 a 4 dias seguintes. Alguns pacientes queixam-se de dor torácica ou de dor abdominal em alguns casos de pneumonia lobar inferior.

Exame Físico

Percussão surda, egofonia e frêmito táctil são os achados físicos clássicos da consolidação lobar. Estertores são ouvidos, muitas vezes, sobre os segmentos afetados. Se o pulmão estiver consolidado e o ar não puder penetrar nos alvéolos, o decréscimo dos sons respiratórios será notado.

Avaliação Diagnóstica

Usualmente, uma única radiografia simples de pulmão é usada para o diagnóstico. Culturas da secreção são solicitadas rotineiramente; nos casos mais graves se os resultados das culturas não forem esclarecedores ou se os pacientes não estiverem respondendo à terapia, pode-se apelar para a broncoscopia.

Achados Radiológicos

A aparência radiológica da pneumonia varia, na dependência de vários fatores, incluindo o tipo de patógeno (se bacteriano ou viral, fúngico ou atípico), doença pulmonar subjacente [doença pulmonar obstrutiva crônica [DPOC], doença pulmonar intersticial crônica, fibrose cística) e fatores de risco para o paciente (risco de aspiração, imunocomprometimento, exposição à tuberculose).

A maioria dos casos de pneumonia bacteriana apresenta a aparência comum de opacidade alveolar, em distribuição lobar, na radiografia torácica (Fig. 4-2). O processo pode afetar um lobo inteiro ou envolver apenas segmentos específicos de um lobo. Alguns radiologistas comparam a aparência da opacidade alveolar a um enevoado focal na radiografia. Muitas vezes são vistos broncogramas aéreos os quais são evidentes porque o ar permanece nos brônquios e é envolto por

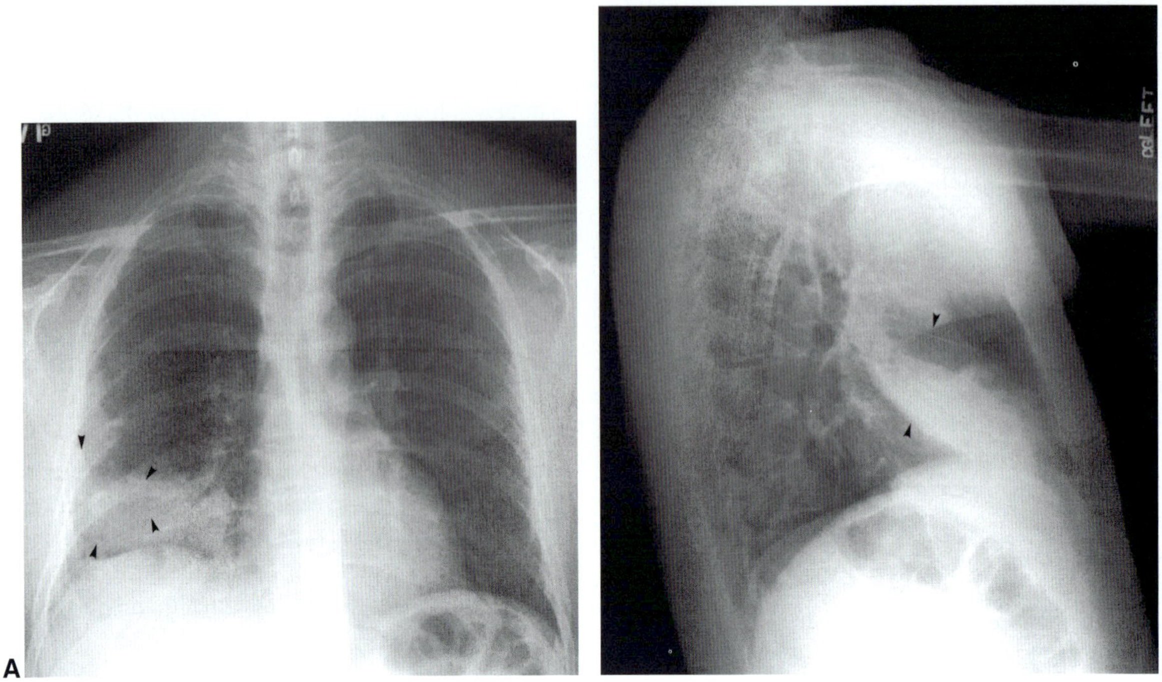

A B

Figura 4-2 **A:** Pneumonia lobar em radiografia PA do tórax. Verifica-se opacidade alveolar no segmento lateral do lobo médio direito. **B:** Pneumonia lobar. Perfil (lateral) no mesmo paciente com opacidade alveolar delineando a margem do lobo médio direito.
Cortesia do Cedars-Sinai Medical Center, Los Angeles, CA.

tecido pulmonar adjacente densamente consolidado, criando uma interface ar–tecido. A interface ar–tecido é evidente (Fig. 4-2) na radiografia por causa das diferentes atenuações. Deve-se notar, contudo, que os broncogramas aéreos não são específicos e não representam, exclusivamente, uma pneumonia. Eles apenas demonstram que o processo está no parênquima pulmonar e não no espaço pleural ou sobre tecido mole. Geralmente, há pequena ou mesmo nenhuma perda associada de volume na pneumonia lobar porque os brônquios estão cheios de ar e não colabam. É muito importante que se obtenham radiografias de acompanhamento (RXT, em cerca de 6 semanas) para assegurar se houve uma resolução. Por vezes, neoplasias podem mimetizar pneumonia ou um tumor pode causar uma infecção pós-obstrutiva.

BRONCOPNEUMONIA

Anatomia

Contrastando com a pneumonia lobar que afeta os alvéolos, a broncopneumonia afeta, primariamente, os brônquios, os bronquíolos e alguns alvéolos adjacentes.

PONTOS-CHAVE

1. Pneumonia bacteriana é comumente causada por *S. pneumoniae, H. influenzae e N. meningitidis.*
2. Opacidade alveolar com distribuição lobar, na radiografia do tórax, é o achado radiográfico clássico em pneumonia bacteriana.
3. Opacidades alvolares são representadas por focos enevoados na radiografia.
4. Broncogramas aéreos são comuns na pneumonia lobar.

Etiologia

Patógenos comuns incluem o *Staphylococcus aureus*, gram-negativos e, em alguns casos, o *Mycoplasma pneumoniae* (que também pode estar presente em um padrão pneumônico intersticial).

Epidemiologia

Lactentes e crianças são mais comumente afetados por vírus.

Patogênese

O mecanismo comum de disseminação é a inalação de gotículas infectadas. Os brônquios tornam-se inflamados e cheios de pus e os alvéolos distais colabam. A perda de volume é mostrada pelas radiografias.

Manifestações Clínicas

História e Exame Físico

Refere-se à história da pneumonia lobar e aos achados durante o exame.

Avaliação Diagnóstica

A radiografia do tórax é mais uma vez o método de escolha. As culturas de escarro são utilizadas mas os resultados são limitados. A broncoscopia é inasiva no método de avaliação inicial.

Achados Radiológicos

Opacidades focais num segmento oposto a uma distribuição lobar é comum com broncopneumonia (Fig. 4-3). Broncogramas aéreos não estão presentes como na pneumonia lobar, uma vez que os brônquios estão cheios de exsudato e não há interface de ar-tecido para delineá-los.

PONTOS-CHAVE

1. A broncopneumonia causa opacidades focais na radiografia, correspondente ao colapso dos alvéolos distais.
2. Broncogramas aéreos não estão, usualmente, presentes como na pneumonia lobar.

ASMA

Etiologia

A resposta broncoconstritora do asmático é exagerada mas a causa das vias aéreas hipereativas ainda não é clara.

Epidemiologia

Uma grande porcentagem da população nos Estados Unidos é afetada por asma, em particular os afro-americanos.

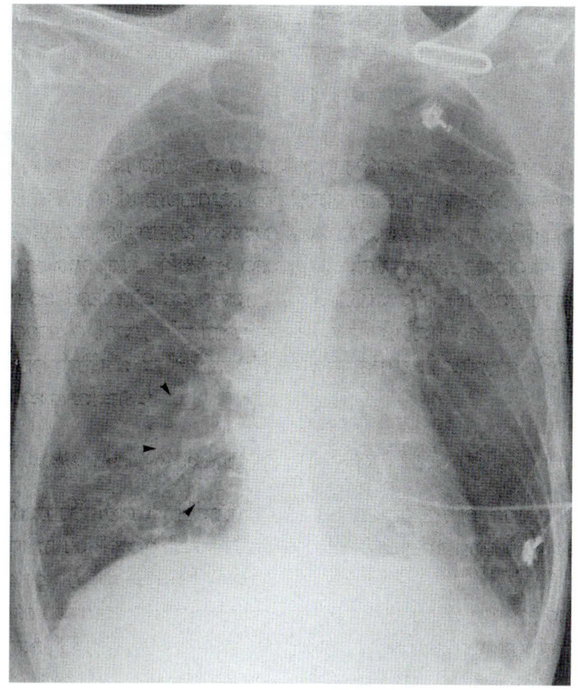

Figura 4-3 Broncopneumonia. Há uma opacidade focal do lobo médio direito com delineamento da silhueta da margem direita do coração. Este paciente de 88 anos de idade teve uma aspiração silenciosa, no decurso de um estudo de vídeo, durante a deglutição. Os achados representam uma pneumonia por aspiração.
Cortesia do Cedars-Sinai Medical Center, Los Angeles, CA.

Patogênese

A patogenia da asma envolve a hiperreatividade da mucosa das vias aéreas, um baixo nível para a degranulação dos mastócitos em reposta a fatores irritantes e a um aumento dos níveis da imunoglobulina E (IgE). Quando a mucosa das vias aéreas torna-se edemaciada e ocorre espasmo dos músculos lisos dos brônquios, o lúmen desta estreita-se e o resultado é o decréscimo do movimento do ar. O efeito é sentido, principalmente, nos bronquíolos e nas vias aéreas menores, mas todas as vias aéreas centrais podem estar envolvidas.

Manifestações Clínicas

História

Os pacientes queixam-se de falta de ar, sibilação e, algumas vezes, tosse.

Exame Físico

Expiração prolongada, decréscimo dos sons respiratórios, sibilos expiratórios e o uso de músculos acessórios para ajudar na respiração são achados físicos comuns.

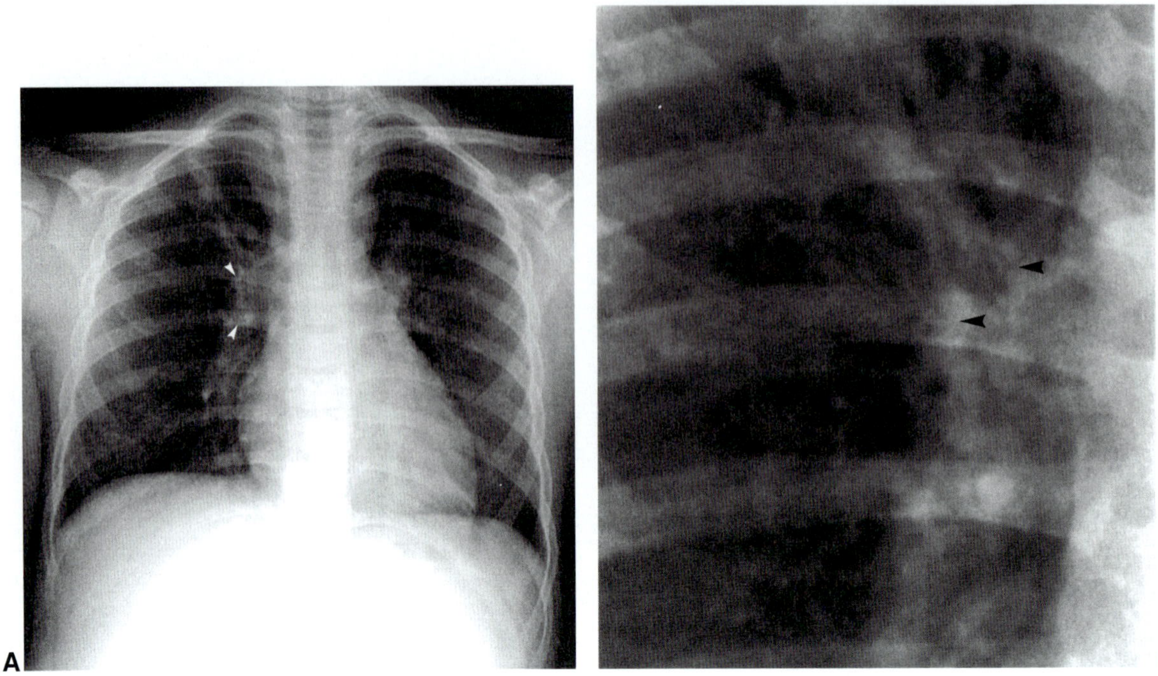

A B

Figura 4-4 **A:** Asma. Radiografia torácica AP demonstra pulmões hiperinflados e edema peribrônquico envolvendo as vias aéreas de calibres médios. **B:** Asma. Magnificação dos brônquios do lobo superior direito com edema peribrônquico.
Cortesia do Cedars-Sinai Medical Center, Los Angeles, CA.

Avaliação Diagnóstica

Faz-se com a obtenção de uma radiografia torácica.

Achados Radiológicos

Radiologicamente, a maioria de pacientes com asma apresentam RXT normal, podendo, contudo, haver evidências de pulmões inflados (Fig. 4-4A), atelectasia e edema peribrônquicos (Fig. 4-4B). Pulmões hiperinflados são diagnosticados por uma inspiração que deixa ver mais de 10 costelas posteriores acima do diafragma, muitas vezes com um espaço aéreo retroesternal que pode ser visto em radiografia de perfil. O edema peribrônquico é a manifestação radiográfica de edema circundando a árvore brônquica. Trata-se de um achado não específico que, algumas vezes, é visto em outros processos pulmonares, como na bronquite crônica, bronquiectasia, edema pulmonar e fibrose cística. A consideração da história médica pregressa do paciente pode ajudar a distinguir entre esses distúrbios respiratórios.

PONTOS-CHAVE

1. Pacientes com asma geralmente apresentam RXT normal.
2. Pulmões hiperinflados, inflamação peribronquial, e atelectasia são sinais não-específicos associados, radiograficamente, à asma.

NEOPLASIAS

Anatomia

É essencial definir a localização de uma neoplasia pulmonar: se parenquimatosa, se mediastinal ou pleural, porque as apresentações clínicas, os diagnósticos diferenciais e os tratamentos diferem para cada uma dessas patologias. O hábito de fumar é o maior fator de risco para neoplasia do pulmão, e cerca de 90% de pacientes com essa patologia apresentam história de uso de fumo. Sob outro ponto de vista, 10% de todos os grandes fumantes (mais de 35 pacotes por ano) desenvolverão câncer pulmonar. O tipo mais comum de câncer encontrado em fumantes é o carcinoma de células escamosas, seguido pelo adenocarcinoma. Muitas vezes o câncer pulmonar produz metástases. Localizações comuns de metástases são: fígado, adrenais, parênquima pulmonar distante, cérebro e, mais raramente, ossos. Portanto, a suspeita de um tumor pulmonar merece a garantia de, no mínimo, uma TC do tórax e abdome (fígado e adrenais, inclusive) para o estadiamento. Se houver dor óssea, um escaneamento ósseo deve ser solicitado. Tumores que comumente produzem metástase para os pulmões são os de mama, os renais, do cólon, testículos, melanomas e sarcomas.

CARCINOMA BRONCOGÊNICO

Etiologia

O termo **carcinoma broncogênico** refere-se a uma larga classificação que define uma neoplasia que nasce no interior de um brônquio, mas inclui vários tipos celulares diferentes. O hábito do fumo é considerado a causa principal dos carcinomas broncogênicos (agentes ocupacionais são fatores etiológicos menos freqüentes).

Epidemiologia

Exemplos de lesões broncogênicas incluem adenocarcinomas (45%), carcinomas de células escamosas (35%), carcinomas de pequenas células (15%) e carcinomas de células grandes (1%-5%).

Manifestações Clínicas

História

Uma história de perda de peso e de tosse persistente é geralmente levantada. Hemoptise é relativamente comum nas lesões endobrônquicas. Alguns pacientes podem apresentar dor no peito se a parede do tórax estiver envolvida

Exame Físico

Murmúrios respiratórios diminuídos que, comumente, resultam de uma efusão pleural maligna. Sons respiratórios anormais estão, também, presentes.

Avaliação Diagnóstica

Deve-se solicitar uma radiografia torácica. A broncoscopia ou a biópsia transtorácica (guiada por TC) deveria ser obtida para o diagnóstico do tipo celular implicado. A obtenção das células pode ser difícil, requerendo, por vezes, procedimentos invasivos (biópsia aberta ou mediastinoscopia). Uma varredura por TC deveria ser solicitada para o estadiamento do câncer (se com envolvimento contralateral, se no fígado ou se produtor de metástases adrenais).

Achados Radiológicos

A aparência de adenocarcinomas em radiografias simples e em TC é a de massa periférica (> de 5 cm) ou de nódulo (< de 5 cm), muitas vezes com bordas espiculadas (Fig. 4-5). Um subtipo de adenocarcinoma, o carcinoma bronquioloalveolar, apresenta uma aparência radiográfica diferente; pode

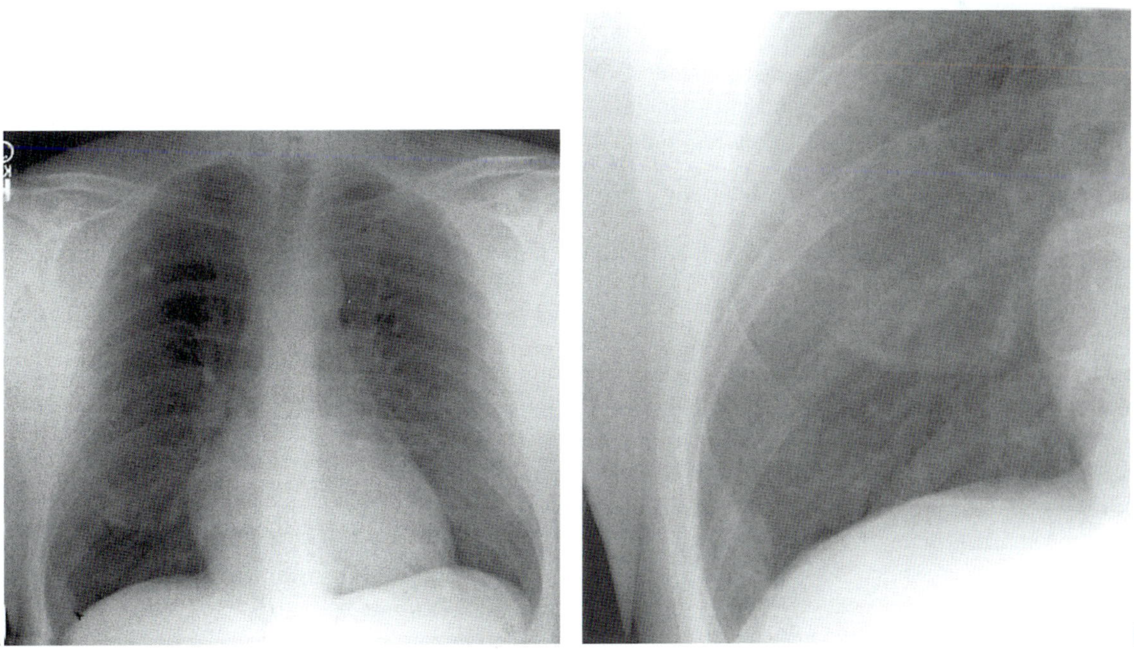

A B

Figura 4-5 A: Adenocarcinoma do pulmão. Radiografia PA com nódulo periférico no lobo inferior direito perto do ângulo costofrênico direito. **B:** Adenocarcinoma do pulmão. Magnificação do nódulo pulmonar em (A) mostra nódulo sutil, pobremente demarcado. **C:** Adenocarcinoma em TC torácica, estudo com janela pulmonar. Uma massa de tecidos moles periférica, espiculada é vista no lobo inferior direito. *(Continua.)*
Cortesia do Cedars-Sinai Medical Center, Los Angeles, CA.

C
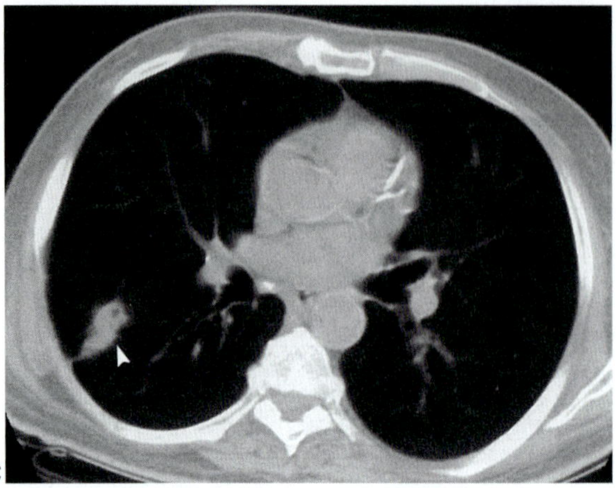

Figura 4-5 *Continuação.*

apresentar nódulos com consolidações crônicas de espaços aéreos, ou um padrão intersticial com as células tumorais crescendo ao longo da moldura do interstício produzindo um padrão lepídico (semelhante a escamas).

O carcinoma de células escamosas tende a ocorrer no interior das paredes de um brônquio central e a produzir obstrução brônquica associada à atelectasia do lobo correspondente. O carcinoma de pequenas células apresenta-se, usualmente, como massa central, e o carcinoma de grandes células pode localizar-se central ou perifericamente.

Uma TC contrastada do tórax é o passo seguinte apropriado para a avaliação de uma massa pulmonar conhecida. Os *scanners* atuais de TC detectam, consistentemente, nódulos de apenas 0,3 cm. Achados associados incluem linfadenopatia mediastinal ipsilateral, efusões pleurais malignas contendo células neoplásicas, e atelectasia ou pneumonia pós-obstrutiva decorrente de uma lesão que oclua um brônquio. Linfonodos são mais bem vistos através de uma janela de tecido mole e os níveis dos agrupamentos são considerados patológicos se os linfonodos aumentados de tamanho tiverem seus eixos curtos com mais que 1 cm. Uma aparência diferente é exibida pelo carcinoma bronquioalveolar que pode apresentar-se num padrão de consolidação crônica de espaço aéreo, semelhante ao de uma pneumonia comum. A cavitação de uma lesão é mais comumente vista em carcinoma de células escamosas e pode ajudar na distinção entre este e massas neoplásicas de outras causas.

METÁSTASES

Anatomia

A disseminação de tumores para os pulmões faz-se, usualmente, para o parênquima mais vascularizado, ou seja, para as bases pulmonares.

PONTOS-CHAVE

1. O hábito de fumar é o maior fator de risco para a neoplasia pulmonar e, aproximadamente, 92% dos pacientes com câncer pulmonar apresentam história desse hábito.
2. O tipo mais comum de câncer encontrado em fumantes é o carcinoma de células escamosas, seguido pelo adenocarcinoma.
3. A aparência clássica do adenocarcinoma nas radiografias simples e em TC é a de massa periférica ou de nódulo com bordas espiculadas.
4. O carcinoma de células escamosas tende a ocorrer dentro das paredes de um brônquio central e a apresentar-se com obstrução brônquica e atelectasia associada do lobo correspondente.
5. Uma imagem por TC contrastada do tórax é o teste seguinte apropriado para a avaliação de uma massa pulmonar conhecida.

Etiologia

As fontes comuns de disseminação hematogênica são as neoplasias vascularizadas como carcinoma renal celular, carcinoma da tireóide, melanoma e sarcomas. Neoplasias comuns que exibem disseminação linfática são as da mama, gástrico, pancreático, laríngea e cervical.

Epidemiologia

Ambos os sexos são quase igualmente afetados.

Patogênese

Tumores primários de fontes extrapulmonares podem metastizar-se para os pulmões por dois mecanismos principais: **disseminação hematogênica** pela circulação sistêmica através das artérias supridoras pulmonares e **disseminação linfática** via linfonodos periaórticos e celíacos para os linfonodos do mediastino posterior.

Manifestações Clínicas

História e Exame Físico

Refere-se à história do tumor pulmonar primário e a achados durante o exame.

Avaliação Diagnóstica

Se as células forem obtidas por broncoscopia ou por biópsia transtorácica, uma TC pode ser solicitada para avaliar o tu-

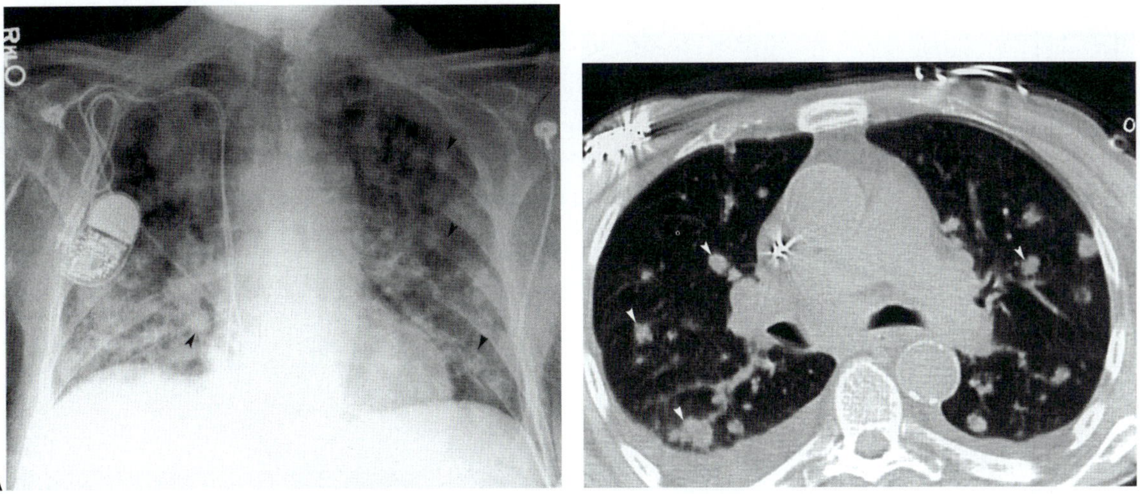

A B

Figura 4-6 A: Metástases pulmonares. Radiografia torácica AP mostra nódulos metastáticos redondos e bem demarcados. **B:** Metástases pulmonares. Imagens em TC, do mesmo paciente, mostram numerosos nódulos metastáticos.
Cortesia do Cedars-Sinai Medical Center, Los Angeles, CA.

mor primário. Tumores gastrintestinais podem não ser identificados por TC, portanto, deveria ser indicada, também, uma endoscopia.

Achados Radiológicos

Quase que exclusivamente, as metástases pulmonares hematogênicas mostram-se como lesões múltiplas, redondas, de tamanhos variados e com margens definidas (Fig. 4-6). Elas tendem a localizar-se mais nas bases pulmonares do que nos ápices por causa do aumento relativo do fluxo sanguíneo basal. Metástases por disseminação linfática têm, em sua apresentação, um percentual maior de lesões como massas solitárias, mas elas podem, também, formar múltiplos e discretos nódulos. Linfoadenopatia mediastinal associada é comum com neoplasias metastásicas hematogênicas e linfáticas.

PONTOS-CHAVE

1. Carcinoma de células renais, carcinoma da tireóide, melanoma e sarcomas comumente dão origem a metástases pulmonares por disseminação hematogênica.
2. A aparência radiográfica clássica de metástases pulmonares é a de nódulos múltiplos, bem demarcados.

SARCOIDOSE

Etiologia

Sarcoidose é uma doença crônica, granulomatosa e multissistêmica de etiologia incerta.

Epidemiologia

A doença é 10 a 20 vezes mais freqüente em negros do que em brancos e ocorre, usualmente, entre a 3ª e a 5ª décadas da vida.

Manifestações Clínicas

História

Pacientes com envolvimento pulmonar apresentam-se, usualmente, com tosse ou com dispnéia. O pulmão está envolvido, até certo ponto, em cerca de 90% dos casos.

Exame Físico

Linfadenopatia periférica pode ser descoberta. Alguns pacientes apresentam-se com eritema nodoso, aumento de glândula lacrimal e inflamação poliarticular.

Avaliação Diagnóstica

RXT é recomendado para detectar o aumento de volume de linfonodos mediastinais. A biópsia de confirmação é necessária. Os níveis séricos da enzima conversora de angiotensina (ECA) devem, também, ser traçados.

Achados Radiológicos

Radiograficamente, a sarcoidose pulmonar aparece em estágios: **Estágio 0** – ocorre antes de haver evidências radiográficas da doença numa radiografia essencialmente normal. O diagnóstico de sarcoidose pode ser feito com base no envolvimento de outros órgãos, tais como pele, olhos, fígado ou

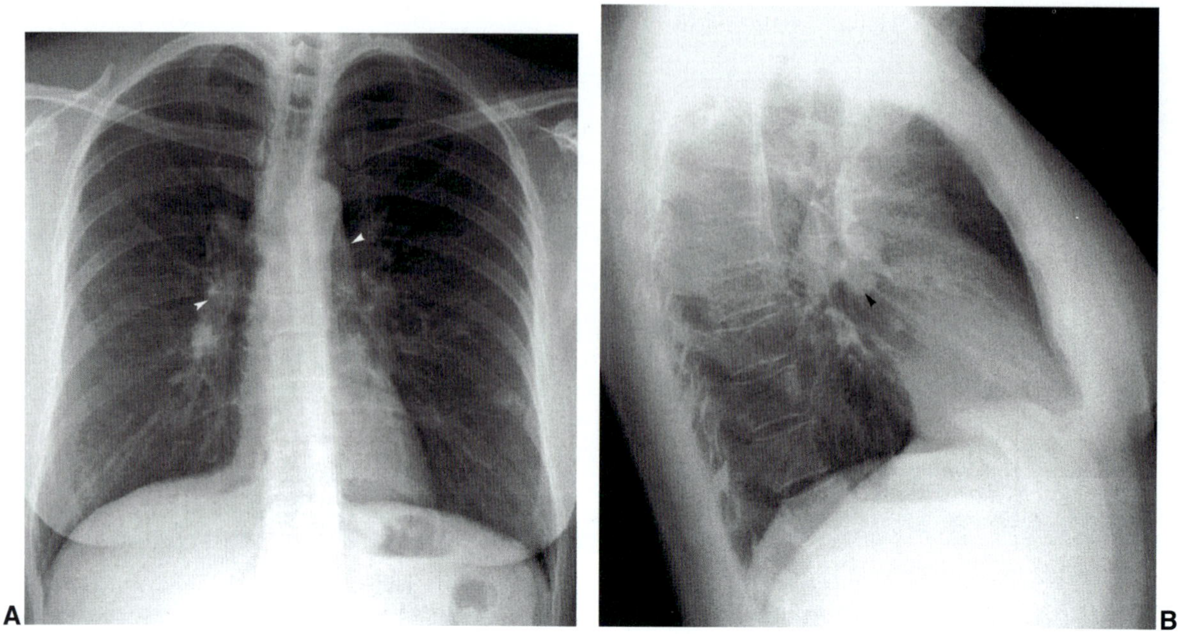

Figura 4-7 A: Sarcoidose. Aumento de volume nos linfonodos hilares bilaterais em radiografia torácica PA.
B: Sarcoidose. Radiografia torácica em perfil, com aumento de linfonodos. Comparar com uma radiografia normal da Figura 4-1B.
Cortesia do Cedars-Sinai Medical Center, Los Angeles, CA.

baço. Hepatomegalia e esplenomegalia são encontrados em 15% a 20% de todos os casos. Apenas 10% dos pacientes apresentam-se à consulta no estágio 0. **Estágio 1** – a sarcoidose pulmonar mostra linfadenopatia hilar simétrica e representa 50% dos casos (Fig. 4-7). Os pacientes apresentam-se com tosse não produtiva; a adenopatia é que dá início ao reflexo da tosse. **Estágio 2** – a sarcoidose apresenta linfadenopatia bilateral, mas mostra, também, opacidades parenquimatosas reticulonodulares. Alguns nódulos podem alcançar 1 cm de tamanho e o padrão inicial pode progredir para consolidação focal com broncogramas aéreos. **Estágio 3** – à medida que a doença progride, a sarcoidose desenvolve opacidades pulmonares parenquimatosas, enquanto a linfadenopatia decresce. É como se o processo mórbido mudasse dos linfonodos hilares para o interior dos pulmões. **Estágio 4** – representa o estágio final da doença com fibrose pulmonar e formação de bolhas que predominam nos lobos superiores.

Radiografias do tórax são úteis para o diagnóstico inicial e para monitorizar o tratamento. A TC torácica é melhor para definir a extensão da linfoadenopatia no estágio 1 e para a detecção precoce da progressão para o estágio 2 de doença intersticial. A TC de alta resolução é útil durante o estágio 2 da sarcoidose porque a doença intersticial fica mais evidente quando comparada com imagens-padrão do tórax. Uma imagem de medicina nuclear com gálio demonstrará uma captação aumentada do radionuclídeo pelos linfonodos, no estágio 1 ativo, da doença. Este tipo de estudo torna-se menos sensível depois que o processo tenha se movido do hilo para o parênquima pulmonar.

PONTOS-CHAVE

1. Sarcoidose é uma doença granulomatosa crônica.
2. Aumento bilateral dos linfonodos, na radiografia do tórax, é o achado clássico, embora não específico.
3. A sarcoidose pode progredir até envolver o parênquima pulmonar e causar fibrose intersticial no estágio 4 da doença.

CARDIOMEGALIA

Anatomia

Quando se está olhando para uma radiografia PA, é comum medir-se o diâmetro aparente do coração e compará-lo com o diâmetro do tórax na região do domo do hemidiafragma direito. Se o diâmetro cardíaco for maior do que a metade do diâmetro do diafragma, considera-se a silhueta cardíaca aumentada (Fig. 4-8). O termo **silhueta cardíaca** inclui a presença do pericárdio, e não unicamente o coração. Se estiver presente uma grande efusão pericárdica, a silhueta cardíaca mostrar-se-á aumentada mesmo se o coração, propriamente dito, estiver em seu tamanho normal. Seria incorreto usar o termo **cardiomegalia** neste caso. A mensuração da si-

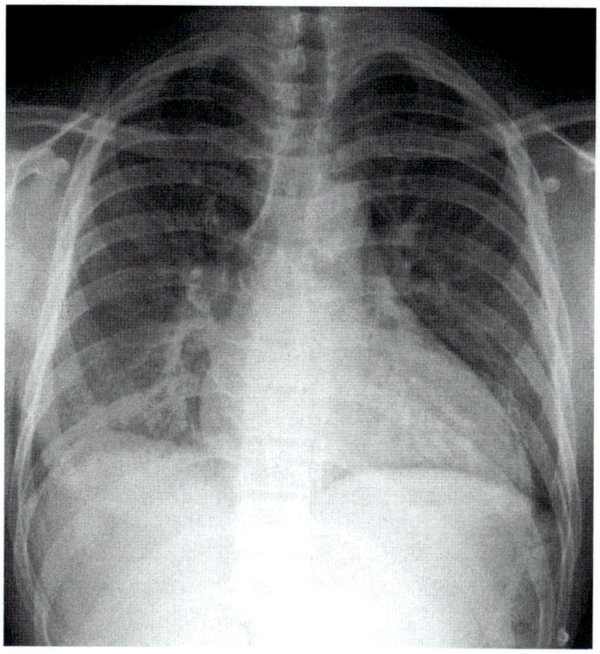

Figura 4-8 Cardiologia. Radiografia torácica PA demonstrando dilatação da silhueta cardíaca, que se estende por mais de meio diâmetro do tórax.
Cortesia do Cedars-Sinai Medical Center, Los Angeles, CA.

lhueta cardíaca não é acurada na radiografia AP por aparelho portátil porque há um efeito magnificador pela distância do coração ao filme. A silhueta cardíaca sempre aparecerá ligeiramente maior nas radiografias AP do que o é na realidade.

Etiologia

As causas de uma silhueta cardíaca aumentada e, mais especificamente da cardiomegalia, incluem cardiomiopatia isquêmica, hipertensão, doença valvular, doenças cardíacas congênitas e várias outras condições menos comuns, como cardiomiopatia viral e lesões cardíacas em forma de massas.

Patogênese

De longe, a causa mais comum de cardiomegalia é a cardiopatia isquêmica ou a insuficiência cardíaca congestiva (ICC), que é a inabilidade do músculo cardíaco em manter-se compassado com o fluxo sanguíneo anterior ou, em outras palavras, a falência da bomba cardíaca. Isto ocorre quando o músculo cardíaco é golpeado por um evento isquêmico agudo conseqüente a infarto do miocárdio ou, mais tarde, quando houver um decréscimo da movimentação parietal no território da artéria coronária estenosada ou ocluída.

Manifestações Clínicas

História

A cardiomegalia é um achado na radiografia. Se houver sinais de insuficiência cardíaca, então a história de dispnéia de esforço, ortopnéia, edema de tornozelo etc. poderá ser verificada.

Exame Físico

Em muitos casos o exame físico é normal. A ponta do coração pode estar lateralmente deslocada. Os sinais de insuficiência cardíaca são diminuição dos sons à auscultação (efusões pleurais), respiração ruidosa e/ou ofegante e formação de cacifo ao comprimir digitalmente o tornozelo.

Avaliação Diagnóstica

A radiografia PA é mais útil que a radiografia AP na determinação da cardiomegalia porque o coração fica mais perto do filme e seu tamanho pode ser avaliado mais acuradamente. Uma radiografia em perfil fornecerá informações do aumento específico das câmaras (Fig. 4-9).

Achados Radiológicos

O átrio esquerdo assenta-se, posteriormente, na incidência em perfil e, se estiver dilatado, pode ser visto protuberante junto à

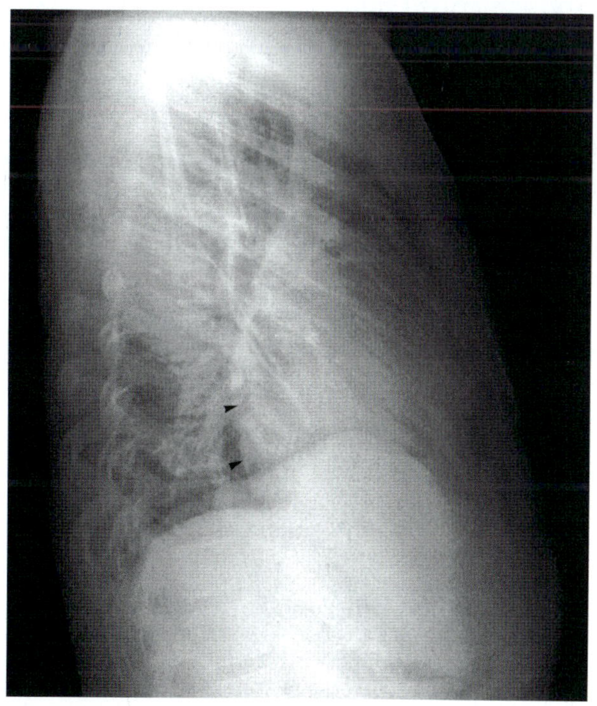

Figura 4-9 Cardiomegalia. Vista de perfil. Radiografia de perfil do mesmo paciente da Figura 4-8 mostra cardiomegalia com dilatação do átrio esquerdo; a margem posterior do coração quase encosta na coluna.
Cortesia do Cedars-Sinai Medical Center, Los Angeles, CA.

coluna dorsal. Na radiografia de perfil, a dilatação do ventrículo esquerdo mostra-se como uma margem cardíaca esquerda arredondada, com deslocamento do ápice, para baixo.

PONTOS-CHAVE

1. A radiografia PA torácica é mais útil do que a radiografia AP para determinar a cardiomegalia porque o coração está mais perto do filme e, portanto, seu tamanho é mais preciso.
2. A radiografia em perfil (lateral) é usada, muitas vezes, para determinar a dilatação de câmara específica.

EDEMA PULMONAR

Etiologia

O edema pulmonar ocorre numa variedade de processos. Acontece mais comumente na insuficiência cardíaca esquerda, na estenose aórtica, na insuficiência renal com sobrecarga líquida em todo o corpo. Outra categoria, esta menos comum, é a de lesões pulmonares que incluem a síndrome da angústia respiratória do adulto (SARA), a septicemia e lesões por aspiração e inalação.

Manifestações Clínicas

História

Os pacientes queixam-se de falta de ar ("fôlego curto"), fadiga, edema das extremidades inferiores e ortopnéia.

Exame Físico

Ao exame físico verificam-se edema das extremidades inferiores (panturrilhas) com depressão à pressão digital (cacifo), murmúrio respiratório diminuído devido às efusões pleurais e estertores respiratórios podem estar presentes.

Avaliação Diagnóstica

Uma radiografia torácica e um ecocardiograma devem ser obtidos em todos os pacientes.

Achados Radiológicos

As características radiográficas do edema pulmonar cardiogênico podem ser graduadas de acordo com o grau de gravidade. **Grau 1** – congestão vascular no lobo pulmonar superior, onde mostra alteração na distribuição normal do fluxo sanguíneo venoso, de 1/3 para os lobos superiores, e de 2/3 para os lobos inferiores. Na maioria dos casos essa distribuição torna-se igual (meio a meio), o que é evidenciado pelo aumento do diâmetro das veias pulmonares do lobo superior. **Grau 2** – neste grau de edema pulmonar cardiogênico, a radiografia mostra fluido *(cuffing)* peribrônquico, efusões pleurais e linhas B de Kerley, representando edema intersticial. **Grau 3** – o edema pulmonar neste grau mostra, adicionalmente, opacidade alveolar, especialmente nas bases pulmonares e em regiões periilares (Fig. 4-10). Broncogramas aéreos podem ser vistos porque os alvéolos estão cheios de água e os brônquios contêm ar, o que forma uma interface água–ar. Na estenose aórtica descompensada encontramos achados similares, num quadro de dilatação cardíaca e pressões atriais esquerdas elevadas (medidas com cateter de Swan-Ganz).

O edema pulmonar não cardiogênico é, na maioria das vezes, associado à falência renal e sobrecarga volumétrica. É comum em pacientes em diálise. A aparência radiográfica, neste caso, é diferente da do edema pulmonar cardiogênico por vários modos. Primeiro, o tamanho do coração é normal a menos que haja, também, co-morbidade cardíaca. Segundo, a opacidade alveolar ocorre, usualmente, no centro, numa distribuição periilar e broncogramas aéreos não são vistos freqüentemente. O fluxo venoso pulmonar está usualmente balanceado, em 50% para os lobos superiores e 50% para os lobos inferiores. Como acontece no edema cardiogênico, efusões pleurais e linhas B de Kerley são comuns.

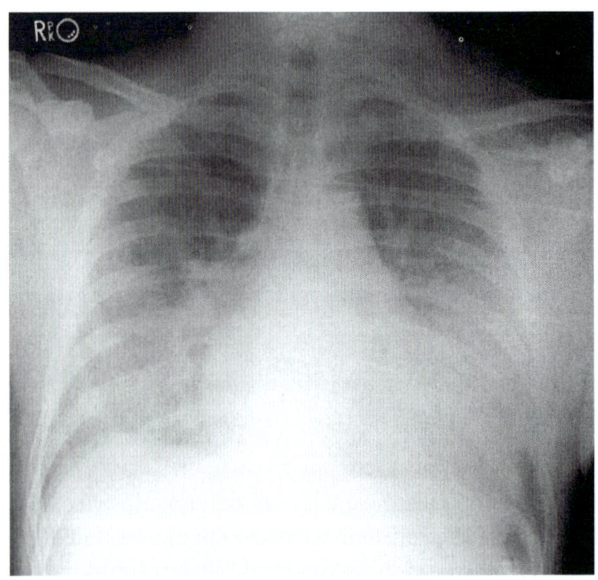

Figura 4-10 Edema pulmonar. A silhueta cardíaca está ligeiramente aumentada e suas margens não estão bem definidas por causa da opacidade alveolar sobreposta e derivada de edema. O paciente teve um infarto miocárdico maciço e um edema pulmonar fulminante.
Cortesia do Cedars-Sinai Medical Center, Los Angeles, CA.

O edema causado por lesões pulmonares envolve, predominantemente, os alvéolos e é difícil de ser distinguido do edema pulmonar não cardiogênico. Como uma reação ao insulto inicial, os alvéolos enchem-se de líquido e de exsudato, causando opacidades focais em retalhos e broncogramas aéreos. O tamanho do coração e os vasos pulmonares mostram-se normais e as linhas B de Kerley e efusões pleurais são raramente vistas.

PONTOS-CHAVE

1. O edema pulmonar é visto, mais comumente, associado à falência cardíaca esquerda, à estenose aórtica e à falência renal com total sobrecarga hídrica corporal.
2. A congestão venosa pulmonar dos lobos superiores é o primeiro sinal radiográfico do edema pulmonar.
3. Linhas B de Kerley, fluido peribrônquico e efusão pleural são sinais clássicos de congestão vascular e de edema pulmonar.
4. A opacificação alveolar representa congestão vascular pulmonar avançada e define o verdadeiro edema pulmonar.

EFUSÃO PLEURAL

Anatomia

Uma efusão pleural representa um aumento da quantidade fisiológica de fluido no espaço pleural entre a pleura parietal e a pleura visceral.

Etiologia

A efusão pleural não é específica e pode associar-se a muitos processos patológicos diferentes. As causas mais comuns são: edema pulmonar cardiogênico e não cardiogênico, pneumonia, neoplasia e doenças auto-imunes.

Patogênese

Há duas categorias de efusões, as transudativas e as exsudativas. **Efusões transudativas** são, geralmente, associadas à insuficiência cardíaca congestiva, cirrose ou nefropatia perdedora de proteína. Efusões exsudativas são comumente associadas a processos neoplásicos e pneumonia.

Manifestações Clínicas

História

Muitos pacientes apresentam dor torácica pleurítica ou dispnéia. Não é raro detectar-se uma efusão pleural, incidentalmente, ao ser feito um RXT.

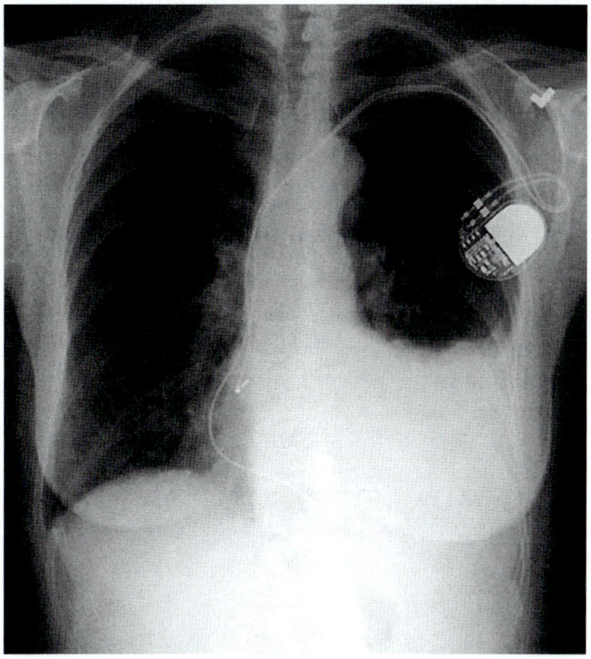

Figura 4-11 Efusão pleural. RXT mostrando uma efusão pleural moderada à esquerda que apaga o ângulo costofrênico e o diafragma esquerdo.
Cortesia do Cedars-Sinai Medical Center, Los Angeles, CA.

Exame Físico

Excursões torácicas diminuídas, assimetria de amplitude entre um e o outro hemitórax e sons respiratórios diminuídos ou ausentes.

Avaliação Diagnóstica

A primeira radiografia pode revelar a causa da efusão pleural (tal como pneumonia). Para determinar se a efusão é loculada ou não, uma radiografia em decúbito lateral deve ser solicitada. A TC do tórax mostra o tamanho da efusão pleural (Fig. 4-11); pode identificar coleções loculadas com atenuação própria da água que não se acomodam ao longo da porção inferior (pendente) do tórax. E pode distinguir entre fluido pleural de um processo parenquimatoso adjacente, como atelectasia e pneumonia.

Achados Radiológicos

As características radiográficas da efusão pleural são "apagamento" dos ângulos costofrênicos em radiografias PA (Fig. 4-12) e de perfil (Fig. 4-13), a presença de fluido na fissura horizontal e na fissura menor, ou espessamento pleural

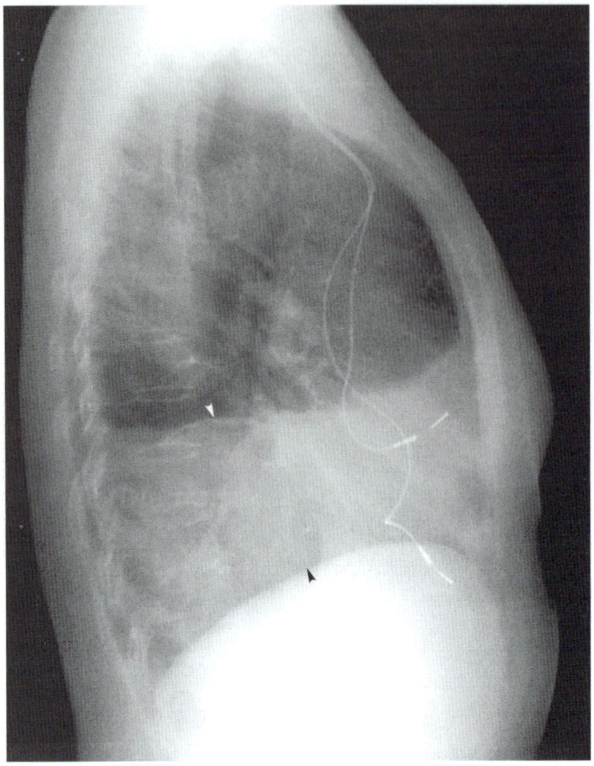

Figura 4-12 Efusão pleural em vista de perfil. A *ponta de seta branca* mostra o topo da efusão pleural. A *ponta de seta preta* mostra o hemidiafragma direito (contralateral). O diafragma esquerdo está delineado pelo fluido pleural.
Cortesia do Cedars-Sinai Medical Center, Los Angeles, CA.

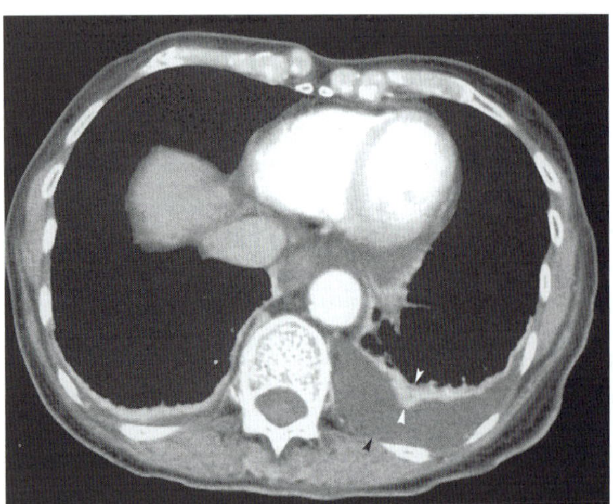

Figura 4-13 Efusão pleural. Imagem de TC do tórax, com janela de tecido mole. Verifica-se uma efusão pleural pequena esquerda *(ponta de seta preta)* e atelectasia adjacente *(pontas de seta brancas)*.
Cortesia do Cedars-Sinai Medical Center, Los Angeles, CA.

lateral ou apical, mais bem mostrado em radiografia AP do paciente deitado do que em paciente em pé ou sentado. Radiografias simples, em decúbito lateral, são úteis para determinar se a efusão é móvel e passível de ser aspirada durante a toracocentese. A efusão pleural que se mostra em camada de mais de 1 cm de espessura, numa radiografia em decúbito lateral, é usualmente considerada como quantitativamente suficiente para proceder uma toracocentese.

Ocasionalmente, o ângulo costofrênico pode mostrar-se normal, mesmo na presença de uma efusão. Esta circunstância é referida como **efusão infrapulmonar** e é caracterizada por fluido situado entre a porção inferior do pulmão e o hemidiafragma correspondente. Uma dica de que existe uma efusão infrapulmonar é a observação do ápice do diafragma que parece estar situado mais lateral do que numa radiografia PA normal.

PONTOS-CHAVE

1. Uma efusão pleural é o aumento acima do normal da quantidade fisiológica de fluido no espaço pleural, entre a pleura visceral e a pleura parietal.
2. O achado radiográfico clássico de uma efusão pleural é o "apagamento" do ângulo costofrênico, que pode ser visto melhor em radiografia de perfil.
3. Radiografias simples, feitas em decúbito lateral, são úteis para determinar se a efusão é móvel ou se é loculada.

TRAUMATISMO TORÁCICO

Acredita-se que as injúrias torácicas sejam responsáveis por cerca de 25% das mortes por traumatismos. Uma variedade de conseqüências do traumatismo torácico agudo, além das mencionadas nos parágrafos seguintes, é conhecida (p. ex., lesão cardíaca, ruptura do diafragma, contusão pulmonar e laceração). Uma radiografia torácica é, quase sempre, obtida, inicialmente, para verificação de algum traumatismo que envolva o dorso. Para o paciente com traumatismo grave, quando existir alta suspeita clínica de lesão de órgão interno, a TC torácica com contraste venoso é obtida. O contraste intravenoso é necessário para avaliar os grandes vasos e para delinear melhor as estruturas mediastinais (p. ex., para facilitar a visualização de um hematoma mediastinal).

Considerações Radiológicas

Vários sinais-chave importantes para o diagnóstico devem ser lembrados ao exame de um RXT inicial: a presença de gás na cavidade pleural (pneumotórax – PTX), alargamento do mediastino (hematoma mediastinal com ou sem ruptura

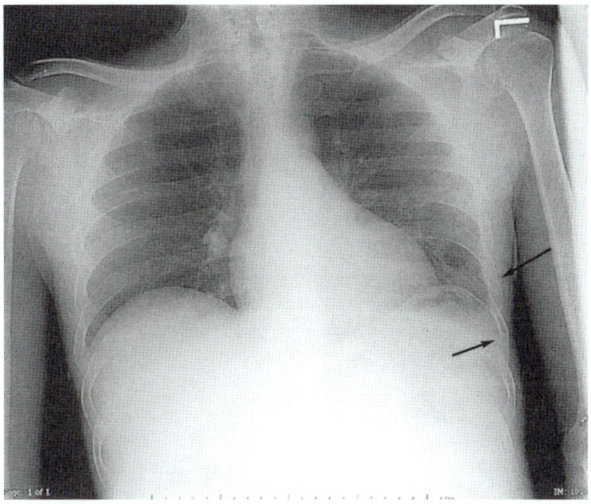

Figura 4-14 Fratura de costelas. As *setas* apontam fraturas sutis laterais esquerdas que, por serem na 8ª e 9ª costelas, podem ser facilmente desapercebidas. Note o degrau na cortical ao seguir cada costela.
Cortesia do University of Southern California Medical Center, Los Angeles, CA.

da aorta torácica) e presença de gás na parede torácica (enfisema). Os ossos não devem deixar de ser bem observados porque fraturas e deslocamentos são comuns (com o uso atual de radiografia digital, a janela de observação pode ser ajustada de modo que o contraste facilite a identificação de fraturas de costelas e de vértebras). Atenção particular deve ser dada à procura de fraturas de costelas localizadas lateralmente porque estas podem ser facilmente negligenciadas (Fig. 4-14).

PNEUMOTÓRAX

Etiologia

Gás dentro do espaço pleural é comum e se deve a um traumatismo do tórax por explosão ou penetrante por objeto pontiagudo.

Patogênese

O gás penetra na cavidade pleural através de um traumatismo penetrante (fratura de costelas ou laceração da pleura parietal por objetos pontiagudos) ou traumatismo por explosão (laceração de brônquios do parênquima pulmonar).

Manifestações Clínicas

História

Conseguir uma história pode ser difícil no ambiente de um traumatismo agudo. Falta de ar é o sintoma comum.

Exame Físico

Ausência de murmúrio vesicular (sons respiratórios) sobre um hemitórax é um bom indicador de pneumotórax, a menos que uma grande efusão pleural ou hemotórax esteja presente.

Avaliação Diagnóstica

Embora com limitações técnicas (RX portátil com paciente deitado numa prancha), o RXT é um bom começo de atendimento na avaliação pós-traumática.

Achados Radiológicos

Com o paciente em posição supina, um pequeno pneumotórax pode ficar oculto porque o gás se acumulará anteriormente, formando uma camada sobre o pulmão. A única chave pode ser um ângulo costofrênico aprofundado no lado do pneumotórax ou a presença de enfisema de partes moles na parede torácica sobre fraturas de costela (gás escapando para o interior dos tecidos moles). Se for seguro virar o paciente para uma posição em decúbito lateral (não colocá-lo em pé) pode ser obtido um RXT com o lado suspeito de abrigar um pneumotórax localizado em posição não pendente (para permitir o ar subir no aspecto lateral da cavidade pleural). Se o paciente tiver condição de permanecer em pé, um RXT mostra uma pequena lucência no ápice do pulmão, paralela à parede torácica, localizada perifericamente e contígua a uma linha branca (pleura visceral). No RXT realizado com o paciente em pé, um nível ar-fluido horizontal significa um hidropneumotórax ou hemopneumotórax, em contraste a, apenas, fluido pleural, que apresenta uma configuração em menisco (côncavo nas pontas).

Um pneumotórax traumático pequeno pode ter pouca conseqüência clínica, mas precauções especiais devem ser tomadas se o paciente for intubado, porque a pressão do ar fornecido pelo aparelho de ventilação pode aumentar, rapidamente, o pneumotórax inicial.

PONTOS-CHAVE

1. Um pneumotórax de tamanho pequeno a moderado pode ser observado com RXT seriado, sem intervenção, se o paciente não estiver em condições críticas. A ventilação assistida aumenta o risco de expandir o volume do gás no interior do espaço pleural e pode criar um pneumotórax de tensão (levando ao comprometimento respiratório e à morte).
2. Com o paciente em posição supina, um pneumotórax pode não ser reconhecido porque as camadas de ar dispõem-se, anteriormente, ao longo da parede torácica e o RXT é orientado perpendicularmente à interface ar-pulmão. Um ângulo costofrênico aprofundado pode ser o único sinal da presença de pneumotórax.

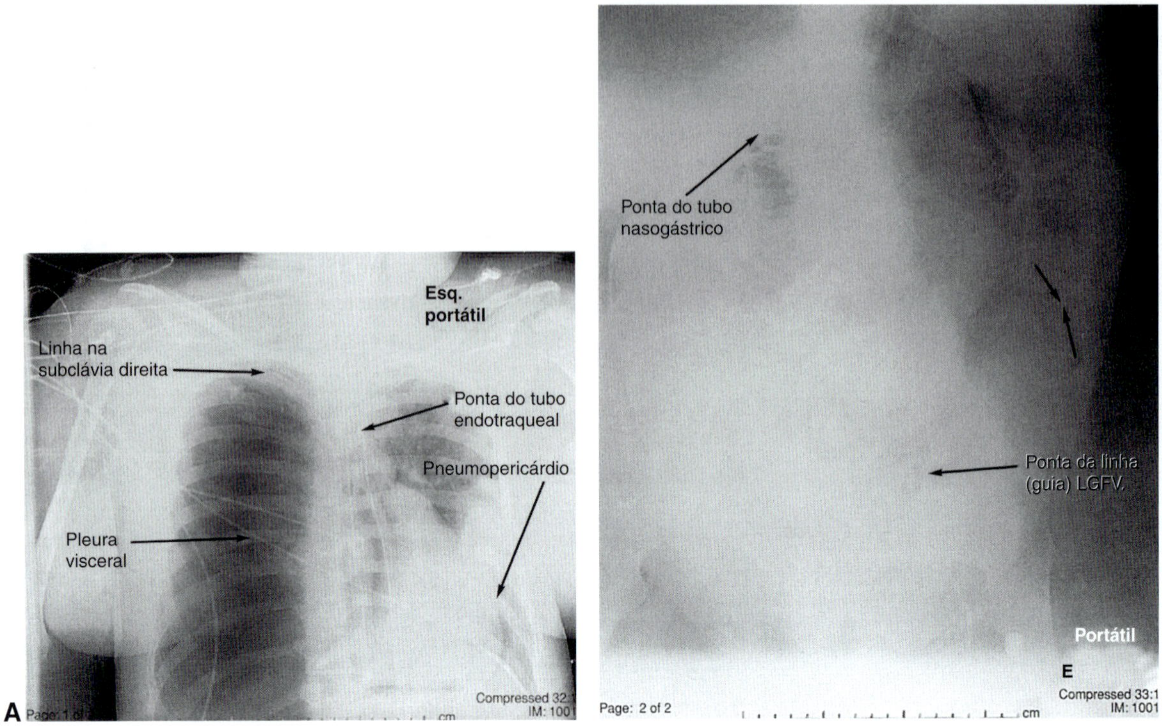

Figura 4-15 A: Pneumotórax hipertensivo. A colocação de um cateter venoso na subclávia direita produziu o pneumotórax, gravemente aumentado pela ventilação assistida. Note o deslocamento do mediastino para a esquerda com o deslocamento, também esquerdo, da sonda nasogástrica (SNG) e do tubo endotraqueal (ETT). Ar está presente, também, no espaço pericárdico (pneumopericárdio). **B:** O ar do pneumotórax hipertensivo alcançou, por dissecção, o peritônio. As *setas* apontam para ambos os lados do cólon, delineado por gás extraluminal.
Cortesia do University of Southern California Medical Center, Los Angeles, CA.

Na medida em que o ar se acumula dentro do espaço pleural, se nenhuma saída for providenciada (tubo torácico) uma PTX de tensão será criada, ameaçando a vida porque a alta pressão no interior do tórax evita o retorno sanguíneo para o coração, criando um quadro de hipotensão. Um pneumotórax de tensão é sugerido, num RXT, por um desvio do mediastino para o lado contralateral e um deslocamento caudal do hemidiafragma ipsilateral. O gás pode, eventualmente, escapar da cavidade torácica ao ir dissecando através dos planos teciduais para o abdome (intraperitoneal e retroperitoneal) e para o pescoço (Fig. 4-15).

RUPTURA AÓRTICA

Anatomia

O local mais comum de uma ruptura aórtica é a raiz da aorta, mas pacientes com esta condição não sobrevivem para alcançar o setor de emergência. As rupturas aórticas diagnosticadas no setor de emergência são as localizadas logo próximas ao ligamento arterioso ou, menos freqüentemente, no hiato diafragmático.

Etiologia

A ruptura aórtica não é rara nas colisões de veículos em alta velocidade e é resultante da atuação das forças de deformação (cisalhamento) resultantes de desaceleração rápida. Um alto percentual de mortalidade ocorre com esta lesão (quase 90%); muitos pacientes chegam exangues ao hospital.

Patogênese

A transecção aórtica ocorre devido à rápida desaceleração de forças.

Manifestações Clínicas

História

Uma história de acidente com veículo em alta velocidade deve alertar o clínico para a possibilidade de laceração da aorta.

Exame Físico

Uma transecção aórtica contida (o lúmen é mantido pelo tecido conjuntivo adjacente) pode ser assintomática. Hipotensão grave sinaliza para extravasamento do sangue.

Avaliação Diagnóstica

Em caso de traumatismo torácico, um RXT inicial deve sempre ser obtido. Uma tomografia computadorizada deverá, também, ser solicitada se houver uma suspeita alta de laceração da aorta e se o paciente estiver estável. A ferramenta diagnóstica definitiva é a angiografia convencional, que é usada para obter melhor delineação anatômica ou nos casos em que a TC tenha sido negativa, mas a suspeita clínica permaneça exigindo ulterior investigação.

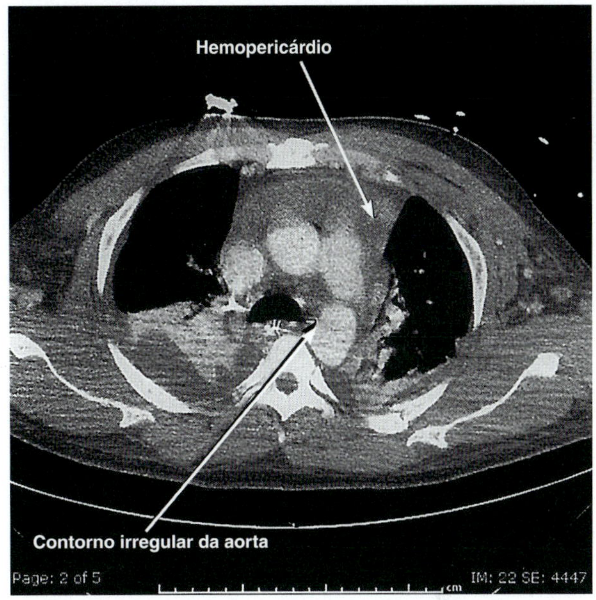

Figura 4-17 Laceração aórtica. Note o contorno da aorta descendente irregular (em vez da configuração circular normal) e o hemopericárdio resultante.
Cortesia do University of Southern California Medical Center, Los Angeles, CA.

Achados Radiológicos

Dilatação do mediastino vista em RXT aumenta a suspeita clínica. Naturalmente existem outras causas de proeminência mediastinal (p. ex., aneurisma aórtico, aumento do volume dos linfonodos), mas no quadro clínico de um traumatismo, a ruptura da aorta deve ser a primeira suspeita a ser investigada. Um hemotórax pleuroapical esquerdo é raro, mas é consistente com laceração da aorta. Muitas outras correlações radiológicas foram feitas, mas todas estas últimas falham em sensibilidade e em especificidade. Uma imagem por TC pode mostrar irregularidades na parede da aorta (Figs. 4-16 e 4-17), o extravasamento de contraste no local da ruptura, ou um hematoma mediastinal (sangue dentro do mediastino que pode, também, ser provocada por lacerações benignas de pequenas veias).

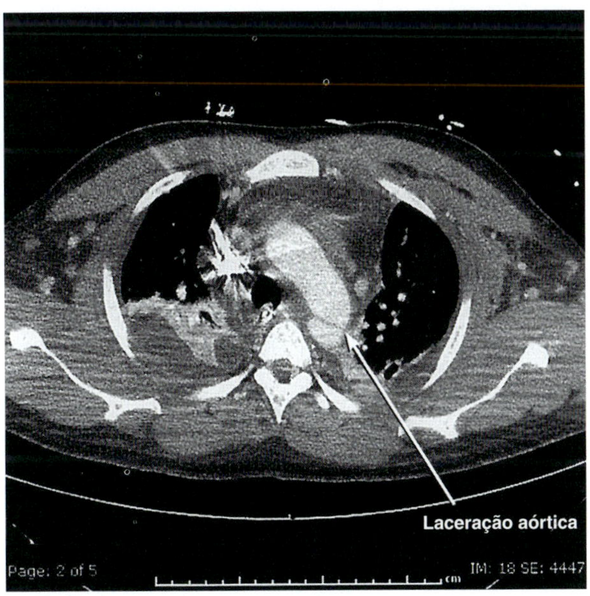

Figura 4-16 Laceração aórtica. Janela de tecidos moles na região do arco aórtico mostra uma linha de baixa densidade, situada posteriormente ao arco *(seta)*. A mesma imagem mostra, também, efusões pleurais bilaterais (líquido de baixa densidade no espaço pleural do tórax) e compressão do pulmão subjacente (alta densidade) que estão mais expressivas à direita.
Cortesia do University of Southern California Medical Center, Los Angeles, CA.

Se houver alta suspeita clínica, mesmo sem achados característicos em TC, um aortograma torácico convencional (Capítulo 10) ou um angiograma por TC podem ser obtidos para delinear claramente a aorta e o local da lesão. O angiograma por TC é sincronizado de modo que a injeção de contraste opacifique, principalmente, a aorta, com obtenção de finas fatias, o que permite uma reconstrução do vaso em diferentes planos.

Tratamento

Reparo vascular cirúrgico (aberto) e reparo endoluminal da transecção aórtica, por radiologia intervencionista, são os

PONTOS-CHAVE

1. Lesão aórtica pode ser diagnosticada por tomografia computadorizada (melhor ainda por angio-TC), mas se existir alta suspeita clínica, um angiograma convencional deverá ser feito.
2. Lacerações aórticas podem, agora, ser tratadas por via endovascular, com a introdução de *stents* para cobrir o local da lesão.

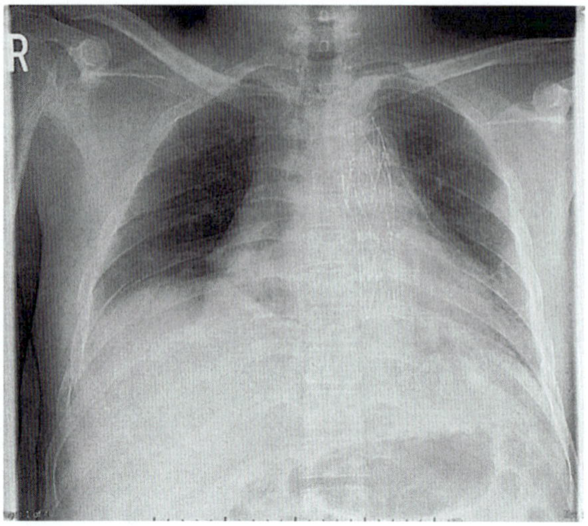

Figura 4-18 *Stent* aórtico colocado no local da ruptura traumática da aorta, no paciente da figura anterior. RXT foi tirado depois do reparo endoluminal (feito por um radiologista intervencionista) da lesão da aorta torácica.

Cortesia do University of Southern California Medical Center, Los Angeles, CA.

dois tratamentos de escolha. A abordagem endoluminal é obviamente escolhida quando o paciente não estiver em condições de ser submetido a uma cirurgia. O radiologista intervencionista introduz um *stent* aórtico, através da artéria femoral comum e o deposita no local da ruptura sob orientação fluoroscópica (Fig. 4-18).

TROMBOEMBOLISMO PULMONAR

Uma grande embolia pulmonar (EP) é um evento ameaçador à vida que pode resultar em morte súbita por obstrução da perfusão do parênquima pulmonar e esta condição deve ser diagnosticada prontamente para que o tratamento apropriado seja instituído. EPs podem ser agudas e crônicas.

Anatomia

Os pulmões têm duplo suprimento sanguíneo: a circulação pulmonar arterial e a circulação sistêmica das artérias brônquicas. A circulação dupla e as anastomoses abundantes na região dos bronquíolos terminais tornam o infarto pulmonar uma ocorrência relativamente rara em indivíduos saudáveis. Existem, normalmente, duas artérias brônquicas esquerdas e uma direita. Os troncos pulmonares ramificam-se em uma artéria pulmonar direita e uma artéria pulmonar esquerda. Antes das duas artérias entrarem no hilo pulmonar, cada uma delas fornece um ramo para o lobo superior ipsilateral. As artérias pulmonares, mais adiante, dividem-se para suprir cada lobo pulmonar, cada segmento broncopulmonar e lóbulos. Os êmbolos, na maioria das vezes, localizam-se nas bifurcações das artérias pulmonares. Os êmbolos assentados na grande bifurcação arterial foram chamados de êmbolos em sela. Na oclusão arterial pulmonar de longa duração, os segmentos pulmonares assentados podem manter a perfusão pelo fornecimento das artérias brônquicas colaterais, sem desenvolver infartos pulmonares evidentes.

Etiologia

EPs são, na maioria das vezes, conseqüência de trombose venosa profunda, enquanto que os êmbolos derivados de trombose *in situ*, fluido amniótico, gordura (pós-fratura ou cirurgia ortopédica) e ar são mais raros.

Patogênese

As conseqüências de EP dependem da saúde geral do paciente, indo desde a hipertensão pulmonar grave com *cor pulmonale* e choque até pequeno prejuízo da circulação pulmonar, com preservação da ventilação para o pulmão afetado.

Manifestações Clínicas

História

Os pacientes relatam uma variedade de sintomas: desde falta de ar e dor torácica pleurítica (ou seja, dor na inspiração profunda causada por privação de sangue para a pleura) a queixas vagas (p. ex., episódio de quase-síncope). Em geral os clínicos são orientados para o diagnóstico pelos fatores de risco apresentados pelo paciente (p. ex., câncer, gravidez, imobilidade prolongada, cirurgia recente ou viagem).

Exame Físico

Nenhum achado ou sinal característico é descrito. Nos casos em que o infarto pulmonar tenha, também, se desenvolvido, os sinais pulmonares que podem estar presentes são: respiração ruidosa, atrito pleural.

Avaliação Diagnóstica

Pelo fato de nenhum teste sorológico ser confiável para o diagnóstico da doença tromboembólica (produtos D-dímero da degradação da fibrina podem apenas sugerir a ausência de doença tromboembólica, se os seus níveis sorológicos estiverem normais), a radiologia diagnóstica é a única medida confirmatória.

O RXT é quase sempre normal no tromboembolismo pulmonar (a menos que outra patologia concorrente esteja presente) porque os infartos pulmonares são raros (ver a discussão precedente). Nestes casos raros, mostra-se como uma opacidade em forma de cunha, na periferia pulmonar, com base voltada para a superfície pleural.

O estudo da ventilação/perfusão é uma modalidade de medicina nuclear que expõe um pouco menos o paciente à radiação do que a TC, motivo pelo qual é preferida no atendimento a mulheres grávidas. Se o paciente apresentar insuficiência renal, mas não estiver em diálise (contraste intravenoso pode ser excluído da circulação pela diálise), o estudo V/Q tem a preferência para poupar o impacto do contraste iodado na função renal. Detalhes sobre imagens V/Q serão tratados no Capítulo 11.

Alguns médicos preferem a clara visualização do êmbolo dentro das artérias pulmonares feita por TC, sobre a inferência de outra patologia pelo V/Q *scan* (Figs. 4-19 e 4-20). Também, se houver uma outra patologia pulmonar presente (p. ex., infiltrados, efusões pleurais) uma imagem V/Q será mais difícil de ser interpretada na TC, o estudo é realizado na fase arterial, de modo que o contraste iodado intravenoso mostre-se mais concentrado dentro das artérias pulmonares (TC angiograma). Finas fatias são obtidas ao longo do tórax (usualmente desde o topo do arco aórtico até as bases pulmonares). Algumas instituições usam, também, a aquisição de dados na fase tardia (para a opacificação venosa) com imagens bem espaçadas através do abdome, da pelve e coxas, para avaliar a veia cava inferior (VCI), as veias ilíacas, femorais e poplíteas. As imagens da fase venosa são de precisão limitada por não serem contínuas. Assim, se houver suspeita de trombose venosa profunda (TVP), uma ultra-sonografia das extremidades inferiores deve, também, ser obtida.

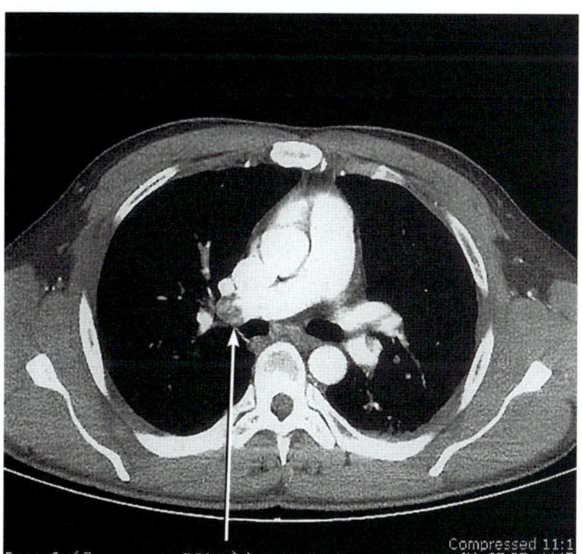

Figura 4-19 Embolia pulmonar. Angiograma pulmonar por janela mediastinal demonstra uma grande falha de preenchimento dentro da artéria pulmonar direita *(seta)*.
Cortesia do University of Southern California Medical Center, Los Angeles, CA.

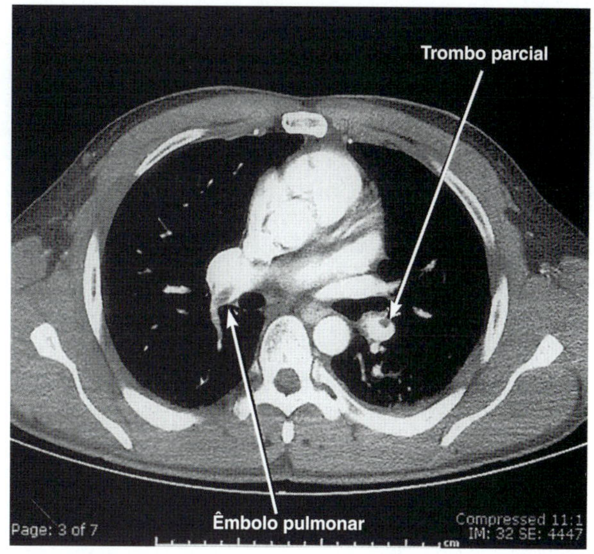

Figura 4-20 Neste angiograma por TC um êmbolo pulmonar esquerdo, causa apenas obliteração parcial do lúmen arterial e o embolo no pulmão direito oblitera um ramo segmentar da artéria pulmonar direita.
Cortesia do University of Southern California Medical Center, Los Angeles, CA.

Se as modalidades precedentes fornecerem uma leitura equivocada e se for imperativo ter uma resposta definida, o "padrão-ouro" para diagnóstico do EP é ainda a angiografia pulmonar. Um cateter é introduzido por um radiologista intervencionista, sob guia fluoroscópica, na veia femoral comum, através da veia cava inferior (VCI), no átrio direito e, através da válvula tricúspide para o interior das artérias pulmonares, onde o contraste iodado é injetado pelo cateter para opacificá-las. Então, raios X seriados são tirados para demonstrar qualquer defeito de preenchimento dessas artérias. Esta modalidade de exame não é realizada, freqüentemente, por ser invasiva.

Achados Radiológicos

Em TC ou em angiograma, êmbolos pulmonares crônicos manifestam-se como falhas de enchimento, aderentes às paredes das artérias pulmonares (lise e recanalização do êmbolo ocorrem) ou como uma falha de enchimento no interior de uma artéria pulmonar. EPs agudos apresentam uma transição abrupta de um vaso opacificado por contraste para um lúmen arterial não-opacificado.

PONTOS-CHAVE

1. O tromboembolismo pulmonar pode se manifestar como morte súbita ou como pequena falta de ar ou taquicardia, ou pode ser um achado acidental durante a realização de uma TC.
2. Iniciar o tratamento precocemente no caso de grandes êmbolos é importante para preservar a circulação pulmonar e para evitar efeitos cardiológicos.
3. Os êmbolos ocorreram nas artérias pulmonares, usualmente em suas bifurcações e o infarto é prevenido, geralmente, pelo fornecimento de sangue pelas colaterais das artérias brônquicas.

CAPÍTULO

5 Imagem Abdominal

OBSTRUÇÃO DO INTESTINO DELGADO

Anatomia

O intestino delgado se subdivide em três segmentos principais: duodeno, jejuno e íleo. Em uma radiografia dos rins, ureteres e bexiga (UE), o intestino delgado, por vezes, é visto como imagens de gás esparsas no abdome. Cada segmento do intestino delgado tem uma localização geral que ajuda a distingui-lo do intestino grosso. O duodeno é a porção do intestino na forma de uma alça em C localizada na região mediana e superior direita do abdome e é dividido em quatro segmentos, desde o bulbo duodenal até o ligamento Treitz. O jejuno é um longo segmento de intestino no abdome superior esquerdo com finas pregas circulares, chamadas válvulas coniventes. Estas pregas ajudam a distinguir o intestino delgado do grosso, que tem pregas mais grossas e incompletas chamadas **haustra**. O íleo, localizado na região mediana inferior direita do abdome, também tem válvulas coniventes. O íleo é a porção terminal do intestino delgado e é responsável pela absorção dos sais biliares e das vitaminas de gordura solúvel A, D, E, K e vitamina B_{12}.

Etiologia

Uma obstrução do intestino delgado é definida como uma interrupção do trânsito normal do conteúdo intestinal. Obstruções por natureza são mecânicas; ou seja, a força da atividade motora é menor do que a necessária para mover o material intestinal através do ponto da obstrução. Estas podem ser parciais, permitindo a passagem de um pouco de material intestinal, ou podem ser completas. Uma das causas mais comuns é a formação de aderências que formam tecidos cicatriciais e estrangulam uma porção do intestino. Algumas vezes as aderências surgem após cirurgia intra-abdominal ou em regiões de inflamações prévias. A segunda causa mais comum da obstrução do intestino delgado é a hérnia. As duas classificações principais de hérnia são as da parede abdominal e interna. Outras causas de obstrução do intestino delgado são neoplasia, intussuscepção, isquemia, volvo *(volvulus)*, doença de Crohn, divertículo de Meckel, íleo biliar (a pista é a presença de aerobilia, vista em radiografia simples ou TC) e hematoma intramural.

Epidemiologia

Pacientes que foram anteriormente submetidos à cirurgia intra-abdominal correm maior risco de obstrução devido à formação de aderências. Uma hérnia ou uma massa intestinal intraluminal também pode ser um fator de obstrução. Qualquer neoplasia intra-abdominal (p. ex., linfoma) pode envolver o intestino, causando a obstrução. A doença de Crohn com formação de estenoses é um fator de risco.

Manifestações Clínicas

História

Pacientes apresentam dor abdominal, náusea, vômito e constipação. A dor é difusa, tipo cólica, ocorrendo quando o movimento peristáltico empurra o material intestinal contra a obstrução, a intervalos de 5 a 10 minutos. Náusea e vômito são mais comuns em obstrução proximal do intestino delgado porque o estômago e o duodeno se dilatam primeiro. A constipação ocorre quando o conteúdo intestinal não passa pelo cólon. O bolo fecal presente no momento da obstrução pode passar, mas a falta de gases e movimentos intestinais são fatores importantes neste caso.

Exame Físico

Uma parte essencial do exame físico é a presença de sons abdominais, burburinhos intestinais, uma vez que o conteúdo intestinal tenta passar por um lúmen estreitado. A distenção abdominal geralmente é um achado tardio quando segmentos do intestino delgado se enchem de gases e fluidos. O abdome pode apresentar um som timpânico como resultado da distensão pelos gases.

Avaliação Diagnóstica

O primeiro exame a ser solicitado quando há suspeita de obstrução do intestino delgado é a rotina de abdome agudo, que consiste de três filmes: raios X do tórax na posição ereta, raios X panorâmico (RUB) na posição ereta (Fig. 5-1A) e panorâmico (RUB) em supino (Fig. 5-1B). A diferença entre a radiografia panorâmica e um simples do abdome é a posição do filme sobre ele. A panorâmica (RUB), como está implícito em seu nome, é a radiografia que inclui os rins, ureteres e bexiga. Diferentemente panorâmica (RUB), a radiografia simples do abdome mostra o topo do diafragma, não demonstrando uma boa parte do abdome inferior, geralmente apenas até o nível das cristas ilíacas. A obstrução do intestino delgado pode ser diagnosticada, também, pela TC do abdome, em pacientes com dor abdominal (Fig. 5-2). A TC com freqüência demonstra o local da obstrução e também o comprometimento inflamatório ou neoplásico. O uso de contraste oral é preferencial, mas não imprescindível. Uma série com contraste oral geralmente é realizada com o objetivo de se encontrar o ponto da obstrução, porém estes exames geralmente levam várias horas devido ao trânsito lento através do intestino obstruído, sendo, portanto, de valor limitado.

Achados Radiológicos

A série de abdome agudo geralmente mostra níveis hidroaéreos na radiografia em posição ereta (Fig. 5-1A) e alças dilatadas no intestino delgado na radiografia em supino (Fig. 5-1B). O intestino delgado é diferenciado do cólon por suas válvulas conniventes ou pregas circulares. Estas são as dobras transversais que envolvem completamente o intestino delgado, diferente da haustração colônica que cobre apenas cerca de metade da distância transversa através de um determinado segmento do cólon. A exclusão de gás livre sob o diafragma, na radiografia do tórax, é importante porque sua presença indica uma víscera perfurada. Se gás biliar for visto na parte central no fígado, geralmente é resultado de cirurgia biliar prévia; embora o íleo biliar seja uma rara consideração. Se houver presença de gás no sistema venoso porta, na periferia do fígado, a isquemia intestinal deve entrar liderando a lista de diagnósticos diferenciais. A presença de ascite aumenta a preocupação com perfuração do intestino, possível malignidade ou peritonite.

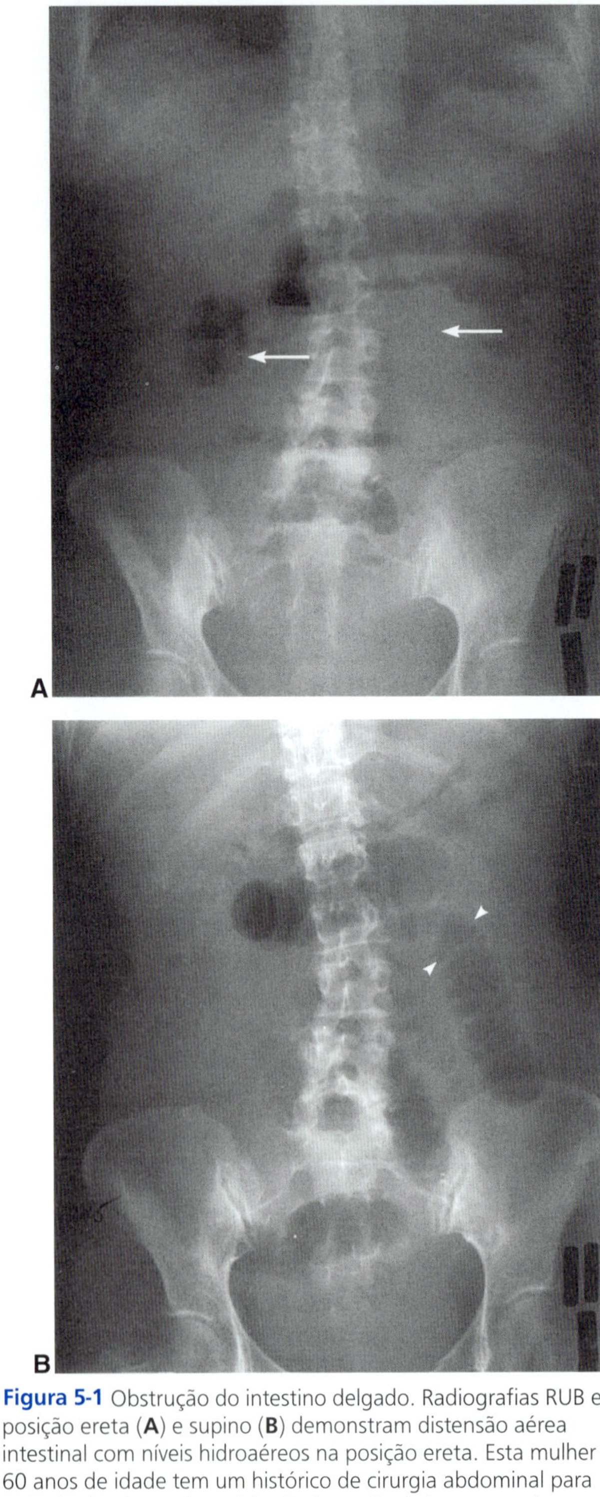

Figura 5-1 Obstrução do intestino delgado. Radiografias RUB em posição ereta (**A**) e supino (**B**) demonstram distensão aérea intestinal com níveis hidroaéreos na posição ereta. Esta mulher de 60 anos de idade tem um histórico de cirurgia abdominal para retirada de câncer do ovário. A obstrução é decorrente de aderências que se formaram após alguns meses da cirurgia. Cortesia do Cedars-Sinai Medical Center, Los Angeles, CA.

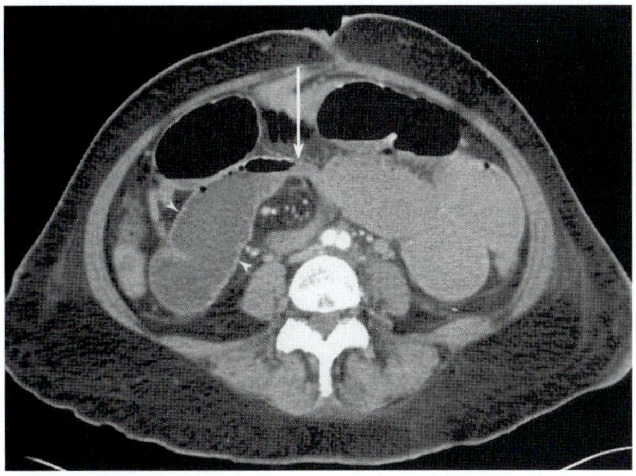

Figura 5-2 Obstrução do intestino delgado. TC mostra uma obstrução no intestino delgado com dilatação e presença de níveis hidroaéreos. Em um ponto de transição *(seta branca)*, o intestino se estreita e sofre descompressão distal. Este é o ponto de obstrução e é ocasionado por aderência.
Cortesia do Cedars-Sinai Medical Center, Los Angeles, CA.

PONTOS-CHAVE

1. A obstrução do intestino delgado é definida como uma interrupção mecânica do trânsito normal do conteúdo intestinal.
2. Os pacientes com obstrução no intestino delgado apresentam dor abdominal, náusea, vômito e constipação.
3. As causas mais comuns são aderências e hérnias.
4. O primeiro exame a ser solicitado é a rotina de abdome agudo.
5. Os achados radiográficos mais comuns são níveis hidroaéreos e alças dilatadas.

DOENÇA DE CROHN

Anatomia

A doença de Crohn é uma forma de doença inflamatória crônica do intestino que costuma afetar o íleo. Entretanto, não é limitada a esta área e pode afetar qualquer porção do trato gastrintestinal (GI), desde a orofaringe até o reto. Geralmente, o comprometimento é descontínuo onde porções afetadas do intestino são separadas por segmentos normais do intestino. A colite ulcerativa, a outra forma de doença inflamatória do intestino, ao contrário, afeta o cólon do reto proximalmente num padrão contínuo.

Etiologia

A doença de Crohn é considerada idiopática. Alguns patologistas especulam se não seria devido a uma desordem do sistema imunológico agravada pelo estresse, uso excessivo de cafeína, e pela interrupção do fumo (tabagismo). Outras teorias sugerem que seja um processo infeccioso crônico de uma patogênese ainda desconhecida.

Epidemiologia

Nos Estados Unidos, a incidência é de aproximadamente 3 em 100.000, e existe alguma predisposição genética, com aproximadamente 15% dos pacientes relacionados a algum parente de primeiro grau com doença inflamatória do intestino. Mais comumente afeta os brancos, e mais as mulheres do que homens, numa relação de 1,5 para 1. O pico de idade da instalação da doença está entre 15 e 25, mas pode ocorrer mais tardiamente.

Patogênese

A doença de Crohn causa ulceração profunda no intestino envolvendo a mucosa e a lâmina própria. Aftose e úlceras lineares são observadas macroscopicamente, e granulomas não-caseosos, fissuras e fístulas são observados no exame microscópico do intestino afetado. Abscesso na cripta com neutrófilos agregados dentro do lúmen da cripta mucosa está muito associado a esta doença.

Manifestações Clínicas

História

Diarréia crônica geralmente sanguinolenta, febre, dor abdominal e anorexia são os sintomas mais comuns. Perda de peso, fístulas e obstrução intestinal comumente ocorrem em algum estágio da doença.

Manifestações extra-intestinais, incluindo poliartrite migratória, sacroiliíte, espondilite anquilosante, uma tendência a colelitíase, urolitíase e eritema nodoso ocorrem, mas não são comuns. Também há uma associação com colangite esclerosante.

Exame Físico

O exame abdominal é inocente. Com freqüência os pacientes sentem o abdome apenas ligeiramente dolorido. Fístulas podem ser vistas no exame do períneo. Exame retal ocasionalmente demonstra sangue nas fezes.

Avaliação Diagnóstica

Geralmente um exame do trato gastrintestinal superior, com uma série de intestino delgado, usando contraste, é o primeiro teste radiológico a ser realizado quando há suspeita de doença de Crohn. A avaliação laboratorial inclui taxa de sedimentação de eritrócitos elevada, nível de hemoglobina para determinar se há presença de anemia, e nível de albumina nos casos graves, nos quais tenha havido perda de peso. A colonoscopia com ileoscopia e biópsia pode confirmar a suspeição do diagnóstico.

Achados Radiológicos

Na TC, o espessamento da parede do íleo terminal leva à suspeita do diagnóstico (Fig. 5-3). Inflamação da gordura mesentérica adjacente, abscessos e fístulas freqüentemente ocorrem nos casos mais graves. Exame, utilizando bário, de uma série de intestino delgado e do trato gastrintestinal superior, mostra áreas de mucosa espessada, classicamente no lado mesentérico do intestino. Lesões descontinuadas demonstram áreas afetadas do intestino intercaladas com áreas de mucosa de aparência normal. Ulcerações profundas em forma de "espinho de rosa" no intestino delgado são vistas com freqüência (Fig. 5-4). Estenoses e fístulas para outras alças intestinais, bexiga, vagina ou superfície da pele são altamente específicos da doença de Crohn. Geralmente, radiografias simples não são úteis no diagnóstico inicial, mas podem auxiliar no acompanhamento se houver suspeita de uma pequena obstrução intestinal, e para diagnosticar manifestações extra-intestinais, como sacroiliíte e espondilite.

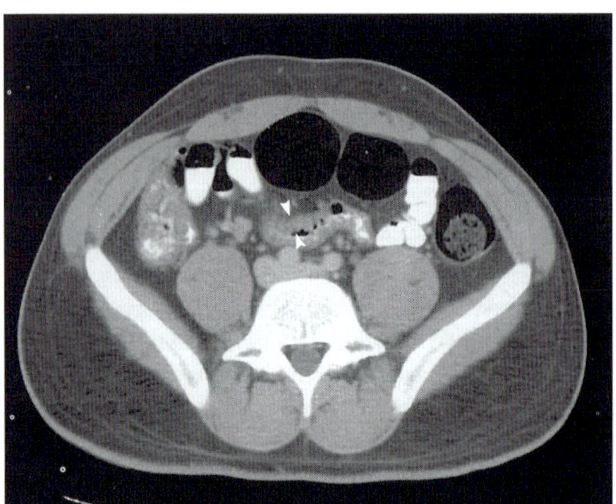

Figura 5-3 Doença de Crohn. O paciente é um homem de 22 anos de idade com inflamação no íleo terminal consistente com doença de Crohn. Contraste oral da Gastrografina diluído é dado uma hora antes do exame e ajuda a distinguir as alças do intestino de linfonodos, vasos e outras estruturas abdominais.
Cortesia do Cedars-Sinai Medical Center, Los Angeles, CA.

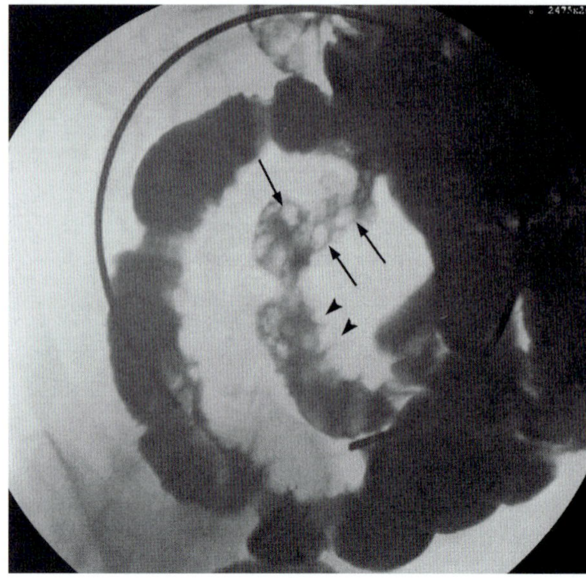

Figura 5-4 Doença de Crohn. Foco em filme de uma fluoroscopia do intestino delgado demonstra um estreitamento de alça ileal com a mucosa *(setas)* em "pé de moleque" *("cobblestone")* e profundas úlceras em forma de "espinho de rosa" *(pontas de seta)* – achados associados à doença de Crohn.
Cortesia do Cedars-Sinai Medical Center, Los Angeles, CA.

PONTOS-CHAVE

1. A doença de Crohn é uma forma de doença inflamatória crônica do intestino que costuma afetar o íleo terminal, mas pode afetar, também, qualquer porção do trato gastrintestinal.
2. Diarréia crônica, febre, dor abdominal e anorexia são os sintomas mais comuns.
3. Em exame com bário, áreas de mucosa espessa com lesões descontinuadas (*skip lesions*), ulcerações em forma de "espinho de rosa", estreitamentos e fístulas são comuns.

PANCREATITE

Anatomia

O pâncreas é uma estrutura retroperitoneal anatomicamente dividida em quatro partes: a cabeça, incluindo o processo uncinato; colo, corpo e cauda. Sua função fisiológica é secretar enzimas digestivas e os hormônios insulina e glucagon, e várias outras enzimas importantes para a digestão e o metabolismo.

Etiologia

A pancreatite aguda ocorre como resultado de muitas causas, porém é mais comumente associada ao abuso de álcool e coledocolitíase. Outras causas incluem trauma; *Mycoplasma* ou infecção por *Coxsackievirus;* neoplasia pancreática; hipercalcemia; hiperlipidemia; e algumas medicações, incluindo diuréticos tipo tiazidas, tetraciclinas e sulfonamidas. As causas de pancreatite crônica geralmente estão relacionadas ao uso do álcool e doença do trato biliar e, com menos freqüência, hiperlipidemia.

Epidemiologia

Nos Estados Unidos, a incidência é de aproximadamente 10 a 20 em 100.000. Homens e mulheres em geral são igualmente afetados. A idade-pico de incidência está entre 30 e 40 anos, na maioria relacionada ao consumo de álcool. Comumente não existe uma relação genética, embora exista uma rara forma autossômica dominante de predisposição hereditária para a pancreatite.

Patogênese

As causas subjacentes são variadas, mas o mecanismo da pancreatite aguda é um processo inflamatório no qual as enzimas normalmente secretadas pelo pâncreas em uma forma inativa tornam-se ativadas dentro do pâncreas e começam a digerir o tecido pancreático. Esse processo é chamado de autodigestão. A pancreatite crônica, que comumente é associada ao abuso de álcool, resulta em destruição progressiva do funcionamento da glândula causando deficiências exócrina e endócrina.

Manifestações Clínicas

História

Os pacientes geralmente queixam-se de dor abdominal na linha média epigástrica que pode irradiar-se para as costas. Náusea, vômito e febre são sintomas comuns. Histórico médico prévio deve incluir sintomas de colelitíase, incluindo ataques intermitentes de dor no quadrante superior direito pós-prandial e esteatorréia.

Exame Físico

Febre, icterícia, sensibilidade abdominal e ausência ou diminuição dos ruídos abdominais são achados físicos comuns. Um íleo paralítico pode ser o causador de distensão abdominal. Casos mais graves podem apresentar hipotensão, taquicardia e choque fisiológico. Sinal de Grey Turner, manchas nos flancos abdominais, ou sinal de Cullen, manchas na região periumbilical, são também achados físicos clássicos em alguns casos.

Avaliação Diagnóstica

Em casos suspeitos, a avaliação laboratorial deve incluir nível de lipase sérica. Um nível de lipase elevado é mais específico de pancreatite do que um nível de amilase sérica, uma vez que muitas outras condições patológicas, como ruptura esofágica, obstrução intestinal, e úlcera péptica perfurada podem apresentar um nível de amilase elevado e sintomas similares. Os critérios de Ranson, usados na previsão de prognóstico da pancreatite, incluem testes laboratoriais iniciais de contagem de glóbulos brancos maior que 16.000, glicose sérica maior que 200, desidrogenase lática (LDH) sérica maior que 350, e transaminase glutâmico-oxaloacética sérica (SGOT) maior que 250.

A pancreatite é comumente considerada um diagnóstico clínico, mas a imagem é útil, especialmente em casos cirúrgicos em potencial com pseudocisto ou abscesso. A avaliação radiográfica geralmente começa com uma rotina de abdome agudo, incluindo raios X RUB supino e ereto, e AP ereta. Ultra-sonografia do abdome é útil se o pâncreas puder ser visto, mas com freqüência fica obscuro devido a gás no intestino. Se a pancreatite for importante no diagnóstico diferencial, uma TC do abdome com contraste pode confirmar o diagnóstico. Pode-se realizar TC para fazer acompanhamento no caso de preocupação com formação de pseudocistos e abscesso.

Achados Radiológicos

A rotina de abdome agudo, com freqüência, mostra um padrão difuso de íleo paralítico. Uma alça sentinela do intestino delgado no quadrante superior esquerdo representa um íleo focal adjacente à área da inflamação pancreática. O sinal radiográfico da amputação (*cutoff*) do cólon está fortemente ligado à pancreatite e mostra o cólon transverso, cheio de gás e distendido, com ausência de gás no cólon distal à flexura esplênica. Uma efusão pleural à esquerda é um achado relativamente comum. Litiose vesicular vistos em radiografias simples podem dar uma indicação da causa da pancreatite.

A ultra-sonografia freqüentemente mostra o pâncreas aumentado e edematoso, algumas vezes com dilatação do ducto pancreático; os cálculos são facilmente visualizados dentro da vesícula biliar; entretanto, o corpo distal e a cauda do pâncreas freqüentemente não são bem visualizados, e inflamação nestas áreas pode não ser notada.

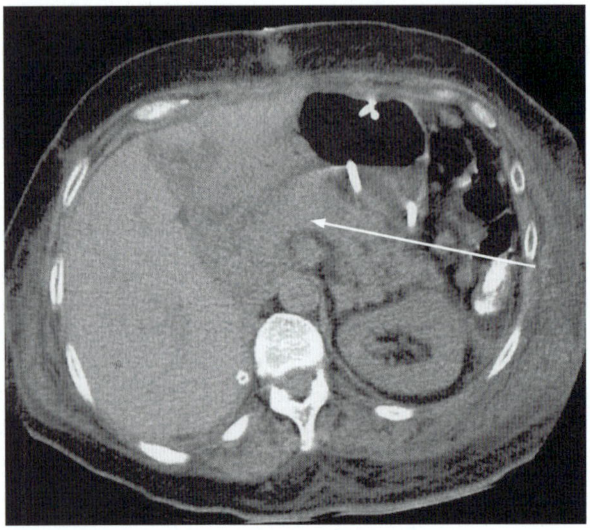

Figura 5-5 Pancreatite aguda. TC demonstra pancreatite aguda com edema do pâncreas e alterações inflamatórias *(seta)* na gordura peripancreática.
Cortesia do Cedars-Sinai Medical Center, Los Angeles, CA.

A TC pode fornecer um diagnóstico definitivo de pancreatite com achados de edema pancreático, inflamação e fluido na gordura peripancreática (Fig. 5-5), e dilatação do ducto biliar comum ou do ducto pancreático (Fig. 5-6). Contraste iodado IV pode ser útil para determinar o grau de necrose pancreática, que se correlaciona fortemente com morbidade. TC de acompanhamento são úteis para diagnosticar complicações da pancreatite, como pseudocisto e formação de abscesso. Pancreatite crônica é associada à atrofia da glândula, calcificações esparsas e dilatação do ducto pancreático.

PONTOS-CHAVE

1. A pancreatite aguda ocorre como resultado de muitas causas, porém é mais comumente associada ao abuso de álcool e coledocolitíase.
2. Os pacientes geralmente queixam-se de dor abdominal na linha média epigástrica que se irradia para as costas, náusea, vômito e febre.
3. Avaliação diagnóstica deve incluir nível de lipase sérica e uma rotina de abdome agudo.
4. Um padrão difuso de íleo paralítico, "alça sentinela", e "amputação do cólon" são achados radiográficos comuns associados à pancreatite.
5. A ultra-sonografia pode ser útil em alguns casos se o edema pancreático for demonstrado, mas freqüentemente não é específico.
6. TC do abdome com contraste intravenoso freqüentemente fornece um diagnóstico definitivo de pancreatite com achados de edema pancreático, inflamação na gordura peripancreática e fluido, e dilatação do ducto biliar comum ou do ducto pancreático.

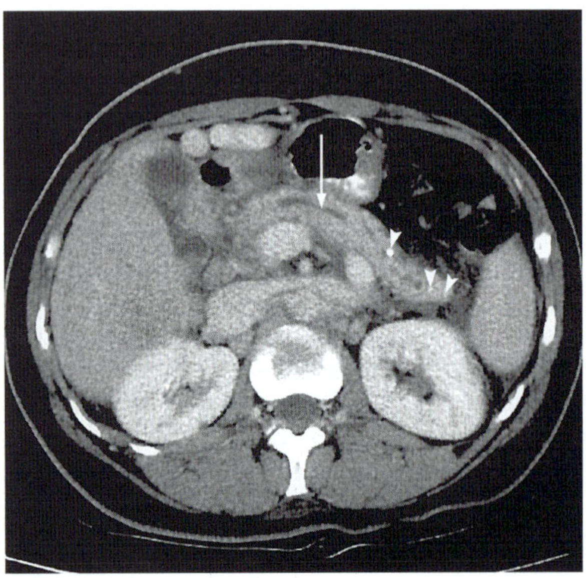

Figura 5-6 Pancreatite crônica. Fase precoce de TC abdominal, com contraste, demonstrando dilatação do ducto pancreático *(seta branca)*, calcificações pancreáticas *(pontas de seta)* e inflamação pancreática sutil.
Cortesia do Cedars-Sinai Medical Center, Los Angeles, CA.

APENDICITE

Anatomia

O apêndice é uma estrutura tubular pequena e estreita localizada na extremidade do ceco, no quadrante inferior direito do abdome. Normalmente mede menos de 5 mm em diâmetro e a espessura de sua parede é menor do que 3 mm. Tem muitas variantes anatômicas em sua posição e tamanho. Pode estar junto da parede posterior do ceco (retrocecal), adjacente à esquerda ao músculo psoas, ou na pelve.

Etiologia

A causa mais comum de apendicite é a obstrução do lúmen do apêndice, geralmente um apendicolito. Outras causas incomuns incluem obstrução por hipertrofia de tecido linfóide, ou neoplasia , com freqüência tumor carcinóide.

Epidemiologia

A apendicite é a condição cirúrgica aguda mais comum e atinge cerca de 7% de todas as pessoas durante o curso da vida. Nos Estados Unidos, a incidência está estimada entre 10 a 20 em 100.000. Existe uma leve predominância de casos de apendicite em homens, especialmente em adolescentes e adultos jovens; no entanto, pode ocorrer em qualquer idade.

Patogênese

A obstrução do lúmen leva ao crescimento de bactérias e subseqüente inflamação. Secundariamente ocorre obstrução venosa, isquemia e necrose. Alguns casos evoluem com ruptura do apêndice e infecção peritoneal.

Manifestações Clínicas

História

Os pacientes primeiramente apresentam anorexia, seguida de dor abdominal que tipicamente começa na área periumbilical e gradualmente segue em direção do ponto de McBurney, que fica localizado a 2/3 de distância do caminho desde o umbigo até espinha ilíaca anterior superior direita (a crista ilíaca). Crises de vômito podem ocorrer conforme a dor aumenta no quadrante inferior direito.

Exame Físico

Sensibilidade intermitente no quadrante inferior direito e defesa voluntária são achados físicos típicos de apendicite aguda. Outros sinais incluem o "sinal do psoas", que é dor pélvica à extensão da coxa direita fletida contra resistência do examinador. O "sinal do obturador", que é dor durante rotação interna da coxa direita fletida contra resistência. O apêndice retrocecal pode apresentar sensibilidade à palpação, no flanco direito, e um apêndice com localização profunda na pelve pode provocar sensibilidade local e suprapúbica em exame retal. Febre baixa é comum na apresentação e pode aumentar durante a evolução dos sintomas. Febre alta com sinais peritoneais são associados à ruptura do apêndice. Com freqüência, logo depois que o apêndice rompe, os pacientes notam uma diminuição repentina da dor.

Avaliação Diagnóstica

A apendicite continua, basicamente, sendo um diagnóstico clínico. A história e o exame físico apontam o diagnóstico, e os testes de laboratório e radiografias ou confirmam ou apontam para outras causas dos sintomas. Os exames de laboratório geralmente demonstram uma elevada contagem de glóbulos brancos (10.000 a 20.000) e células polimorfonucleares maiores do que 75% no diferencial, com desvio à esquerda. Aproximadamente 25% dos pacientes podem apresentar hematúria ou evidência de glóbulos brancos na urina.

A avaliação radiológica pode ser muito útil em casos de suspeição média baseada na história e no exame físico. Em geral as radiografias simples são úteis para um estudo de imagem inicial no caso de dor abdominal, mas achados normais não devem adiar o diagnóstico quando achados típicos na história e no exame físico são relatados. Tanto a ultrasonografia (realizado preferencialmente em crianças e mulheres grávidas) como a TC realizada em todos os outros pacientes são estudos altamente acurados no diagnóstico de apendicite aguda. Enemas com Gastrografina não são específicos e não devem ser realizados.

Achados Radiológicos

Na TC o apêndice geralmente está dilatado, maior do que 6 mm no diâmetro transverso. Comumente a gordura periapendicular está inflamada (Fig. 5-7). Fluido livre na adjacência ou uma massa cheia de fluido pode indicar perfuração do apêndice. Ocasionalmente um apendicolito calcificado está presente dentro do lúmen do apêndice e é identificado ou por um filme simples do abdome ou na TC. Se tiver sido administrado contraste retal, o não preenchimento do apêndice sugere obstrução luminal e um diagnóstico positivo (Fig. 5-8). Se o contraste preencher com-

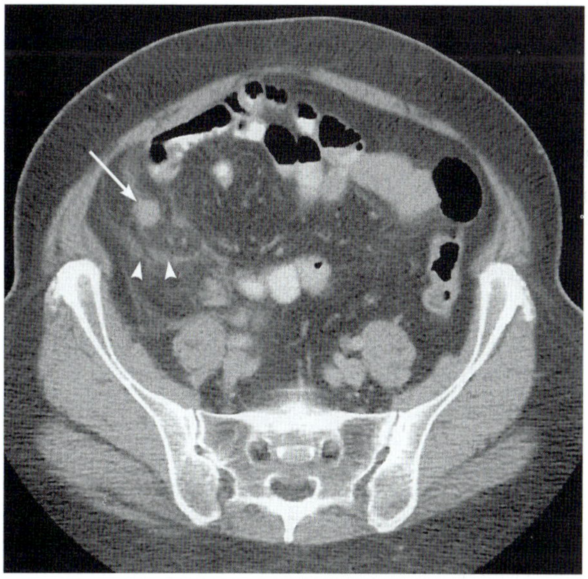

Figura 5-7 Apendicite aguda. TC do abdome demonstra um apêndice dilatado com parede espessa em posição transversa *(seta)* com inflamação adjacente da gordura periapendicular *(pontas de seta)*.
Cortesia do Cedars-Sinai Medical Center, Los Angeles, CA.

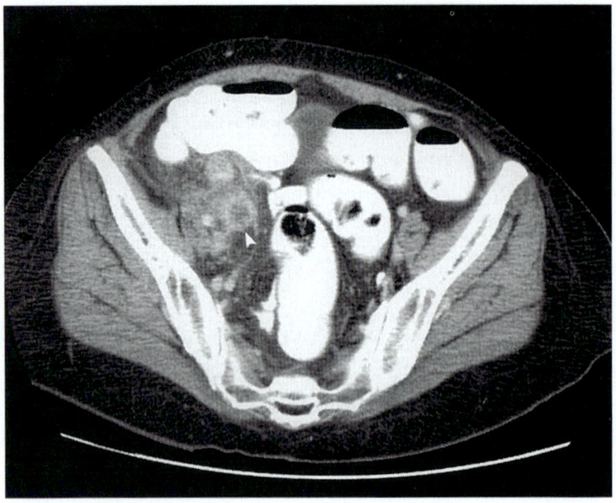

Figura 5-8 Apendicite aguda. TC com administração de contraste oral diluído demonstra o não-preenchimento de um apêndice marcadamente dilatado e inflamação da gordura periapendicular.
Cortesia do Cedars-Sinai Medical Center, Los Angeles, CA.

pletamente o apêndice, então a apendicite está virtualmente excluída.

O exame de ultra-sonografia comumente revela uma estrutura tubular dilatada, não-compressível no quadrante inferior direito, representando o apêndice (Fig. 5-9). Em geral é vista sobre o ponto de máxima sensibilidade. Ocasionalmente o apendicolito calcificado é visto como estrutura altamente ecogênica com sombra acústica posterior na porção proximal do apêndice. Inflamações adjacentes e fluido podem ser vistos, mas podem, algumas vezes, ser obscurecidos pela presença do gás no intestino.

PONTOS-CHAVE

1. A causa mais comum de apendicite é a obstrução do lúmen do apêndice, geralmente um apendicolito.
2. A apendicite é a condição cirúrgica aguda mais comum e atinge cerca de 7% de todas as pessoas durante o curso da vida.
3. Os pacientes primeiramente apresentam anorexia e dor abdominal que começa na área periumbilical e segue em direção do ponto de McBurney.
4. Sensibilidade intermitente no quadrante inferior direito e defesa voluntária são achados físicos típicos de apendicite aguda. Outros sinais incluem o "sinal do psoas" e o "sinal do obturador".
5. O exame de ultra-sonografia comumente revela uma estrutura tubular dilatada e sensível, não-compressível, no quadrante inferior direito.
6. Na TC, a densificação da gordura periapendicular, o apêndice dilatado maior do que 6 mm, e um apendicolito são achados altamente específicos.

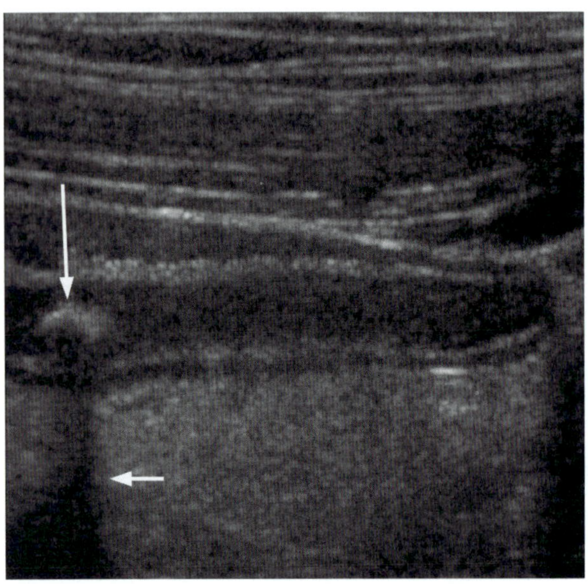

Figura 5-9 Apendicite aguda. Ultra-sonografia do quadrante inferior direito demonstra um apêndice de parede espessa, não-compressível, e o apendicolito *(seta grande)* com sombra ecogênica *(seta pequena)*.
Cortesia do Cedars-Sinai Medical Center, Los Angeles, CA.

DIVERTICULITE

Anatomia

Os divertículos colônicos são sacos herniários da mucosa e submucosa na camada muscular da parede intestinal. Eles aparecem em áreas enfraquecidas, se alinhando aos pontos onde os vasos nutridores penetram na camada muscular. Os divertículos são mais comumente localizados no cólon sigmóide (parte final do intestino grosso, logo antes do reto); ocasionalmente são vistos no cólon ascendente, transverso e descendente; e não ocorrem no reto.

Etiologia

Acredita-se que a formação de divertículos ocorre como resultado da falta de fibras na alimentação. Alta ingestão de fibras acelera o trânsito no cólon e a formação do bolo fecal com consistência macia tornando a passagem mais fácil. O trânsito lento pelo cólon, o bolo fecal duro e pressões maiores do que as normais no cólon sigmóide projetam a mucosa e a submucosa através da camada muscular enfraquecida, levando à diverticulose.

Epidemiologia

A incidência aumenta com a idade. Nos Estados Unidos a estimativa gira em torno de 3.000 em 100.000. A diverticulite é rara antes dos 40 anos e afeta, igualmente, homens e mulheres. Não há predisposição genética, porém é mais comum na sociedade ocidental, provavelmente devido a uma dieta pobre em fibras. Os pacientes com história prévia de diverticulite correm maiores riscos de recorrência.

Patogênese

A diverticulite ocorre quando os divertículos ficam obstruídos, resultando em subseqüente aumento de bactérias dentro dos sacos herniários. O divertículo infectado pode ter microperfurações, causando inflamação localizada ou franca perfuração, levando à formação de abscesso.

Manifestações Clínicas

História

Os pacientes com diverticulose podem ser assintomáticos ou podem apresentar episódios hemorrágicos intermitentes. Com freqüência os divertículos são encontrados incidentalmente no exame de colonoscopia. Cerca de 25% dos pacientes com diverticulose, em algum momento da vida, vão desenvolver diverticulite. Geralmente apresentam dor no quadrante inferior esquerdo; febre baixa, anorexia, náusea e vômito.

Exame Físico

Os achados mais comuns de diverticulite no exame físico são: sensibilidade intermitente no quadrante inferior esquerdo, defesa e massa palpável. Sinais peritoneais difusos como sensibilidade intermitente não localizada ou defesa são indícios de perfuração e peritonite. O ruído intestinal pode estar diminuído, se houver íleo paralítico.

Avaliação Diagnóstica

As radiografias geralmente não são específicas, mas podem demonstrar evidência de obstrução ou íleo (Fig. 5-10). A TC do abdome e o exame laboratorial da contagem de glóbulos brancos são específicos para o diagnóstico. A TC do abdome é útil para determinar se existe a associação de formação de abscesso, além de demonstrar se há acesso seguro para colocação de cateter de drenagem.

Achados Radiológicos

A TC freqüentemente mostra espessamento da parede colônica, inflamação da gordura mesentérica adjacente (Fig. 5-11) e, ocasionalmente, pequenas bolsas de gás extraluminal sugerindo microperfuração (Fig. 5-12). Divertículos

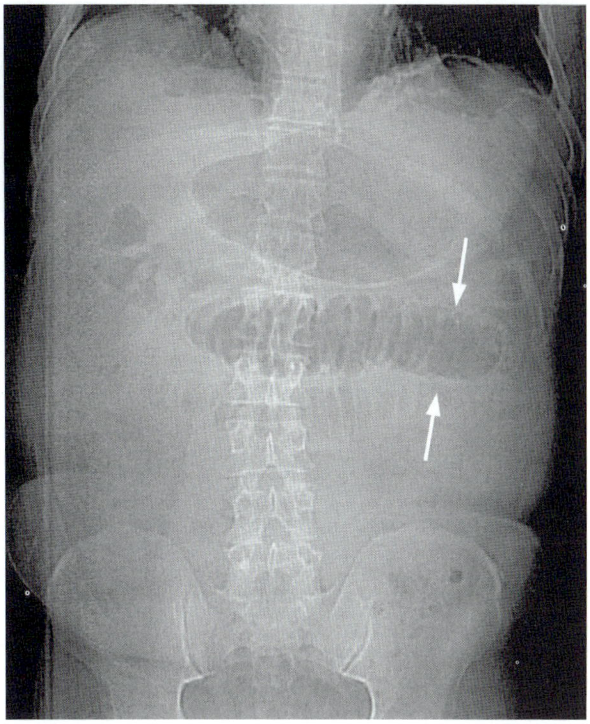

Figura 5-10 RUB demonstrando dilatação do intestino delgado num padrão de obstrução ou íleo. O paciente apresentava febre, elevada contagem de glóbulos brancos e dor no quadrante inferior esquerdo sendo diagnosticado diverticulite pela TC.
Cortesia do Cedars-Sinai Medical Center, Los Angeles, CA.

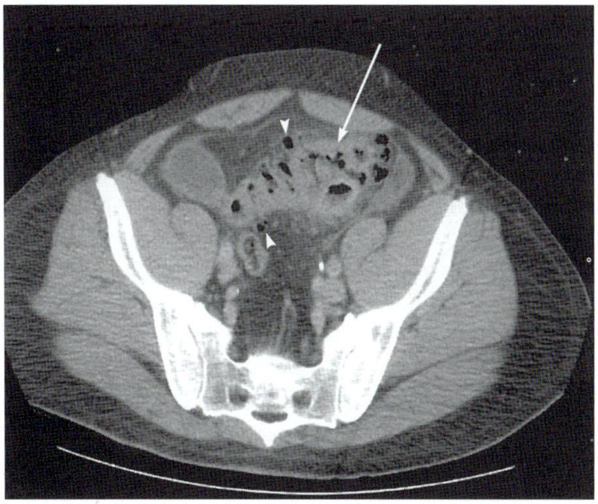

Figura 5-11 Diverticulite. TC do mesmo paciente da Figura 5-10 demonstra espessamento da parede do cólon sigmóide com inflamação da gordura adjacente *(seta branca)* e múltiplos divertículos *(pontas de seta brancas)*.
Cortesia do Cedars-Sinai Medical Center, Los Angeles, CA.

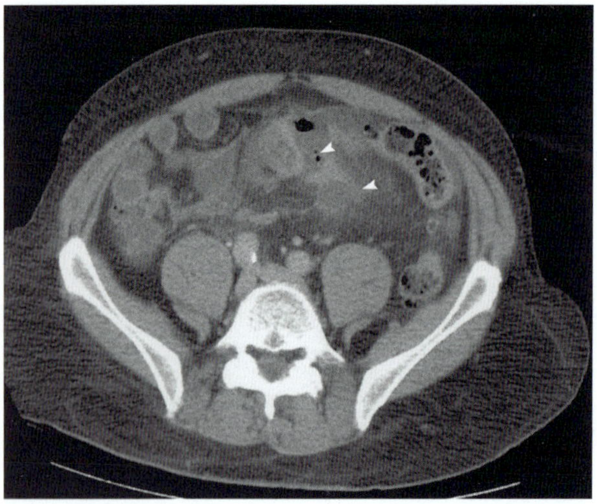

Figura 5-12 Diverticulite. TC revela inflamação da gordura pericolônica *(ponta de seta inferior)* e uma pequena coleção de gás extraluminal *(ponta de seta superior)* e líquido representando uma microperfuração da diverticulite.
Cortesia do Cedars-Sinai Medical Center, Los Angeles, CA.

estão presentes no segmento envolvido do cólon. A formação de abscesso geralmente ocorre na evolução de um episódio de diverticulite. A administração de contraste, por via oral ou retal, antes do exame pode ajudar no diagnóstico, mas não é imprescindível.

PONTOS-CHAVE

1. Divertículos colônicos são sacos herniários da mucosa que atravessa uma camada muscular, provavelmente em virtude de uma dieta pobre em fibras.
2. A diverticulite ocorre quando os divertículos ficam obstruídos, resultando em subseqüente aumento excessivo de bactérias.
3. Os achados mais comuns de diverticulite nos exames físicos são: sensibilidade intermitente no quadrante inferior esquerdo, defesa e massa palpável.
4. Os achados da TC incluem espessamento da parede colônica, inflamação da gordura mesentérica adjacente e pequenas bolsas de gás extraluminal e líquido.

COLECISTITE AGUDA

A colecistite aguda é definida como inflamação da parede da vesícula biliar, quase sempre ocasionada por obstrução do ducto cístico.

Anatomia

A vesícula biliar localiza-se na fossa vesicular, por onde passa o plano de separação entre os lobos direito e esquerdo. A vesícula biliar está coberta, pelo menos parcialmente, pelo peritônio – em sua superfície póstero-inferior – o que é uma explicação para sinais peritoneais nos casos de inflamação da parede da vesícula biliar.

A bile é secretada pelos hepatócitos nos canalículos biliares, percorrendo por ductos progressivamente maiores. Os ductos hepáticos direito e esquerdo se unem para formar o **ducto hepático comum**, que se junta em ângulo reto com o ducto cístico que drena a vesícula biliar. O novo **ducto biliar comum** então formado tem um esfíncter muscular circular, o esfíncter do ducto colédoco, localizado na entrada do ducto na parede duodenal. Este esfíncter é distinto do esfíncter da ampola hepatopancreática (de Oddi), cuja localização é mais distal. Quando o esfíncter do ducto colédoco se contrai entre as refeições, a bile se acumula no ducto cístico e se armazena na vesícula biliar para concentração e uso posterior (aproximadamente 30 a 60 ml).

Etiologia

Mais de 95% dos casos de colecistite aguda são conseqüência de colelitíase. Uma doença menos comum, colecistite acalculosa, ocorre geralmente nos pacientes críticos e nos pacientes recebendo nutrição parenteral. A etiologia desses casos ainda não está completamente entendida, mas deve-se estar atento a esta possibilidade num paciente séptico cuja origem não está evidente.

Epidemiologia

A colelitíase (e colecistite) ocorre em mulheres, em pacientes com anemia hemolítica, com cirrose, e com doença do íleo distal (p. ex., após ressecção).

Patogênese

A formação da maioria dos cálculos da vesícula biliar é atribuída à falta de concentração de bile (colesterol, sais biliares etc.). Se um cálculo se aloja no ducto cístico durante uma contração da vesícula biliar, sem retornar à vesícula durante o relaxamento, geralmente ocorre a obstrução e a colecistite aguda. Acredita-se que as alterações isquêmicas na vesícula biliar sejam tardias nos casos de colecistite, e não uma causa desta doença.

Manifestações Clínicas

História

Pacientes apresentam dor no quadrante superior direito pós-prandial, um sintoma de cálculo encravado no ducto cístico durante a contração da vesícula biliar, com radiação para a escápula direita. Náusea, vômito e febre podem ocorrer. Alguns pacientes apresentam dor no peito mimetizando um infarto agudo do miocárdio.

Exame Físico

Leucocitose, defesa involuntária abdominal e sinal de Murphy (sensibilidade aguda com parada inspiratória durante palpação da vesícula biliar), todos são indicações do diagnóstico.

A maioria dos casos de colecistite aguda são autolimitadas, durando menos de uma semana.

Avaliação Diagnóstica

A elevação da bilirrubina direta e da fosfatase alcalina é consistente com coledocolitíase (cálculo obstruindo caudalmente o ducto biliar comum), uma condição provável de causar complicações, particularmente se o ducto pancreático ficar obstruído, como na pancreatite biliar.

Ultra-sonografia e colecintigrafia (discutida no Capítulo 11) são as modalidades de escolha para o diagnóstico de colecistite aguda.

Achados Radiológicos

A ultra-sonografia deve ser realizada como teste confirmatório quando há suspeição clínica e dados laboratoriais sugerindo o diagnóstico. Na colecistite aguda, a parede da vesícula biliar fica espessa e edematosa (aparece uma linha ecolucente), e a vesícula biliar contém cálculos (Fig. 5-13).

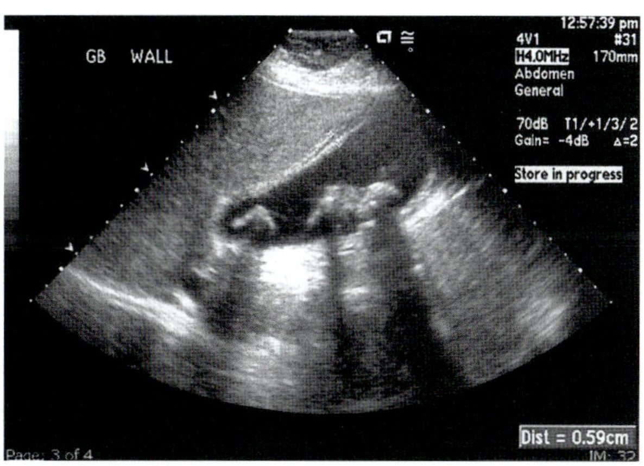

Figura 5-13 Colecistite aguda. A ultra-sonografia mostra parede da vesícula biliar espessa (medida normal < 3 mm) e um pequeno volume de líquido pericolecístico.

Cortesia do University of Southern California Medical Center, Los Angeles, CA.

Na colecistite gangrenosa, a parede da vesícula biliar é assimetricamente espessa e múltiplas camadas ecolucentes estão presentes. Os sinais de Murphy ultra-sonograficamente positivos servem para elucidar a máxima sensibilidade pela pressão do transdutor sobre a vesícula biliar.

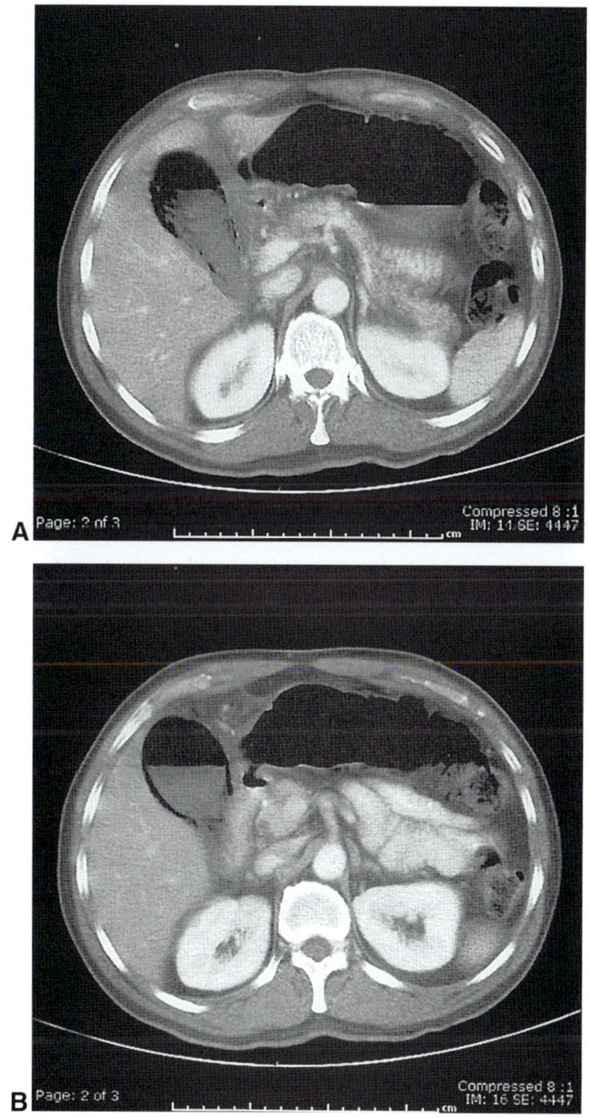

Figura 5-14 A: Colecistite aguda. Apesar de não ser uma modalidade indicada para este diagnóstico, esta imagem de TC demonstra um caso de colecistite enfisematosa aguda. Gás está demarcando a parede da vesícula biliar e está presente também dentro do lúmen (nível hidroaéreo horizontal). O ducto biliar comum está com seu calibre normal. **B:** Colecistite aguda. Imagem axial inferior demonstra "faixa de gordura" ao redor da vesícula biliar.

Cortesia do University of Southern California Medical Center, Los Angeles, CA.

A TC deve ser utilizada apenas em casos complicados de colecistite para obter informação adicional (p. ex., pancreatite associada, formação de fístula colecistoentérica, formação de abscesso). Os achados na TC, embora não sendo o estudo de escolha, estão demonstrados na Figura 5-14.

A colangiopancreatografia por ressonância magnética (CPRM) tem uma importância no estudo de cálculos dentro do ducto biliar comum (coledocolitíase) quando esta estrutura não pode ser bem estudada pela ultra-sonografia (por causa da existência de gás, ou em paciente obeso), e quando existe contra-indicação para a colangiopancreatografia retrógrada endoscópica. A CPRM é uma modalidade não-invasiva pela qual reconstruções tridimensionais da árvore biliar são obtidas.

PONTOS-CHAVE

1. A colecistite aguda nem sempre é secundária a cálculos da vesícula biliar. Diabetes melito, longa duração de nutrição parenteral e outras doenças graves podem causar colecistite (a colecistite acalculosa constitui 5% a 10% dos casos de colecistite).
2. Ultra-sonografia e imagens de medicina nuclear hepatobiliares são as modalidades ótimas de diagnóstico por imageamento.
3. TC é uma ferramenta pobre para diagnosticar colecistite aguda não complicada, mas deve ser utilizada para examinar o pâncreas no caso de pancreatite por cálculo da vesícula biliar ou se houver suspeita de outras complicações (abscesso ou fístula).

CAPÍTULO

6 Imagem Urológica

NEFROLITÍASE

Anatomia

Cálculos renais ocorrem ao longo do trato urinário e podem ser vistos, incidentalmente, em radiografias simples, projetados sobre o rim, no ureter, ou na bexiga. Eles formam-se, inicialmente, no trato urinário proximal e podem mover-se distalmente, sendo expelidos, por vezes, durante a micção. Os três pontos onde, mais comumente, eles ficam retidos são na junção ureteropélvica (JUP), no ponto em que o ureter cruza os vasos ilíacos, e na junção ureterovesical (JUV) (Fig. 6-1).

Etiologia

Os cálculos renais são, geralmente, de 4 tipos básicos (Boxe 6-1). Um pequeno porcentual (< 1%) de cálculos ocorre também como precipitados oriundos de medicamentos. Um desses medicamentos é o indinavir, um inibidor da protease do vírus da imunodeficiência humana (HIV). Os cálculos formados por precipitados de indinavir são notáveis porque, diferentemente dos outros tipos de cálculos, eles não são opacos e, portanto, não são visíveis em TC sem contraste.

BOXE 6-1 QUATRO TIPOS BÁSICOS DE CÁLCULOS RENAIS

1. Cálculo de oxalato ou de fosfato de cálcio (75%)
2. Cálculo de estruvita (fosfato de magnésio amoniacal) (cerca de 15%) associado à urina alcalinizada e infecções
3. Cálculo de ácido úrico (8%) associado à gota e à mieloma múltiplo
4. Cálculo de cistina (2%) associado à cistinúria

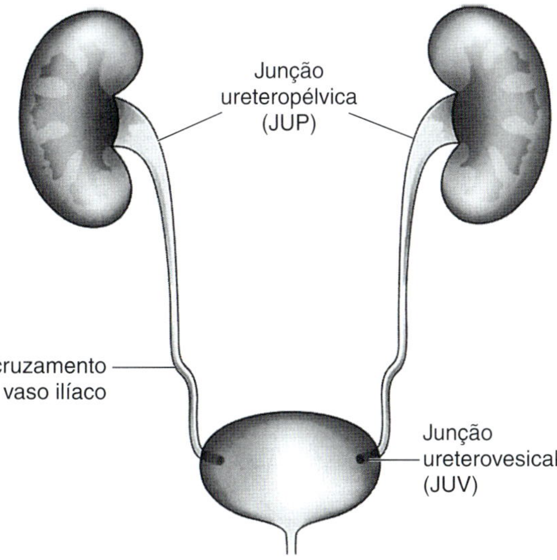

Figura 6-1 Pontos comuns de obstrução do ureter por cálculos.

Epidemiologia

Os pacientes estão, em geral, na faixa entre 30 e 50 anos de idade. As condições predisponentes incluem: doença de Crohn, divertículo calicial, hipercalcemia e acidose tubular renal. Os cálculos de cálcio são mais comuns nos homens do que nas mulheres, na razão de 3 para 1. Cálculos de estruvita são ligeiramente mais comuns nas mulheres. Cerca de 1 em 10 pessoas terá cálculos renais em algum momento de sua vida.

Patogênese

Os cálculos formam-se quando a urina fica supersaturada com cristais, os quais começam, então, a precipitar-se. A precipitação pode ser aumentada ou diminuída, na dependência do pH da urina e do tipo de cristal que está se formando.

Manifestações Clínicas

História

Pacientes com nefrolitíase apresentam, comumente, dor nos flancos referida como "cólica renal" que aumenta e diminui quando o ureter contrai-se contra o cálculo. A dor pode irradiar-se para a área da bexiga e da raiz da coxa.

Exame Físico

Ao exame verifica-se dor no ângulo costovertebral do lado afetado. Alguns pacientes apresentam febre e calafrios se houver uma infecção associada. Hematúria é comum, embora possa ser microscópica e não-expressiva.

Avaliação Diagnóstica

Uma elevada contagem de leucócitos com predominância de granulócitos é comum na avaliação laboratorial. Radiografias simples do abdome mostram uma calcificação em 80% a 90% dos pacientes, mas cálculos pequenos, localizados na pelve, são difíceis de serem distinguidos de flebólitos. Os cálculos de urato são radiolucentes nas radiografias simples. Historicamente, o pielograma intravenoso (PIV) constitui o teste diagnóstico de escolha para avaliar se há obstrução e para determinar o tamanho e a localização dos cálculos. A uro-TC sem contraste substituiu o pielograma intravenoso. Este último teste é feito muito mais rapidamente, evita o risco de contraste iodado e sua dose de radiação é menor para o paciente se comparada com a PIV. Um decréscimo da dose de radiação é especialmente importante na idade de procriação porque uma dose significativa de radiação alcança a pelve e as gônadas durante a PIV. A ultra-sonografia dos rins mostra, também, calcificações como focos ecogênicos com sombra acústica posterior. A hidronefrose é comumente visualizada com ultra-sonografia no caso de haver uma obstrução pelo cálculo; contudo, a ultra-sonografia não é tão sensível nem tão específica como a TC no diagnóstico da obstrução ureteral.

Achados Radiológicos

Historicamente, o primeiro estudo por imagem feito para esclarecer a suspeita de nefrolitíase foi RUB (rins, ureteres e bexiga) para avaliar calcificações. Cerca de 80% a 90% dos cálculos do trato urinário mostram-se radiodensos nas radiografias simples. Os cristais de urato não são bem visualizados nestas radiografias. Alguns clínicos, para confirmar suas suspeitas de calcificação vistas na radiografia simples, solicitam uma PIV. O material de contraste concentra-se nos rins e proporciona informação sobre o tamanho dos rins e de sua função relativa. O rim afetado pode mostrar-se maior com um nefrograma persistente. Acontece opacificação retardada do sistema coletor do lado afetado. Um cálculo no trato urinário mostra-se como um defeito de enchimento no sistema coletor ou ureter. Hidronefrose ou hidroureter podem estar presentes, dependendo do nível de obstrução.

Na suspeita de nefrolitíase a uro-TC sem controle substituiu a RUB e IVP como método preferencial de imagem. O risco de reação ao contraste é evitado, a dose de radiação é reduzida e, na maioria dos casos, o exame pode ser realizado e interpretado em tempo muito menor. Quase todos os cálculos renais aparecerão com alta atenuação em TC, com exceção dos precipitados de indinavir. O achado principal na urolitíase aguda, em TC, é o cálculo no sistema coletor afetado (Fig. 6-2A, B), ureter ou bexiga. Pequena hidronefrose persiste, muitas vezes, após a expulsão do cálculo. Outros achados que apóiam o diagnóstico incluem inflamação e fluido na gordura periférica causada por edema ou urina extra vazada por um fórnice roto. Cálculos ureterais maiores do que 7 mm raramente passam, mas cálculos menores, no ureter distal, comumente são expulsos com o decorrer do tempo.

PONTOS-CHAVE

1. Uro-TC não-contrastado substituiu a PIV na maioria dos centros de imagens médicas, como a modalidade de escolha na avaliação de urolitíase suspeita.
2. O diagnóstico de urolitíase é feito com TC quando o cálculo obstrutivo é visualizado e associado à dilatação proximal do ureter ou do sistema coletor.
3. Cálculos são vistos na junção ureteropélvica (JUP), no ponto em que o ureter cruza os vasos ilíacos e na junção uretero-vesical (JUV).

TORÇÃO TESTICULAR

Anatomia

Os testículos são suspensos dentro do escroto por cordões espermáticos. Os cordões espermáticos contêm os ductos deferentes e os vasos sanguíneos, nervos e linfáticos para estes órgãos. Os testículos são recobertos por uma túnica fibrosa albugínea densa que, por sua vez, é parcialmente coberta por uma camada visceral e outra parietal da túnica vaginal. Os testículos são fixados, normalmente, em seus lugares dentro do escroto pelo gubernáculo.*

*N. do T.: Pregas do peritônio que se ligam à extremidade caudal das gôndolas fetais (testículos nos homens e ovários nas mulheres). No homem, transforma-se no "ligamento escrotal".

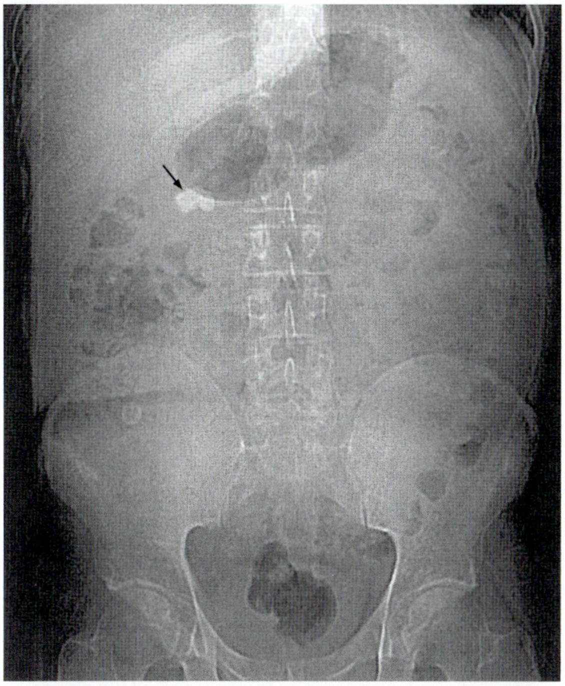
A

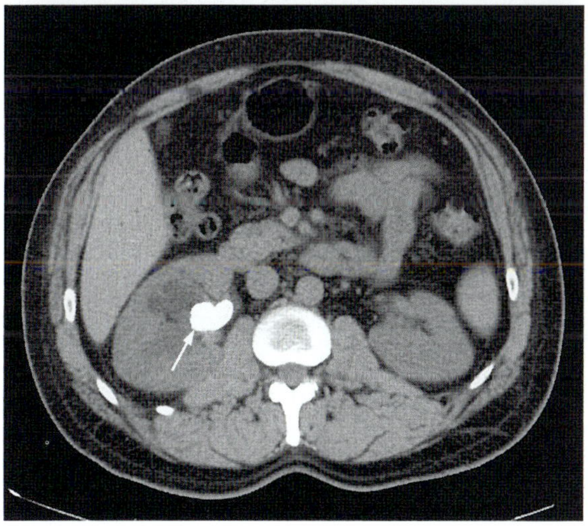
B

Figura 6-2 A: Urolitíase. RUB demonstra uma grande calcificação renal. **B:** Urolitíase. TC do mesmo paciente em (A) com cálculo no sistema coletor renal direito.
Cortesia do Cedars-Sinai Medical Center, Los Angeles, CA.

Etiologia

A torção testicular é uma emergência radiográfica real. É causada pela rotação dos testículos e do cordão espermático, provocando uma eventual oclusão arterial e subseqüente infarto do testículo afetado. Geralmente, a causa da torção testicular é um traumatismo ou esforço físico muito forte.

Epidemiologia

A torção testicular apresenta-se em qualquer idade, mas ocorre, mais comumente, em dois picos etários: no neonato e na 2ª década da vida.

Patogênese

A deformação em badalo do sino *(bell-clapper)* é uma variante anatômica congênita na qual está ausente o **gubernáculo**, inserção posterior da túnica vaginal ao escroto. Na deformidade em badalo de sino, os testículos estão frouxamente conectados ao escroto e, assim, podem mover-se livremente dentro da bolsa escrotal e, por isso, podem também sofrer torção em torno do eixo formado pelos vasos sanguíneos (Fig. 6-3). A variante em badalo de sino é bilateral em 50% a 80% dos casos.

Manifestações Clínicas

História

Os pacientes apresentam-se, usualmente, com dor testicular repentina que cresce em intensidade, conforme a isquemia provocada pela torção aumenta.

Exame Físico

Ao exame, o testículo afetado apresenta-se doloroso, aumentado e pode estar edematoso e eritematoso. O testículo com-

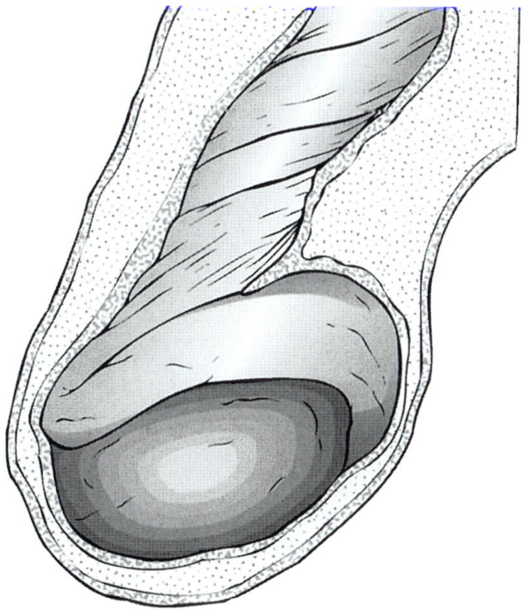

Figura 6-3 Torção testicular provocada por deformidade tipo badalo de sino *(bell-clapper)*.
Imagem utilizada com permissão de Karp SJ, Morris JPG, Soybel DI. *Blueprints Surgery*, 3rd ed. Malden, MA: Blackwell Publishing, 2004.

prometido apresenta-se, em geral, localizado no alto do escroto, muitas vezes orientado com o eixo longo horizontal em vez de estar na posição vertical normal. O reflexo cremastérico pode estar ausente (retração normal do escroto e testículo quando a parte interna da coxa ipsilateral é ligeiramente arranhada). A apresentação pode mimetizar a epididimorquite ou uma hérnia inguinal encarcerada, os dois principais diagnósticos diferenciais. Outros diagnósticos diferenciais incluem o hematoma traumático, a varicocele, a hidrocele, abscesso escrotal e tumor testicular.

Avaliação Diagnóstica

A ultra-sonografia com Doppler e a cintilografia nuclear são as duas modalidades de imagens médicas comumente empregadas; contudo, a ultra-sonografia pode ser feita com muito mais rapidez e é o teste de escolha. Outros diagnósticos que podem mimetizar torção testicular, como epididimite e orquite, podem, também, ser diagnosticados por ultra-sonografia. O diagnóstico e tratamento rápidos de torção testicular são essenciais porque o percentual de salvamento do órgão cai rapidamente depois de 6 horas. Após 12 horas do início da sintomatologia, o sucesso do tratamento cai para 20%. Com 24 horas essa chance é, virtualmente, 0.

Achados Radiológicos

Ultra-sonografia com Doppler colorido revela ausência ou diminuição do fluxo sanguíneo (Fig. 6-4A, B) no testículo afetado durante o período agudo (< 6 horas). É feita comparação com o lado não afetado. Durante o período agudo, a torção testicular pode ser distinguida da epididimorquite uma vez que esta apresenta aumento do fluxo sanguíneo resultante do processo inflamatório. A hérnia inguinal encar-

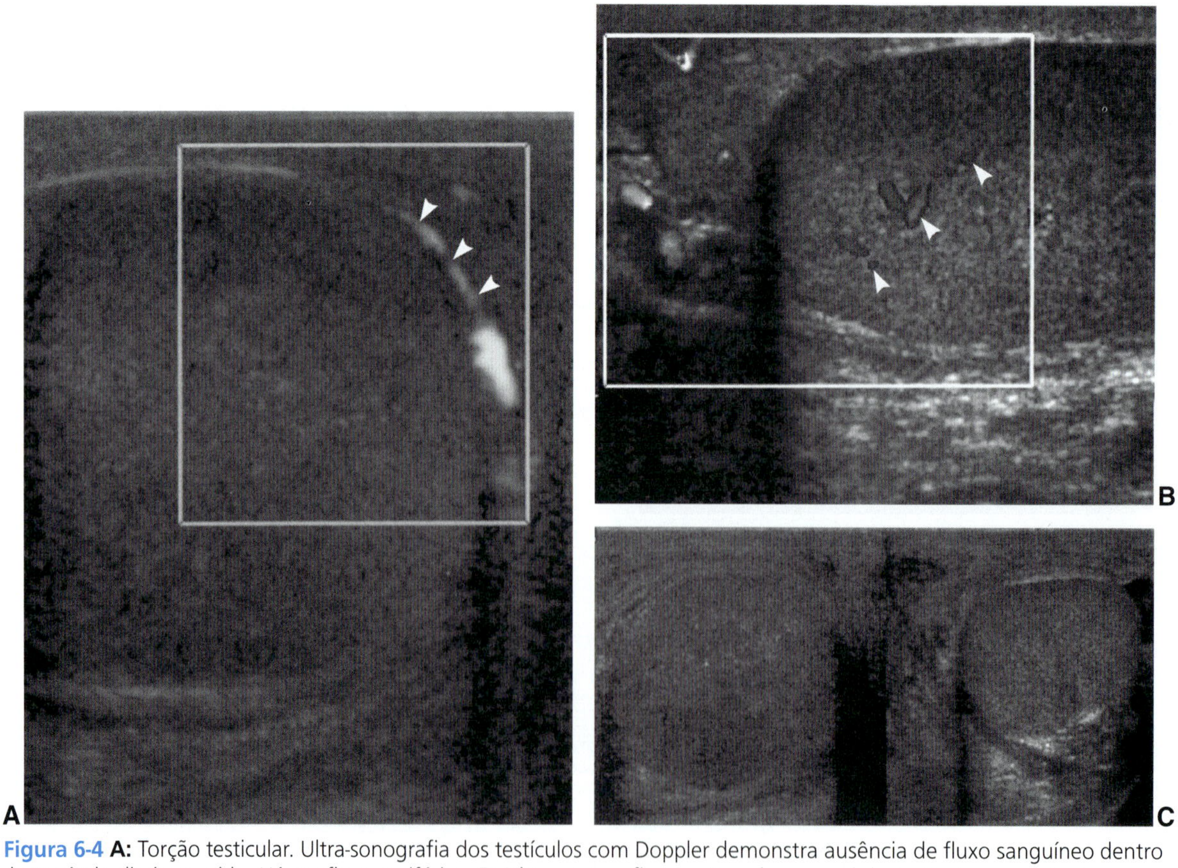

Figura 6-4 A: Torção testicular. Ultra-sonografia dos testículos com Doppler demonstra ausência de fluxo sanguíneo dentro do testículo direito torcido. Há um fluxo periférico. **B:** Ultra-sonografia com Doppler normal do testículo esquerdo do mesmo paciente (A). *Pontas de seta* mostram área de fluxo sanguíneo. **C:** Torção testicular. Comparação lado a lado com a escala de cinza da ultra-sonografia revela ecotextura heterogênea do testículo direito torcido comparado ao testículo esquerdo normal. O paciente apresentou um início de dor aguda após cair de um *skate*.
Cortesia do Cedars-Sinai Medical Center, Los Angeles, CA.

cerada apresentará fluxo normal para os testículos e a ultra-sonografia revelará o conteúdo da hérnia. No período tardio (> que 24 horas), a escala de cinza da imagem por ultra-sonografia mostra heterogeneidade do tecido afetado (Fig. 6-4C) e ausência de fluxo sanguíneo no próprio testículo. O fluxo sanguíneo pode aumentar na periferia do testículo, à medida que o processo inflamatório aumenta.

Cintilografia nuclear pode ser usada como método adjunto à ultra-sonografia. Ela não é usada em crianças menores de 2 anos porque os testículos são muito pequenos para serem identificados pelas gama-câmeras. O achado de um testículo "frio" ou fotopênico é positivo na torção testicular. Outro sinal usado para identificar a torção testicular na imagem nuclear é o "sinal do anel". Com este achado, a atividade em torno dos testículos com uma zona central fotopênica sem atividade significa inflamação em torno de um testículo isquêmico ou necrosado.

PONTOS-CHAVE

1. A torção testicular é um verdadeiro diagnóstico de emergência. Ela é causada pela rotação do testículo e do cordão espermático, causando oclusão venosa e, eventualmente, oclusão arterial com subseqüente infarto do testículo afetado.
2. A deformação congênita conhecida por "badalo do sino" *(bell-clapper)* é um fator de risco.
3. Os dois principais diagnósticos diferenciais a serem considerados são a epididimorquite e a hérnia inguinal encarcerada.
4. Ultra-sonografia com Doppler colorido é o teste de escolha e pode revelar ausência ou decréscimo do fluxo sanguíneo no testículo afetado durante o período agudo (< 6 horas).

NEOPLASIAS DO TRATO URINÁRIO

Anatomia

As neoplasias do trato urinário envolvem ou o parênquima renal ou o sistema coletor (dos cálices renais à uretra). A mais comum neoplasia maligna do rim é o carcinoma de células renais (80% a 90% dos tumores renais malignos). O local principal de ocorrência do tumor dentro do sistema coletor é a bexiga urinária.

Etiologia

O carcinoma de células transicionais é atribuído à exposição de corantes de anilina, pós-tratamento com radiação de outros tumores da pelve, recorrência ou cistite crônica, e ao fumo. O carcinoma de células escamosas da bexiga urinária é, com freqüência, associado a cálculos e infecção crônica (um agente infeccioso endêmico, freqüentemente mencionado, é o parasita *Schistosoma haematobium*).

Epidemiologia

Admite-se que tumores malignos do trato urinário sejam mais freqüentes em fumantes; os homens são mais afetados do que as mulheres.

Manifestações Clínicas

História

Hematúria sem dor é a queixa mais comum em tumores do trato urinário.

Exame Físico

Em alguns pacientes descobre-se hematúria microscópica nos exames físicos de rotina, enquanto que outros pacientes apresentam-se com dores no flanco e uma massa. Ocasionalmente um carcinoma de células renais pode ser descoberto incidentalmente em TC ou em ultra-sonografia solicitadas por outras razões.

Avaliação Diagnóstica

Uma importante abordagem com imagens em caso de carcinoma renal é a avaliação do envolvimento venoso (disseminação para os vasos renais e para a veia cava inferior), para estabelecer o plano cirúrgico. Ultra-sonografia com Doppler colorido, RM e TC podem determinar a disseminação venosa do tumor. O carcinoma renal é diagnosticado por imagens e, se o tumor for passível de ressecção, a excisão cirúrgica deverá ser feita sem biópsia preliminar (acredita-se que a biópsia poderia disseminar uma neoplasia potencialmente curável).

Nas neoplasias situadas no trato urinário, a atenção deveria ser dirigida à detecção de qualquer tumor adicional sincrônico, particularmente para o caso de carcinoma de células transicionais, porque o tumor do ureter pode disseminar-se para a bexiga urinária.

TC e RM são ferramentas diagnósticas confiáveis para a avaliação de invasão do tumor do urotélio para estruturas adjacentes e nas metástases, mas ambos dão informações limitadas no que diz respeito ao local do tumor (ou seja, eles não podem avaliar a profundidade da invasão no interior das camadas da bexiga urinária).

Achados Radiológicos

Lesões que captam contrete no interior do parênquima renal ou no seu sistema coletor são, provavelmente, carcinomas

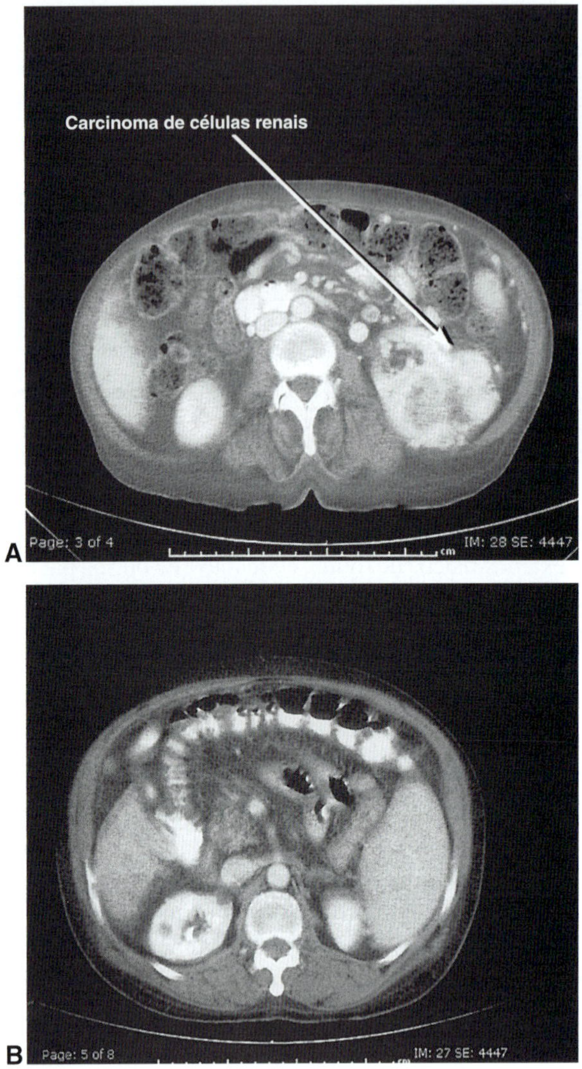

Figura 6-5 **A:** Carcinoma de células renais (hipernefroma). TC contrastada demonstra uma massa no rim esquerdo, que na cirurgia mostrou ser um adenocarcinoma. **B:** Cistos renais demonstram uma densidade mais baixa do que o parênquima renal e não realçam após a administração de contraste.
Cortesia do University of Souhtern Medical Center, Los Angeles, CA.

(Fig. 6-5A). A captação é determinada comparando-se as imagens pré e pós-contraste intravenoso. Uma estrutura esférica não acentuada, dentro do rim, com densidade próxima da água representará, mais provavelmente, um cisto renal (Fig. 6-5B). Por vezes, a ultra-sonografia renal é recomendada para a elucidação por ser uma boa modalidade para distinguir lesões císticas de lesões sólidas. Cistos simples constituem uma ocorrência comum, mas cistos complexos (com septação ou com conteúdos sólidos) precisam ser acompanhados ou então tratados como potenciais carcinomas.

Ultra-sonografia é uma boa modalidade para distinguir um trombo de fibrina de um trombo tumoral invadindo as veias renais ou a veia cava inferior (VCI). O trombo tumoral mostra fluxo colorido em seu interior, representando suprimento vascular. Espessamento da parede da bexiga urinária, de forma esférica, pode ser devido a um tumor ou pode ser secundário à cistite ou hipertrofia resultante de uma obstrução fisiológica. Uma área de acentuação dessa parede excêntrica tem mais probabilidade de representar um carcinoma (Fig. 6-6). O diagnóstico definitivo é obtido por citoscopia com biópsia, especialmente porque muitos tumores da bexiga podem não ser identificados por imagens.

PONTOS-CHAVE

1. TC com contraste intravenoso ou RM podem ser solicitados para o estadiamento de lesões malignas do trato urinário.
2. Ultra-sonografia é apropriada para determinar a invasão venosa de um carcinoma renal.
3. Um estudo negativo, por imagens, não exclui a presença de neoplasia urotelial.

CARCINOMA DA PRÓSTATA

Etiologia

O carcinoma da próstata é atribuído a influências hormonais sobre células neoplásicas sensitivas aos andrógenos.

Epidemiologia

O carcinoma da próstata é a segunda causa mais comum de morte por câncer em homens nos EUA e constitui cerca de 20% de todos os cânceres. Geralmente, este carcinoma é uma doença de homens acima de 50 anos de idade.

Patogênese

A periferia da glândula é o local mais comum de origem do carcinoma da próstata (70%). Este tumor dissemina-se para os tecidos contíguos, bem como a remotos locais através das veias e dos linfáticos.

Manifestações Clínicas

História

A maioria dos pacientes não apresenta sintomas ou queixa-se de dor lombar que resulta do envolvimento metastático ósseo.

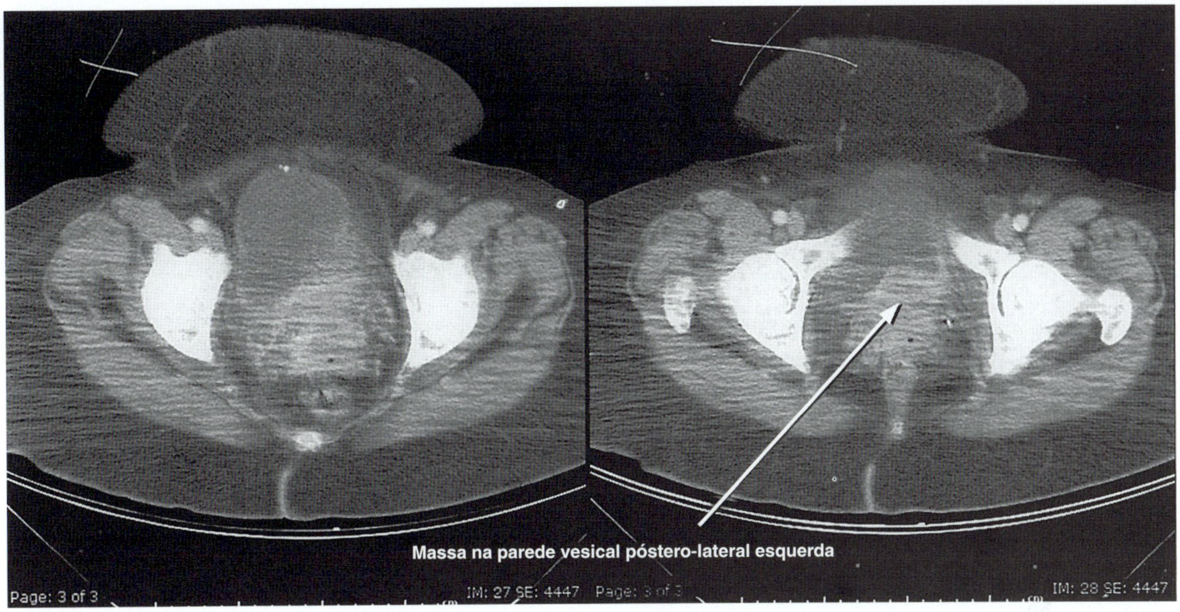

Figura 6-6 Carcinoma celular transicional da bexiga urinária. TC contrastada demonstra uma área com realce irregular na parede póstero-lateral esquerda da bexiga, formando uma massa. Imagem à esquerda mostra uma porção maior da bexiga urinária cheia.
Cortesia do Centro Médico da Universidade do Sul da Califórnia, Los Angeles, CA.

Exame Físico

Ao exame retal, uma glândula endurecida ou apresentando nódulos é reconhecida.

Avaliação Diagnóstica

Antígeno prostático específico (PSA), embora não seja específico de câncer de próstata, atualmente, é usado de forma ampla em conjunto com o exame digital retal para a varredura de câncer, em homens com mais de 50 anos. Este teste é considerado mais útil como marcador no acompanhamento do câncer porque níveis de PSA levemente elevados podem ser encontrados na ausência do câncer prostático (p. ex., hiperplasia prostática benigna). O exame digital descobre uma glândula endurecida resultante de infiltração pelo tumor.

Uma vez que tenha sido comprovado o diagnóstico de carcinoma de próstata, fica indicada uma cintilografia dos ossos para verificar se há metástases ósseas. Se houver suspeita de radiculopatia ou compressão medular, a RM da coluna é justificável para verificar se há uma possível extensão do tumor para o interior do canal raquiano. A TC (Fig. 6-7) é utilizada para acessar o grau de envolvimento das paredes pelvicas, da bexiga, das vesículas seminais e dos linfonodos, e os dados fornecidos por estas imagens serão usados para o estadiamento do tumor. A ultra-sonografia é usada como guia para biópsia.

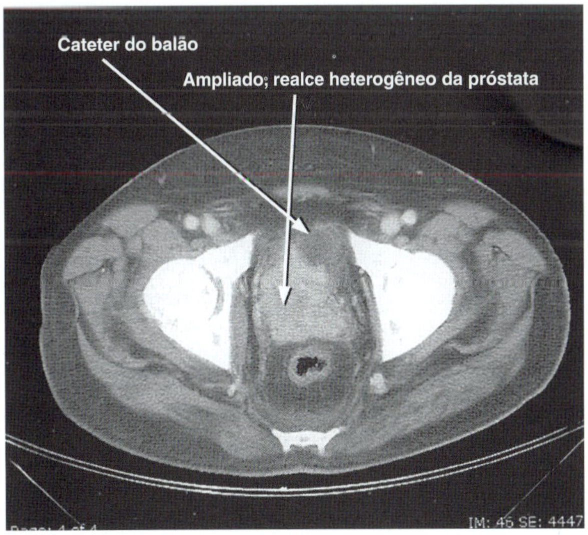

Figura 6-7 Carcinoma da próstata. TC com contraste venoso demonstra uma grande glândula prostática com bordos irregulares e realce heterogêneo.
Cortesia do University of Souhtern Medical Center, Los Angeles, CA.

Achados Radiológicos

A escanografia óssea é uma modalidade valiosa para a detecção de metástases ósseas (lesões blásticas demonstram boa impregnação pela imagem).

Aumento assimétrico das vesículas seminais assinala o envolvimento destas glândulas por tumor. A ausência de um plano gorduroso entre a próstata e a bexiga provavelmente representa disseminação tumoral. O envolvimento carcinomatoso nem sempre pode ser facilmente visível porque alguns dos linfonodos afetados não estão aumentados, e alterações muito sutis (acentuação e pequenas faixas de gordura) são as únicas dicas.

PONTOS-CHAVE

1. TC com contraste intravenoso ou RM são os exames feitos usualmente para obter a graduação ou estadiamento do carcinoma da próstata.
2. Varredura óssea é o estudo de escolha para avaliar metástases ósseas.
3. Biópsia prostática transretal é feita sob guia de ultra-sonografia.
4. Se houver suspeita de envolvimento da medula espinal, a obtenção de imagem por RM permite fazer a avaliação da extensão da compressão da medula.

CAPÍTULO

7 Imagem Obstétrica e Ginecológica

ANATOMIA GERAL

A estrutura do sistema reprodutor feminino inclui os ovários, as tubas uterinas (trompas de Falópio) e vasos ovarianos, que são conectados ao útero pelo ligamento largo. A fímbria das tubas uterinas circundam os ovários, mas também estão abertas na cavidade peritoneal. Um óvulo liberado por um folículo ovariano permanece livre na cavidade peritoneal por um breve período de tempo antes de ser aspirado, para a tuba uterina, pela fímbria (Fig. 7-1).

GRAVIDEZ ECTÓPICA (OU TUBÁRIA)

Anatomia

A gravidez ectópica é o resultado da gestação que ocorre fora da cavidade uterina. De longe o local mais comum onde ocorre é na tuba uterina, mas outras localizações possíveis são os ovários, o abdome ou a endocérvice.

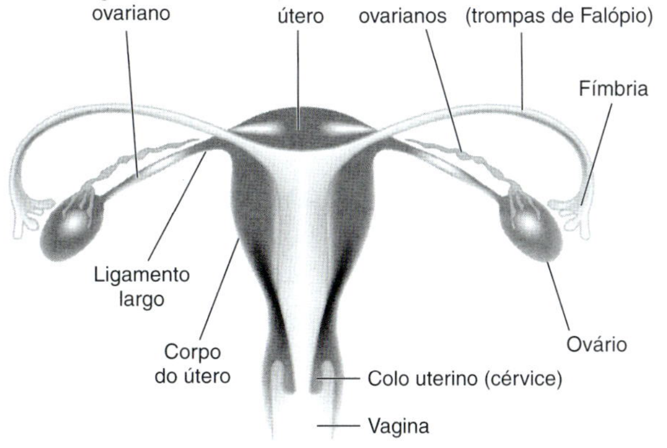

Figura 7-1 Anatomia normal do sistema reprodutor feminino.

Etiologia

Uma gravidez heterotópica é uma gestação gemelar rara quando um embrião é implantado na cavidade endometrial interna e outro fora da mesma.

Epidemiologia

A gravidez ectópica pode ocorrer em qualquer idade reprodutiva. As taxas de gravidez ectópica têm aumentado no decorrer dos anos, e a alta prevalência de doenças sexualmente transmissíveis (DSTs) tem sido apontada como uma das causas.

Patogênese

A gravidez ectópica geralmente é o resultado de lesões prévias nas tubas uterinas. Quando a fertilização normal acontece na porção distal dos tubos, o óvulo fertilizado atravessa a porção proximal da tuba para se implantar na cavidade uterina. Qualquer distorção estrutural ou funcional da tuba uterina interfere neste processo normal. Uma das razões mais comuns é infecção provocada por DST, como *Neisseria gonorrhoeae* e *Chlamydia trachomatis* (clamídia). Cirurgia abdominal prévia pode causar aderência, levando à obstrução parcial ou a anormalidades estruturais das tubas.

Manifestações Clínicas

História

A queixa mais comum é dor abdominal intermitente ou constante e, menos comum, sangramento. Muitas mulheres não sabem que estão grávidas quando a situação se apresenta.

Exame Físico

Sensibilidade abdominal à palpação geralmente é sentida à direita ou esquerda dos quadrantes inferiores, mas algumas pacientes apresentam dor difusa. A palpação com as duas mãos pode ser útil na cobertura da área a ser examinada, mas deve-se ter cuidado para evitar ruptura iatrogênica da gravidez ectópica. Na impossibilidade de estabelecer uma causa para a dor, a gravidez ectópica não pode ser excluída do diagnóstico.

Avaliação Diagnóstica

A combinação da dosagem dos níveis séricos do hormônio gonadotrófico coriônico humano (β-hCG) com ultra-sonografia transvaginal é o padrão para o diagnóstico. Os princípios envolvidos para o estabelecimento do diagnóstico dependem da perfeita correlação entre os níveis do β-hCG com certa idade gestacional. Com um nível de β-hCG em 1.500 mIU/mm, chamado de **zona discriminatória**, uma gravidez intra-uterina normal deve ser visualizada na ultra-sonografia. Ausência de uma gravidez intra-uterina coincide com o critério que a rotula de gravidez anormal.

Achados Radiológicos

Muitas vezes uma massa extra-uterina pode ser visualizada pela ultra-sonografia, corroborando, assim, o diagnóstico clínico. O achado comum é uma massa localizada entre o útero e o ovário (Fig. 7-2), porém, se nenhuma massa for identificada pelo exame transvaginal, deve ser realizada uma ultra-sonografia transabdominal (transdutor na parede abdominal com a bexiga completamente cheia e distendida formando uma janela para a ultra-sonografia). A massa tem a característica de uma gestação precoce com o centro ecolucente (escuro) circundado por tecido ecogênico. Se a gravidez ectópica estiver avançada, uma apresentação fetal, e mesmo o batimento cardíaco poderão ser detectados. Algumas vezes o contorno da tuba uterina pode ser detectado ultra-sonograficamente.

A avaliação do útero pode ser normal, mas um pseudo-saco gestacional (sangue na cavidade endometrial) pode, algumas vezes, ser identificado. Se o óvulo fertilizado se implantar dentro de um dos cornos uterinos (porção de junção do tubo/trompa ao útero), um anel completo do miométrio é visto contornando o saco gestacional. Um grande volume de fluido livre visto no fundo de saco (fundo do saco) é devido a hemoperitônio, resultado da ruptura da trompa.

PONTOS-CHAVE

1. A gravidez ectópica é um difícil diagnóstico clínico, e o aumento no número de casos é atribuído ao aumento das DST (doenças sexualmente transmissíveis).
2. A ultra-sonografia é o exame auxiliar de escolha para se fazer o diagnóstico da gravidez ectópica.
3. Uma ultra-sonografia transvaginal não exclui uma gravidez ectópica. Deve-se fazer uma ultra-sonografia transabdominal em um esforço de se identificar a gravidez ectópica.
4. Uma massa complexa (ecogênica com componente ecolucente), a ausência de uma gravidez intra-uterina normal, e a correlação com o β-hCG positivo é 95% diagnóstico.
5. Visualização de atividade cardíaca na massa extra-uterina é diagnóstico.

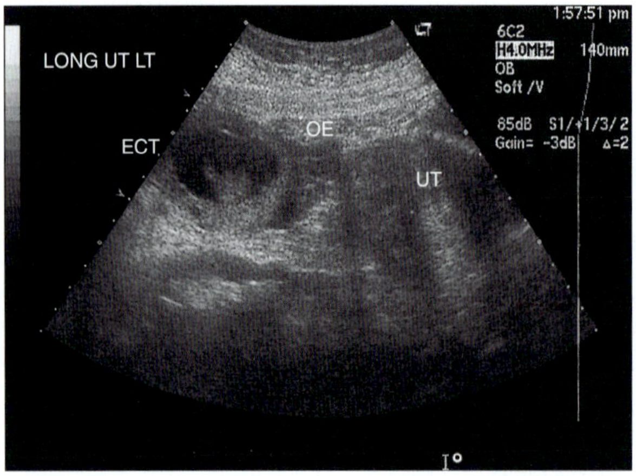

Figura 7-2 Gravidez ectópica. Ultra-sonografia demonstra uma gravidez ectópica anexial esquerda (ECT) adjacente ao ovário esquerdo (OE). O útero (UT) não continha saco gestacional. Cortesia do University of Southern California Medical Center, Los Angeles, CA.

TORÇÃO DO OVÁRIO

Etiologia

A torção do ovário é o resultado de uma rotação deste em torno do seu suprimento vascular. Uma massa anexial geralmente é a causa da torção uma vez que o ligamento ovariano e o ligamento largo não conseguem suportar o peso da massa e manter-se em sua posição anatômica normal. Massas anexiais comuns incluem neoplasias ovarianas, ovários policísticos, grandes cistos ovarianos, endometriomas, e cistos dermóides (Fig. 7-3).

Epidemiologia

A torção do ovário ocorre em mulheres de qualquer idade, porém é mais comum na infância e na adolescência. Na in-

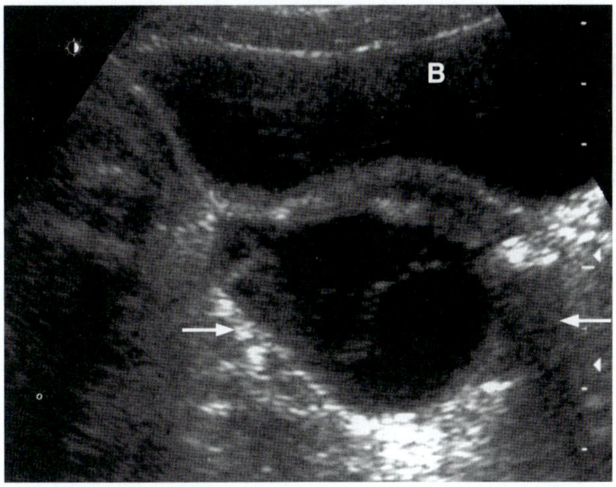

Figura 7-3 Cisto dermóide. A ultra-sonografia da pelve demonstra uma massa cística complexa no anexo, identificada como cisto dermóide.
Cortesia do Cedars-Sinai Medical Center, Los Angeles, CA.

fância, geralmente a causa é um grande tumor dermóide (teratoma) que é o tumor ovariano mais comum na pré-adolescente. Em mulheres jovens a causa mais comum de torção são os grandes cistos ovarianos. Em mulheres na pós menopausa, a causa mais comum é o adenocarcinoma.

Patogênese

Quando ocorre torção ovariana o retorno venoso é obstruído e o ovário torna-se edematoso. O edema aumenta o peso do volume do ovário, freqüentemente levando a torções maiores. O ovário torna-se isquêmico devido ao reduzido fluxo arterial, especialmente nos vasos pequenos e médios.

Manifestações Clínicas

História

Freqüentemente mulheres se apresentam em salas de emergência queixando-se de extrema dor pélvica de início agudo. Quando uma massa de crescimento lento, que geralmente não causa dor, repentinamente atua como um ponto desencadeador de torção, a isquemia ovariana subseqüente provoca uma dor aguda.

Exame Físico

Na torção ovariana, comumente uma forte dor se apresenta à palpação do lado afetado da pelve, que comumente pode generalizar-se por toda a pelve. No exame físico esta torção pode mimetizar apendicite, com sensibilidade no quadrante inferior direito, ou diverticulite, com sensibilidade no quadrante inferior esquerdo. A palpação para localização de massas durante o exame pélvico é importante, uma vez que estas massas freqüentemente constituem causa subjacente para a torção ovariana. A associação com sangramento vaginal não é comum em torção.

Avaliação Diagnóstica

A ultra-sonografia é o estudo de imagem de escolha na avaliação da dor pélvica aguda ou na suspeita de massa pélvica. O exame pode ser feito de forma rápida e fácil na sala de emergência, sem necessidade de nenhum preparo. A ultrasonografia transvaginal demonstra a anatomia detalhada do útero e dos anexos. Se houver suspeita de torção ovariana, o diagnóstico deverá ser feito dentro das primeiras 4 horas para que se possa salvar o ovário de um infarto. Imageamento por Doppler deve constituir uma parte do exame para avaliar o fluxo sanguíneo do ovário afetado. Alternativamente, a RM da pelve, sem contraste, pode ser feita, embora possa levar 1 hora para ser concluída, além disso, não deve haver qualquer contra-indicação, como a presença de marca-passo, clipes de aneurisma intracraniano, ou corpos estranhos metálicos intra-orbitais.

Exames laboratoriais devem ser feitos a fim de excluir gravidez como causa da dor pélvica. Outros exames incluindo hemograma completo (séries branca e vermelha) normalmente são pedidos na torção ovariana. Isto pode ajudar o diagnóstico diferencial a excluir doenças inflamatórias pélvicas, abscessos tubovarianos ou outras causas infecciosas e inflamatórias da dor pélvica (Boxe 7-1).

Achados Radiológicos

Uma massa anexial maior que 2,5 cm, do lado da dor, é o achado ultra-sonográfico mais comum na torção ovariana

BOXE 7-1 DIAGNÓSTICO DIFERENCIAL DE DOR AGUDA NA PELVE

- Folículo ovariano rompido (mais comum)
- Endometriose
- Doença inflamatória pélvica
- Abscesso tubovariano
- Gravidez ectópica
- Torção do ovário
- Causas não-ginecológicas
  - Apendicite
  - Diverticulite

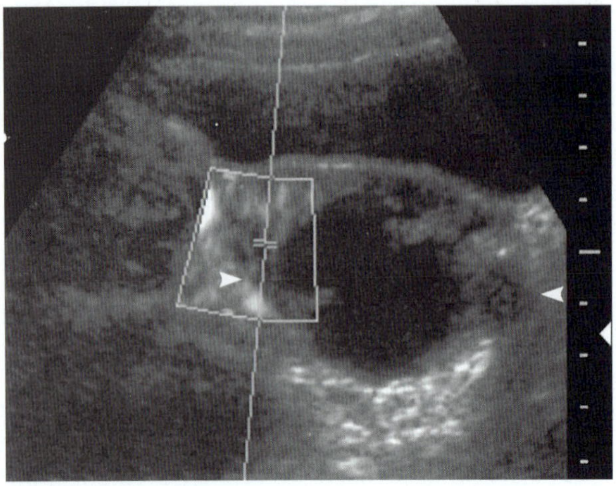

Figura 7-4 Massa ovariana. Imagem ultra-sonográfica de massa ovariana sólida e cística complexa. O cursor está sobre uma área de fluxo sanguíneo para avaliar uma potencial torção.
Cortesia do Cedars-Sinai Medical Center, Los Angeles, CA.

(Fig. 7-4). Este achado não específico torna-se importante apenas quando a história do exame físico e outros achados levam o diagnóstico diferencial à torção ovariana. Ausência ou grave redução do fluxo sanguíneo venoso para o ovário demonstrada em imagem de Doppler colorido (Fig. 7-5) é um achado útil, embora não diagnóstico. Contudo, se o fluxo venoso for notado na parte central do ovário, o diagnóstico de torção estará virtualmente excluído.

Um ovário unilateralmente aumentado com múltiplos folículos corticais periféricos e fluido livre na pelve são achados comumente não específicos. O fluido livre, comumente visto, em caso de torção representa hemorragia de um ovário necrótico depois de prolongada oclusão arterial e subseqüente isquemia.

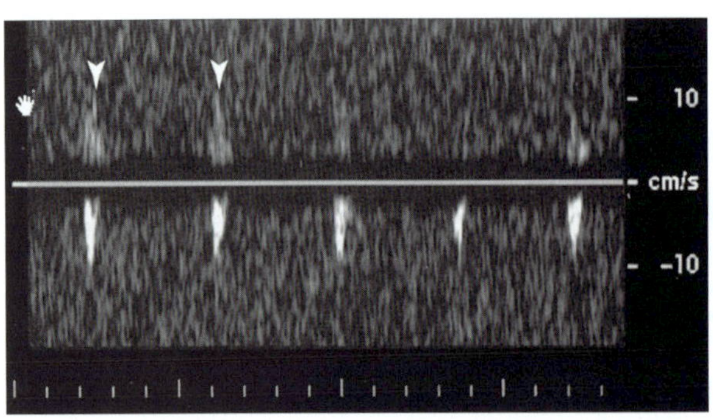

Figura 7-5 Torção do ovário. Imagem de Doppler demonstra apenas fluxo sanguíneo arterial. Nenhum fluxo venoso pode ser identificado no ovário mostrado na Figura 7-3.
Cortesia do Cedars-Sinai Medical Center, Los Angeles, CA.

PONTOS-CHAVE

1. A torção do ovário é o resultado de uma rotação do ovário em torno do seu suprimento vascular.
2. A queixa mais freqüentemente apresentada é extrema dor pélvica de início agudo.
3. A ultra-sonografia é o estudo de imagem de escolha.
4. O diagnóstico de torção ovariana deve ser feito rapidamente (menos de 4 horas) para salvar o ovário de um infarto isquêmico.
5. Uma massa ovariana não específica, do lado da dor, é o achado ultra-sonográfico mais comum na torção ovariana.
6. Ausência ou grave redução do fluxo sanguíneo venoso para o ovário demonstrada em imagem de Doppler colorido é um achado útil, embora não diagnóstico.
7. O fluxo venoso, na parte central do ovário, virtualmente exclui a torção ovariana.

CARCINOMA OVARIANO

Etiologia

As neoplasias ovarianas primárias são agrupadas de acordo com o tipo celular de origem. O ovário é composto por células germinativas, estroma ou células de sustentação, e células epiteliais, todas podendo originar uma neoplasia. Células epiteliais que cobrem a superfície dos ovários dão origem a cistadenocarcinomas seroso e mucinoso, carcinomas de células claras, e carcinoma endometrióide. Células germinais ou oócitos são as células de origem para disgerminomas, tumores das células embrionárias, coriocarcinomas, tumor do seio endodérmico ou tumor do saco vitelino *(yolk sac tumors),* e teratomas (dermóides). Células do estroma dão origem a tumores de células granulosas, tumores celulares Sertoli-Leydig e fibromas. Outros tumores dos ovários incluem linfoma e tumores metastásicos comumente de origem mamária, uterina ou tumores malignos primários gastrintestinais (conhecidos como **tumores de Krukenberg**, quando suas metástases se disseminam para o ovário).

Epidemiologia

O carcinoma ovariano é a 5ª principal causa de morte por câncer em mulheres e constitui 25% de todos os cânceres ginecológicos. A incidência é de aproximadamente 20.000 novos casos por ano, com pico nas idades entre 50 e 60 anos. Neoplasias de células epiteliais (75% dos tumores ovarianos) ocorrem entre a 5ª e 8ª décadas. Tumores de células germinativas (15%) ocorrem com maior freqüência em mulheres entre 12 e 40 anos, embora a neoplasia de célula epitelial seja o mais comum neste grupo etário. Tumores estromais são responsáveis pelos restantes 5% a 10% dos tumores ovarianos.

Existem alguns componentes genéticos para o câncer ovariano, com um risco relativo aumentado de 1,5 vezes no caso de dois parentes de 1º grau terem apresentado a doença. O gene *BRCA-1* tem sido implicado em muitos casos de pessoas com tal predisposição genética.

Manifestações Clínicas

História

As pacientes com freqüência consultam médicos clínicos com queixas não específicas de perda de peso, distensão abdominal, vago desconforto abdominal e pélvico, ou a sensação de uma massa pélvica. Algumas pacientes podem apresentar quadros graves se a massa for grande o bastante para causar torção e dor aguda na região pélvica. Fatores de risco que devem ser esclarecidos no histórico médico são as baixa paridade (poucas vezes que a mulher pariu), dieta rica em gordura e lactose e gravidez tardia. Pílulas anticoncepcionais, por via oral, estatisticamente apresentam um efeito protetor.

Exame Físico

Ascite, massa pélvica e caquexia são sinais tardios encontrados no exame físico. Infelizmente, com freqüência as neoplasias ovarianas se apresentam em estágio avançado, geralmente com metástases distantes, com 65% das pacientes tendo doenças metastáticas no diagnóstico. Apesar dos altos níveis do antígeno 125 (CA-125) na maioria das pacientes com a doença, o teste não é específico para neoplasia ovariana e, geralmente, não é usado como uma ferramenta de busca, e sim como uma forma de acompanhar a efetividade do tratamento em casos confirmados.

Avaliação Diagnóstica

Na suspeita de neoplasia ovariana, a ultra-sonografia pélvica é a modalidade de imagem usada com mais freqüência. Devem ser obtidas imagens por via transvaginal e transabdominal. A transabdominal fornece uma visão geral da pelve, possibilitando a avaliação das estruturas pélvicas superiores, na procura por linfadenopatia ou disseminação peritoneal, e na busca de fluido livre na região pélvica. As imagens transvaginais definem com mais detalhes a extensão da doença no ovário e seus anexos. Se houver suspeita de torção, o imageamento por Doppler também deverá ser realizado. O diagnóstico diferencial de uma massa ovariana inclui neoplasias benignas e malignas, cistos ovarianos, torções e endometrioma.

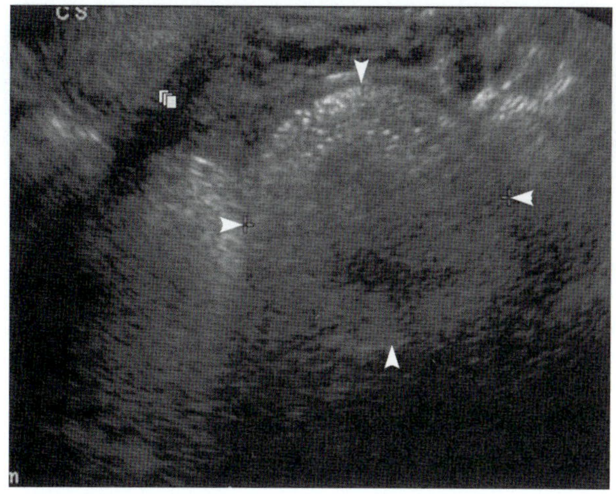

Figura 7-6 Carcinoma ovariano. Ultra-sonografia de volumosa massa anexal ecogênica, heterogênea.
Cortesia do Cedars-Sinai Medical Center, Los Angeles, CA.

Achados Radiológicos

O achado ultra-sonográfico mais comum no carcinoma ovariano é de uma massa anexial unilateral com aspecto cístico complexo (Fig. 7-6). Se o volume do ovário for maior que 18 cm^3 em mulheres na pré-menopausa, ou maiores que 8 cm^3 em mulheres na pós-menopausa, é considerado anormal e é suspeito de ser uma neoplasia ovariana. Cistos mistos e lesões sólidas são sugestivos de malignidade e ocorrem, mais comumente, com cistadenocarcinoma ovariano (Fig. 7-7). Componentes císticos são identificados devido à falta de ecos internos (aparecem negros na ultra-sonografia) e reforço acústico posterior (brilhante além do cisto). Um cisto maior que 3,5 cm (maior do que os folí-

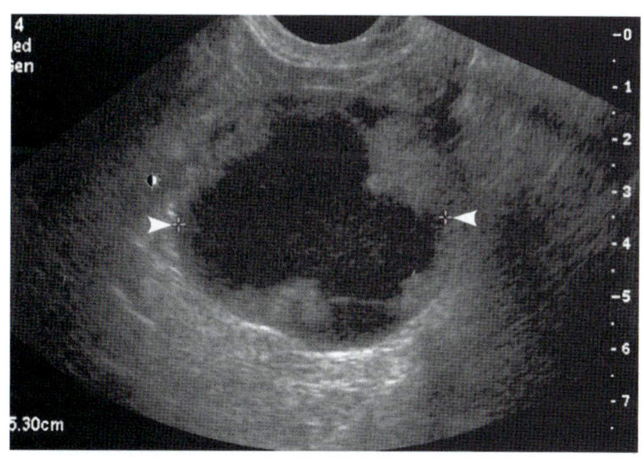

Figura 7-7 Cistadenocarcinoma ovariano. Imagens de ultra-sonografia de massa ovariana mista sólida/cística.
Cortesia do Cedars-Sinai Medical Center, Los Angeles, CA.

BOXE 7-2 ACHADOS ULTRA-SONOGRÁFICOS QUE SUGEREM NEOPLASIAS OVARIANAS MALIGNAS

- Massa anexial com paredes espessas e de formato irregular
- Massa anexial com componentes irregulares e sólidos
- Massa anexial complexa com grande componente cístico (> 10 cm)
- Cisto anexial com múltiplas septações internas
- Múltiplas e pequenas lesões peritoneais irregulares representando metástase (disseminação peritoneal)
- Ascite
- Material peritoneal gelatinoso de um pseudomixoma peritoneal sugerindo um adenocarcinoma do ovário secretor de mucina

culos maturados usuais) deve ser acompanhado por ultra-sonografia até a resolução.

Outros achados que sugerem malignidade estão relacionados no Boxe 7-2.

PONTOS-CHAVE

1. Neoplasias ovarianas são agrupadas de acordo com o tipo de célula de origem.
2. Neoplasias ovarianas primárias surgem nas células germinativas, estroma ou células epiteliais (75%).
3. Outros tumores dos ovários incluem linfoma e tumores metastáticos de neoplasias mamárias, uterinas ou tumores gastrintestinal superiores (tumores de Krukenberg).
4. As neoplasias ovarianas, geralmente, são silenciosas até que estejam num estágio avançado, com 65% das pacientes tendo doença metastática ao tempo do diagnóstico.
5. As pacientes com freqüência se queixam de perda de peso, distensão abdominal, desconforto ou massa pélvica.
6. O achado ultra-sonográfico mais comum no carcinoma ovariano é uma massa anexial unilateral complexa.
7. Cistos mistos e lesões sólidas são sugestivos de malignidade e comumente são cistadenocarcinomas ovarianos.
8. A presença de ascite aumenta a probabilidade de malignidade.

CARCINOMA ENDOMETRIAL

Anatomia

O útero normalmente mede entre 6 a 8 cm de comprimento, em mulheres na pré-menopausa. Na pós-menopausa o útero pode diminuir um pouco em tamanho ficando entre 4 e 6 cm. A linha endometrial, chamada de **eco endometrial** (EE), na ultra-sonografia, alinha o canal endometrial e deve medir não mais que 14 mm de espessura se a paciente estiver na pré-menopausa, ou 5 mm se estiver na pós-menopausa. Pacientes em terapia com tamoxifeno podem ter uma linha endometrial um pouco aumentada, mas qualquer paciente com um (EE) maior do que 15 mm deve prosseguir a avaliação para excluir malignidade.

Etiologia

O endométrio normalmente prolifera durante o ciclo médio menstrual. Em mulheres na pós-menopausa o endométrio fica atrofiado e não deve continuar a proliferar. Proliferação anormal do endométrio pode ocorrer devido a estrogênio não controlado, ou pode resultar de adenocarcinoma ou sarcoma.

Epidemiologia

O carcinoma endometrial, na ginecologia, é a mais comum malignidade, com 35.000 novos casos anuais nos Estados Unidos. As mulheres mais comumente afetadas, estão entre 50-60 anos. Para os sarcomas endometriais menos comuns, a incidência é maior na faixa etária entre 40 e 60 anos. Fatores de risco para ambos estão relacionados a níveis aumentados de estrogênio e incluem menarca precoce, menopausa tardia, terapia de reposição de estrogênio, obesidade, falha na ovulação, e as nulíparas (mulheres que nunca deram à luz).

Manifestações Clínicas

História

Sangramento na pós-menopausa é o sintoma mais comum. Outros sintomas incluem dor pélvica indefinida causada pelo aumento do tamanho uterino.

Exame Físico

Sangue no óstio cervical geralmente é notado no exame ginecológico. No sarcoma, prolapso de tecido pode ser notado. O exame Papanicolaou (Pap) pode ser de ajuda se for positivo, mas não exclui a doença se for negativo. Um útero aumentado ou miomas uterinos com freqüência são percebidos à palpação.

Avaliação Diagnóstica

A ultra-sonografia transvaginal é a modalidade de imagem de escolha. A TC pode ser útil no estagiamento de casos confirmados, mas não é tão precisa quanto a RM. Miomas são freqüentemente visualizados com TC e RM e podem não ser distinguíveis de malignidade uterina. O diagnóstico diferencial em mulheres com sangramento na pós-menopausa deve também incluir sangramento nos fibróides uterinos, hiperplasia endometrial, pólipos endometriais, câncer cervical com sangramento, endometriose, e efeitos colaterais de reposição de estrogênio.

Achados Radiológicos

Um eco endometrial ecogênico complexo (brilhante na ultra-sonografia), com espessura superior a 15 mm em paciente na pré-menopausa, ou mais de 5 mm de espessura na pós-menopausa, é sugestivo de carcinoma endometrial (Fig. 7-8). Hiperplasia endometrial ou pólipos têm um aspecto similar. Um contorno endometrial mal definido e irregular é suspeito de carcinoma. Uma extensão de tecido endometrial ecogênico para dentro ou além do miométrio é suspeita de malignidade, apesar de adenomiose (endometriose do útero) apresentar um aspecto similar. Imagem de TC de câncer endometrial geralmente mostra uma massa, aumento do endométrio e fluido no canal endometrial (Fig. 7-9). Um canal dilatado com fluido pode resultar de um tumor uterino obstruindo o óstio interno da cérvice, câncer cervical, um pólipo endometrial, ou inflamação no óstio cervical. Aumento uterino é um achado não-específico que pode, também, ser visto com fibróides e adenomiose.

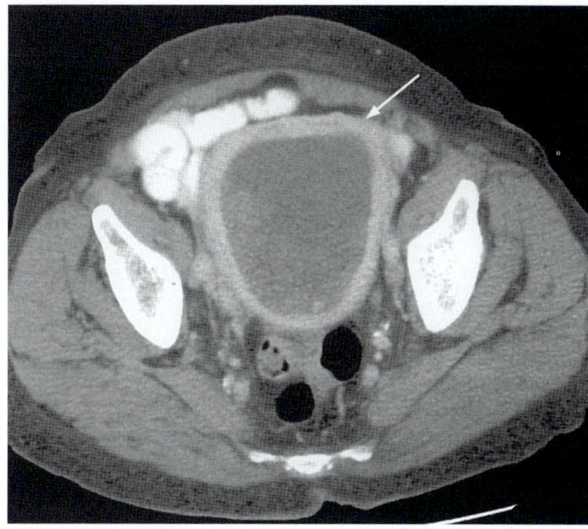

Figura 7-9 Carcinoma endometrial. TC da pelve mostra uma cavidade endometrial dilatada com fluido heterogêneo.
Cortesia do Cedars-Sinai Medical Center, Los Angeles, CA.

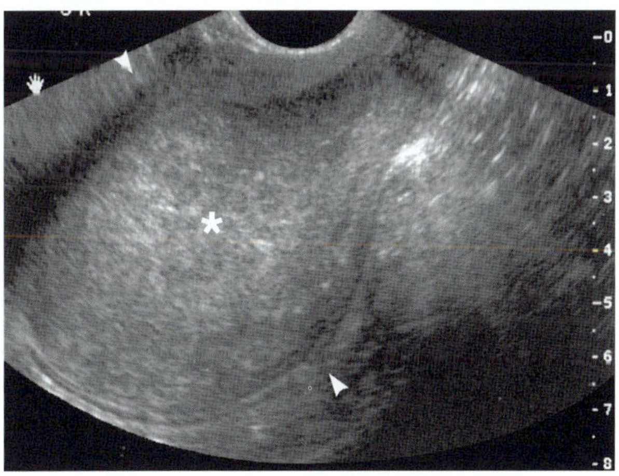

Figura 7-8 Carcinoma endometrial. Endométrio ecogênico *(asterisco)*, espesso em ultra-sonografia da pelve. (Paredes do útero: anterior, *ponta de seta superior;* e posterior, *ponta de seta inferior.)*
Cortesia do Cedars-Sinai Medical Center, Los Angeles, CA.

PONTOS-CHAVE

1. A linha endometrial, mais bem observada na ultra-sonografia, alinha o canal endometrial e deve medir não mais que 14 mm se a paciente estiver na pré-menopausa, ou 5 mm se estiver na pós-menopausa.
2. Sangramento na pós-menopausa é o sintoma mais comum de malignidade endometrial.
3. A ultra-sonografia transvaginal é a modalidade de imagem de escolha.
4. Um eco endometrial espanado, irregular e mal definido, com espessura superior a 15 mm (pré-menopausa) ou mais de 5 mm (pós-menopausa) é altamente sugestivo de carcinoma endometrial.
5. Fluido dentro do canal endometrial geralmente é resultado de sangue. Se o canal está dilatado, sugere uma lesão obstruindo o óstio interno, que pode ser devido a câncer endometrial, câncer cervical, pólipo endometrial, ou inflamação do óstio cervical.

CAPÍTULO

8 Imagem Musculoesquelética

TRAUMA

FRATURA DE COLLES

Anatomia

A descrição radiográfica das fraturas segue uma abordagem sistemática. Primeiro, determina-se quais os ossos afetados, a localização anatômica de cada um deles, por exemplo, epífise, metáfise, diáfise. A diáfise é dividida em três porções: proximal, média e distal. A seguir, descreve-se o padrão da fratura como simples (fraturas com 2 extermidades e sem fragmentos) ou cominutivas (mais de dois fragmentos). As fraturas planas podem ser transversais, oblíquas, espirais ou longitudinais. Outras características importantes são a angulação do fragmento distal, o acavalamento dos fragmentos e o envolvimento da placa de crescimento (fise) ou do espaço articular.

A fratura de Colles, por definição, envolve a cabeça do rádio com angulação dorsal do fragmento distal da fratura. Uma fratura da estilóide ulnar associada está presente em 50% dos casos.

Etiologia

A causa mais comum é um trauma sobre a mão estendida, com o punho em dorsiflexão parcial (Fig. 8-1). Os vetores da força são dirigidos para o rádio distal, dorsal e proximalmente.

Epidemiologia

A fratura de Colles é fratura mais comum do antebraço distal. A osteoporose aumenta o risco de sua incidência e, classicamente, os pacientes são mulheres com mais de 70 anos e com algum grau de osteoporose.

Manifestações Clínicas

História

Os pacientes, em geral, contam uma história de queda na deambulação. Pavimentos sem uniformidade, ou passos mal dados, freqüentemente fazem com que a pessoa caia para frente e estenda os braços numa ação reflexa. Se o paciente não puder lembrar-se da causa da queda, uma razão subjacente como ataxia, desidratação, hipotensão ortostática ou síncope deve ser investigada.

Exame Físico

Verifica-se a presença de um ponto de sensibilidade ou dor sobre o rádio distal e, comumente, sobre a estilóide ulnar. Edema de tecido mole está presente sobre o aspecto radial do punho. O pulso radial deve ser comparado com o pulso contralateral e as funções motoras e sensitivas da mão devem ser testadas. Os nervos mediano e ulnar e a artéria radial são raramente afetados, mas se houver comprometimento grave, vascular ou neurológico, torna-se necessário o procedimento cirúrgico.

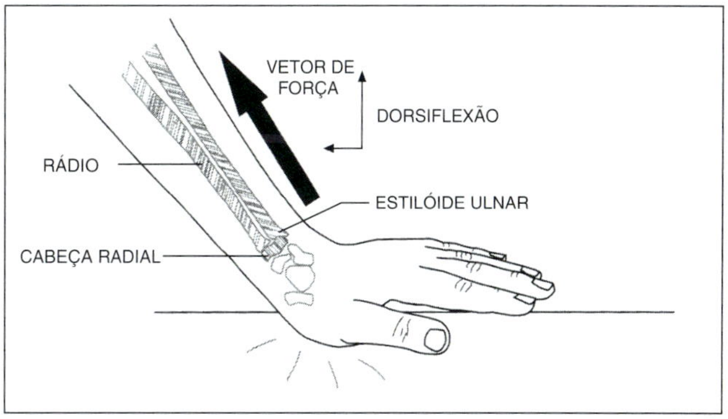

Figura 8-1 Queda sobre mão espalmada e mecanismo da fratura de Colles.

Avaliação Diagnóstica

Radiografias simples em AP, lateral e oblíqua do antebraço distal e do punho constituem os exames radiológicos de escolha para um paciente com suspeita de fratura de Colles.

Achados Radiológicos

O achado patognomônico da fratura de Colles é a fratura distal do rádio com angulação dorsal (Fig. 8-2). Geralmente uma linha de fratura é vista no RX/AP. O RX lateral mostra a angulação dorsal do rádio distal. Fraturas sutis podem ser detectadas apenas como uma descontinuidade no contorno normal da cortical densa. O edema ou inchaço de tecido mole é um importante achado associado que, quase sempre, acompanha a fratura.

Se houver impactação da cabeça radial, o rádio é encurtado anteriormente. A fratura da estilóide ulnar é vista em cerca de 50% dos casos.

Uma fratura de Smith (Fig. 8-3) é similar à de Colles, mas a angulação do fragmento radial é quase sempre volar e não-dorsal.

PONTOS-CHAVE

1. Uma **fratura de Colles** é definida como uma fratura da cabeça do rádio com angulação dorsal do fragmento distal.
2. Os pacientes relatam história de queda sobre as mãos espalmadas.

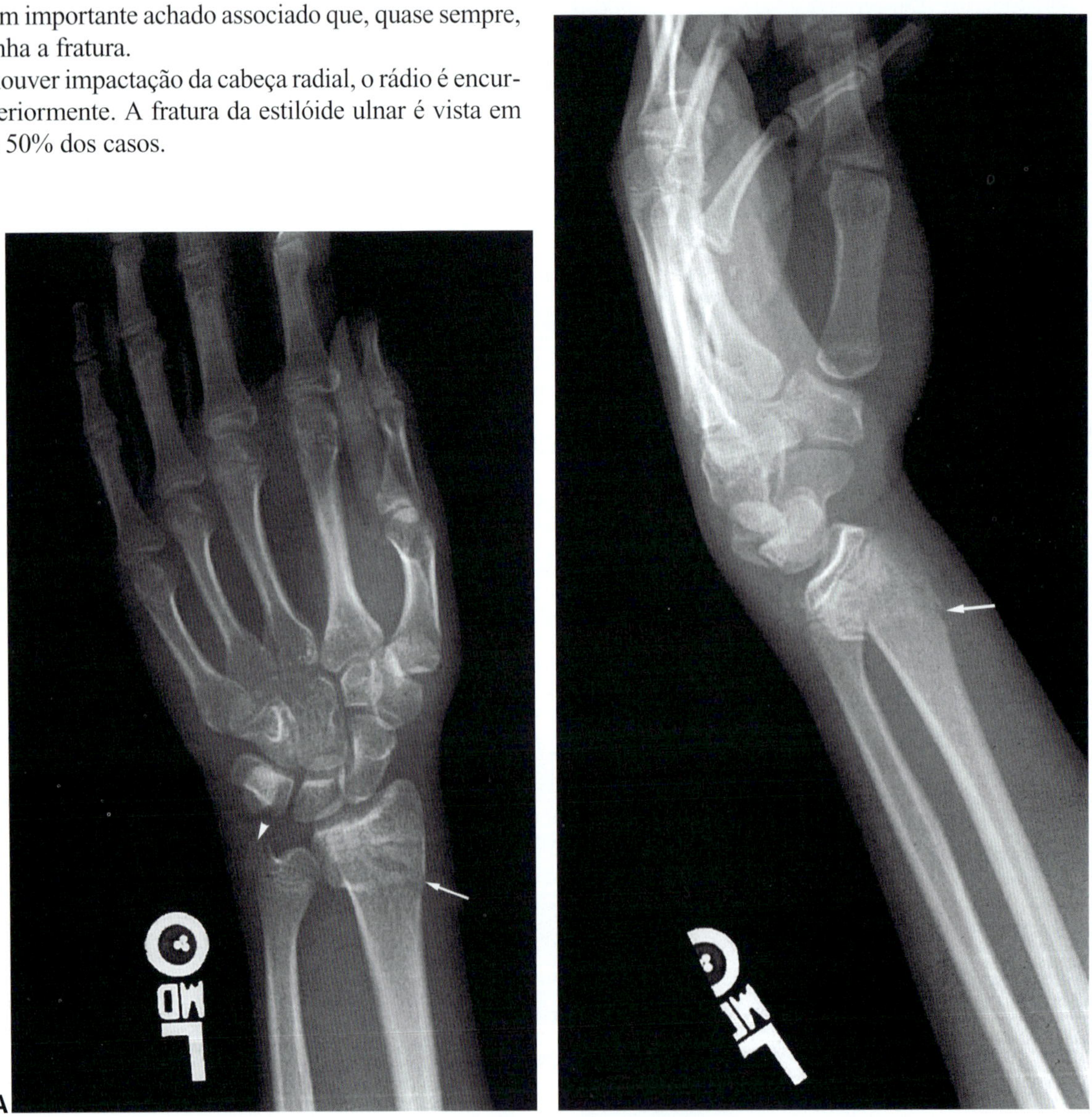

A B

Figura 8-2 **A:** Fratura de Colles, vista ântero-posterior (AP). Há uma fratura do rádio distal com pequena angulação dorsal do fragmento distal. **B:** Fratura de Colles, vista lateral.
Cortesia do Cedars-Sinai Medical Center, Los Angeles, CA.

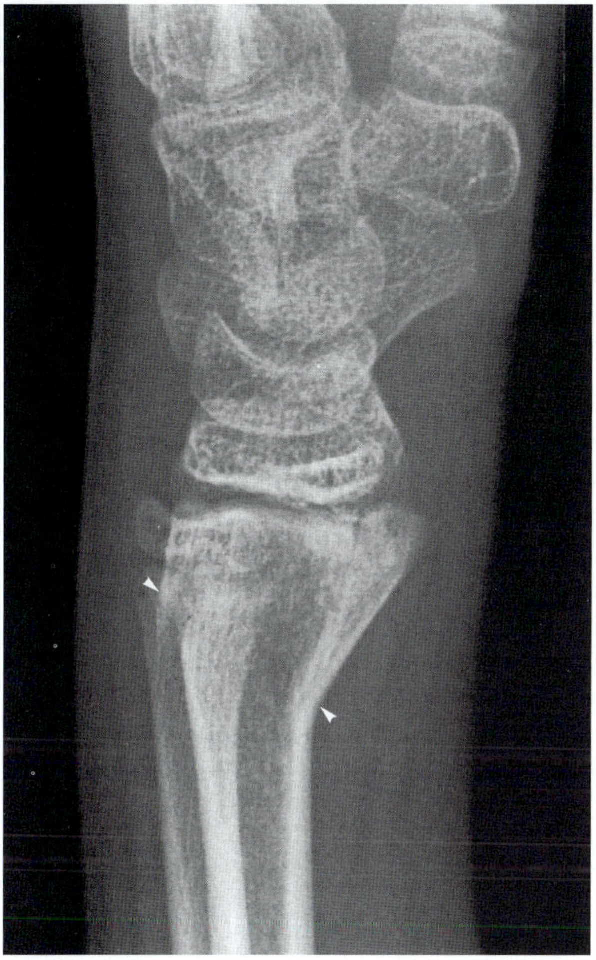

Figura 8-3 Fratura de Smith do rádio distal com angulação volar do fragmento distal.
Cortesia do Cedars-Sinai Medical Center, Los Angeles, CA.

FRATURA TIPO *TORUS*

Anatomia

Uma fratura em curva saliente pode ocorrer em qualquer osso longo, mas geralmente é vista no rádio ou na tíbia.

Etiologia

A fratura ocorre, geralmente, como resultado de um encurvamento do córtex, conseqüente à ação de forças anguladas excessivas. Trauma resultante de, por exemplo, um pulo de uma altura maior do que 1,8 m, e também queda sobre mãos espalmadas podem provocar fratura tipo *torus*, em crianças de 5 a 10 anos. Crianças são susceptíveis a esse tipo de fratura porque a elasticidade de seus ossos ainda em maturação causa deformidade do córtex, na maioria dos casos, mais freqüentemente que uma fratura ao longo de um único plano, como acontece com adultos.

Manifestações Clínicas

História

Geralmente a fratura tipo *torus* ocorre em conseqüência de uma queda sobre mãos espalmadas ou após um pulo sobre uma superfície dura e de uma altura de mais de 1,8 m. Isto, usualmente, acontece durante esportes ou brincadeiras com *skate*, patins, bicicleta.

Exame Físico

Sensibilidade à palpação é provocada na área correspondente aos achados radiológicos.

Avaliação Diagnóstica

Radiografias AP, lateral e oblíqua do membro afetado são, usualmente, suficientes para o diagnóstico. Ocasionalmente as radiografias do membro contralateral são úteis para comparação.

Achados Radiológicos

A fratura do tipo *torus* ou do tipo de dobra saliente *(buckle)* é vista como ruptura encurvada do córtex e ruptura do periósteo do lado convexo, que pode estender-se por uns poucos milímetros até cerca de 1 cm. A fratura é mais bem vista na incidência lateral (Fig. 8-4) do que na de frente, por esta razão é importante obter-se 3 incidências do punho, em uma tentativa para visualizar a fratura em ângulo. Verifica-se ligeiro a moderado edema de tecido mole sobre a fratura e sensibilidade sobre as áreas suspeitas.

PONTOS-CHAVE

1. Uma fratura do tipo *torus* ou "encurvada" pode ocorrer em qualquer osso longo, mas geralmente elas situam-se no rádio ou na tíbia.
2. A fratura tipo *torus* ocorre, comumente, em crianças de idades entre 5 a 10 anos, no rádio, depois de uma queda sobre mãos espalmadas ou na tíbia, numa queda de média altura (6 pés), na tíbia.
3. A fratura de *torus* refere-se ao rompimento em curva do córtex e do periósteo, sem uma linha de fratura transversa distinta.

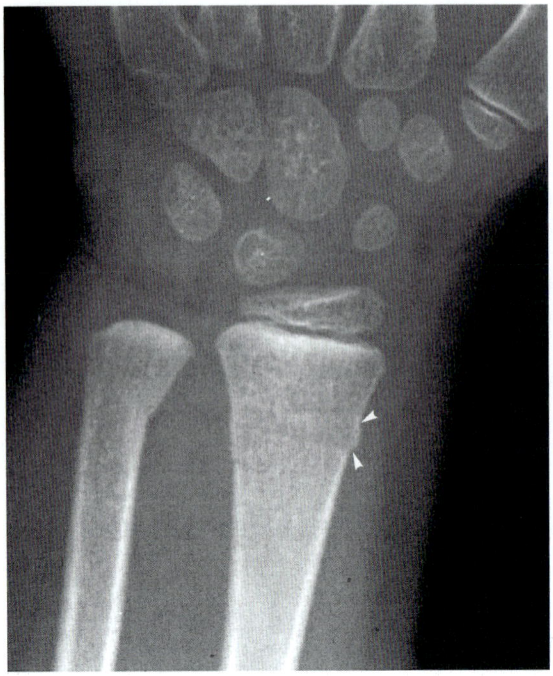

Figura 8-4 Fratura tipo *torus* do rádio distal em uma criança de 10 anos de idade que caiu enquanto patinava. Note o encurvamento na metáfise radial em radiografia AP *(pontas de seta)*.
Cortesia do Cedars-Sinai Medical Center, Los Angeles, CA.

FRATURA DE SALTER-HARRIS

Anatomia

Os ossos longos são divididos em três secções em relação à placa de crescimento (fise) (Fig. 8-5). A epífise é distal à placa de crescimento; a metáfise é imediatamente adjacente à placa de crescimento, no lado oposto da epífise, e a diáfise é o longo bastão além da metáfise. Na criança em crescimento, com placas epifisianas ainda abertas, cerca de 35% dos traumatismos esqueléticos, de algum modo, envolvem essa placa. Os locais mais comuns de fraturas são os punhos (50%), os tornozelos (30%) e os joelhos. O envolvimento traumático da placa de crescimento (fise) pode causar deformidades, como discrepâncias no comprimento dos membros envolvidos e angulações.

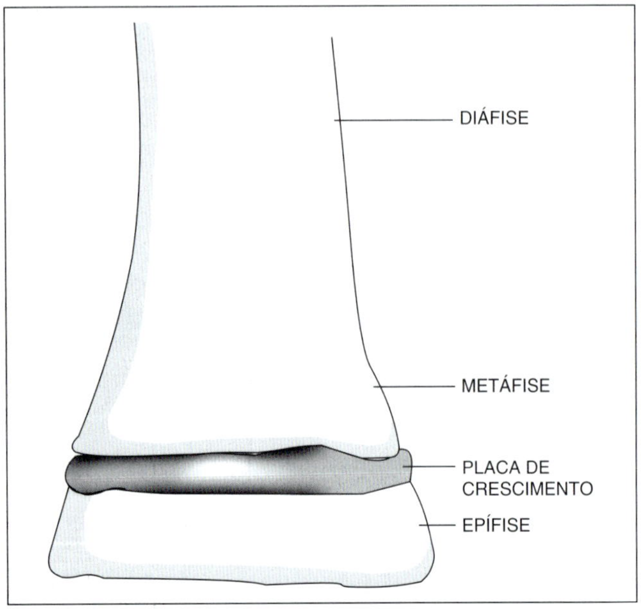

Figura 8-5 Diagrama da anatomia da placa de crescimento ósseo.

Etiologia

Qualquer traumatismo com força suficiente pode causar uma fratura ou ruptura da placa de crescimento. As lesões são análogas às lesões dos ligamentos nos adultos.

Epidemiologia

As lesões da placa de crescimento são responsáveis por cerca de 35% de todas as lesões esqueléticas, em crianças entre 10 e 15 anos. Crianças mais novas geralmente apresentam lesões referidas como "fraturas-em-galho-verde" (Fig. 8-6) ou fraturas tipo *torus* (Fig. 8-4).

Manifestações Clínicas

História

Os pacientes, em geral, chegam logo após o traumatismo. No grupo de crianças entre 10 a 15 anos, esses traumatismos são, em geral, resultantes de esportes ou de quedas. A queixa principal é a dor referida ao membro afetado e ponto de sensibilidade sobre a fratura.

Exame Físico

Edema de tecido mole recobrindo a fratura, ou difuso sobre a articulação afetada, é visto ao exame superficial. Um exame neurovascular completo deve ser feito porque as fraturas de Salter-Harris podem afetar nervos e vasos adjacentes.

Avaliação Diagnóstica

Radiografias AP, laterais e oblíquas do membro afetado constituem o padrão radiológico para o exame inicial das fraturas suspeitas. Tomografia computadorizada do membro envolvido pode ser obtida se houver suspeita de envolvimento intra-articular não definido pelas radiografias comuns. RM é raramente indicada, mas pode mostrar a existência de edema medular e fraturas, sem deslocamento, que não ficaram evidentes nas radiografias.

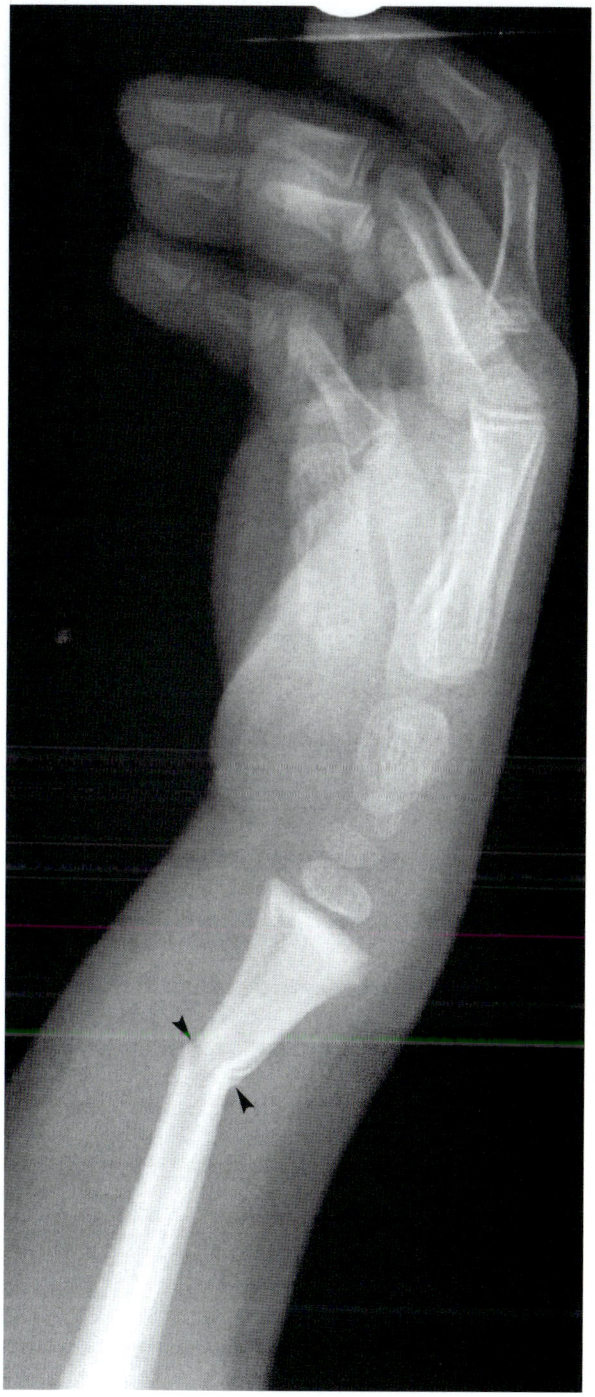

Figura 8-6 Fratura em "galho verde" do rádio distal e da ulna. Apenas os córtex volares apresentam fraturas com deslocamento. O córtex dorsal demonstra um tipo inclinado de fratura.
Cortesia do Cedars-Sinai Medical Center, Los Angeles, CA.

Achados Radiológicos

As fraturas de Salter-Harris são classificadas em 5 tipos (Fig. 8-7). O termo mnemônico SALTR descreve cada tipo: escorregamento *(slipped)*, superior *(above)*, inferior *(lower)*, transversal *(through)* e cominutiva *(ruined)* (Boxe 8-1).

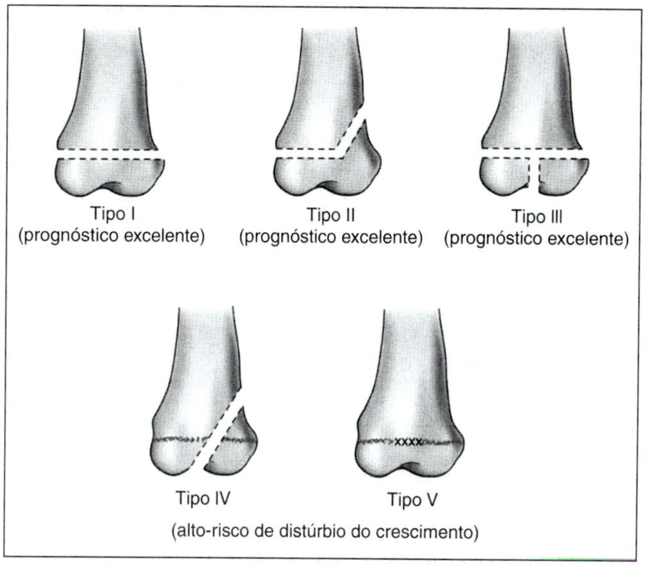

Figura 8-7 Fraturas epifisárias: classificação de Salter-Harris.

BOXE 8-1 CLASSIFICAÇÃO MNEMÔNICA – SALTR

- Tipo I (5%): Placa de crescimento (fise) deslocada
- Tipo II (75%): Fratura acima da placa de crescimento (fise) envolvendo apenas a metáfise (Fig. 8-8)
- Tipo III (10%): Fratura abaixo da placa de crescimento envolvendo apenas a epífise
- Tipo IV (10%): Fratura através da metáfise, da placa de crescimento e da epífise (Fig. 8-9)
- Tipo V (rara <1%): Impactação da fise

PONTOS-CHAVE

1. Fraturas de Salter-Harris são classificadas em 5 tipos. O termo mnemônico SALTR descreve cada tipo: deslocada por escorregamento, superior, inferior, transversal e impactação.
2. Estas fraturas afetam crianças entre as idades de 10 a 15 anos.
3. Radiografias AP, lateral e oblíqua da articulação afetada constituem o padrão empregado para o estudo radiográfico das fraturas suspeitadas.

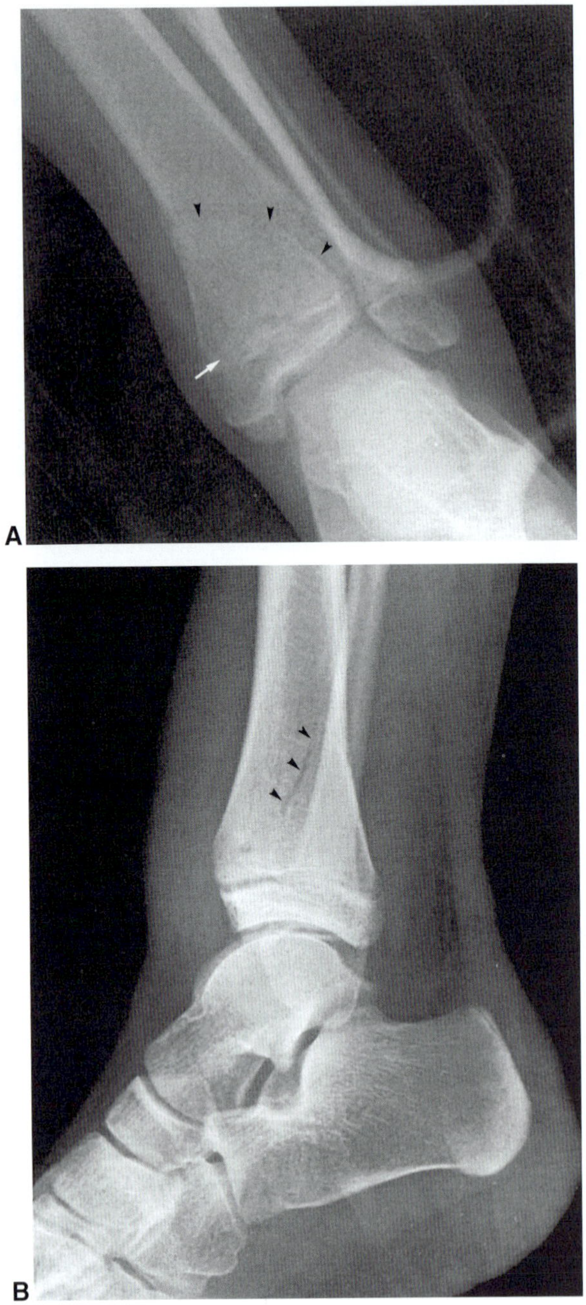

Figura 8-8 **A:** Vista AP de fratura tipo II de Salter-Harris do tornozelo esquerdo em garoto de 12 anos. A linha de fratura envolve a metáfise distal da tíbia. **B:** Vista lateral de fratura tipo II de Salter-Harris no mesmo paciente.
Cortesia do Cedars-Sinai Medical Center, Los Angeles, CA.

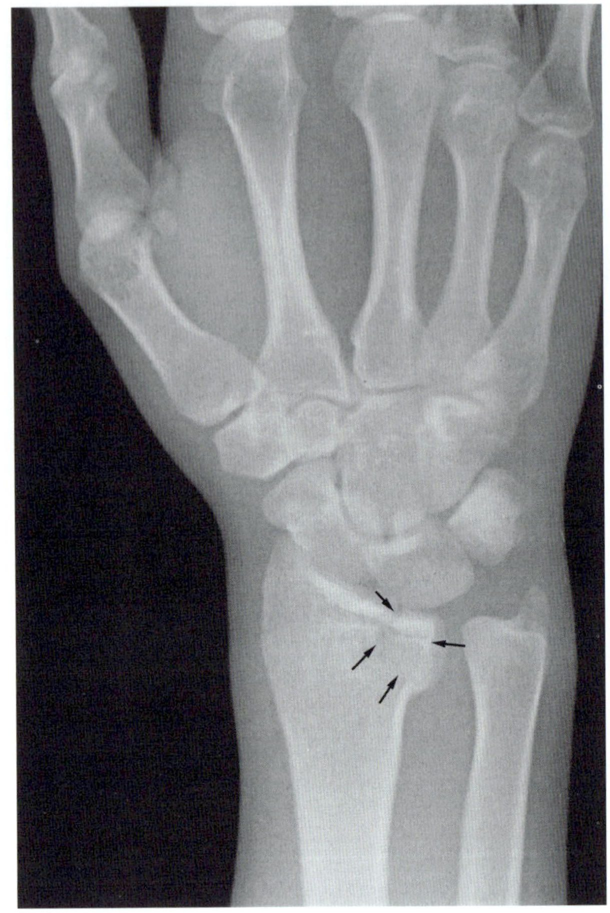

Figura 8-9 Fratura de Salter-Harris tipo IV que se estende através da placa de crescimento (fise) no rádio direito de um garoto de 9 anos.
Cortesia do Cedars-Sinai Medical Center, Los Angeles, CA.

FRATURAS DO QUADRIL

Anatomia

Fraturas femorais ocorrem, usualmente, em uma das 3 áreas: subcapital, intertrocanteriana ou subtrocanteriana (Fig. 8-10). As fraturas subtrocanterianas são, em geral, associadas a traumatismos mais graves e são mais comuns em homens. A artéria circunflexa do fêmur que faz o suprimento de sangue para a cabeça do fêmur pode ser afetada, especialmente nas fraturas subcapitais. Necrose avascular da cabeça femoral é uma complicação que se verifica em 10% a 30% dos casos de fraturas subcapitais.

Etiologia

A etiologia subjacente é comumente a osteoporose ou o uso crônico sistêmico de esteróides. Fraturas agudas são, usual-

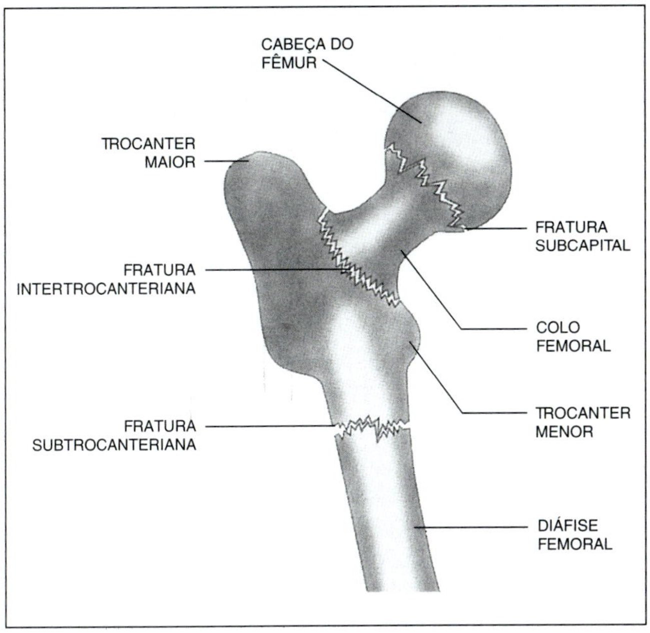

Figura 8-10 Diagrama de pontos comuns de fratura femoral.

mente, devidas a traumatismos, mas fraturas osteoporóticas sem associação com traumatismo maior têm sido relatadas. Fraturas patológicas podem ocorrer como resultado de metástases de lesões ósseas primárias.

Epidemiologia

Nos Estados Unidos, a incidência de fratura de quadril é de cerca de 200.000 casos por ano. Os pacientes são predominantemente mulheres na pós-menopausa, mas homens com osteoporose e qualquer paciente que esteja em uso crônico de esteróides para outras condições apresentam um risco aumentado de fratura no quadril. Consumo inadequado de vitamina D e de cálcio, falta de exercício e o uso de bebidas alcoólicas são fatores predisponentes.

Manifestações Clínicas

História

A dor é referida na virilha do lado afetado. Dor grave é sugestiva de fratura com deslocamento. Os pacientes podem queixar-se de dor durante o repouso, mas a maioria a sente quando tenta suportar algum peso.

Exame Físico

Rotação externa e encurtamento do membro afetado são notados, na maioria das vezes, em exame superficial. A dor pode ser provocada pelo movimento do quadril e dor referida ao joelho pode estar presente.

Avaliação Diagnóstica

Adicionalmente à história e ao exame físico, uma radiografia AP da pelve e uma radiografia AP com o membro em abdução e rotação externa (perna de rã) e radiografias laterais do quadril afetado devem ser obtidas. Radiografias AP e perfil do fêmur e do joelho devem ser realizadas para poder excluir outras fraturas e outras causas da dor referida ao joelho.

Um outro teste importante é a radiografia pós-redução, usada para excluir fragmentos de fraturas não vistos nas radiografias anteriores e para confirmar se a redução foi adequada e, assim, evitar a falta de união dos fragmentos. Se o quadril também foi deslocado, uma TC deve ser obtida para excluir fragmentos ósseos intra-articulares, vistos na pós-redução.

Achados Radiológicos

Fraturas são, muitas vezes, vistas como uma ruptura do córtex, como uma linha transparente de fratura (Fig. 8-11), ou como um recuo *(offset)* do alinhamento anatômico normal do fêmur se a fratura estiver deslocada. Nas fraturas subcapitais há, quase sempre, angulação da cabeça femoral, quando comparada ao lado contralateral. Fraturas não-deslocadas podem não ser vistas nas radiografias simples. Por esta razão costumam ser referidas como **fraturas ocultas**. Se o quadro clínico levantar suspeita de fraturas ocultas, mas as radiografias simples forem negativas, RM ou *scan* ósseo com radionuclídeos são meios diagnósticos úteis. Os achados na RM incluem baixo sinal linear nas imagens ponderadas em T1, significando uma linha de fratura. A cintilografia nuclear é útil depois que se inicia a fase de cura quando o radionuclídeo captado pelos osteoblastos demonstra atividade aumentada destas células, ou seja, forma uma zona quente *(hot-spot)* no *scan* ósseo feito com tecnécio.

PONTOS-CHAVE

1. As fraturas do quadril ocorrem, geralmente, em um dos três locais: subcapital, intertrocanteriana ou subtrocanteriana.
2. A etiologia subjacente é, mais comumente, a osteoporose atribuída à idade avançada ou ao uso crônico de esteróides. Fraturas patológicas podem ocorrer como resultado de lesões metastáicas originadas de lesões ósseas primárias.
3. Radiografias AP da pelve, AP tipo "perna de rã" e laterais do quadril afetado devem ser obtidas.

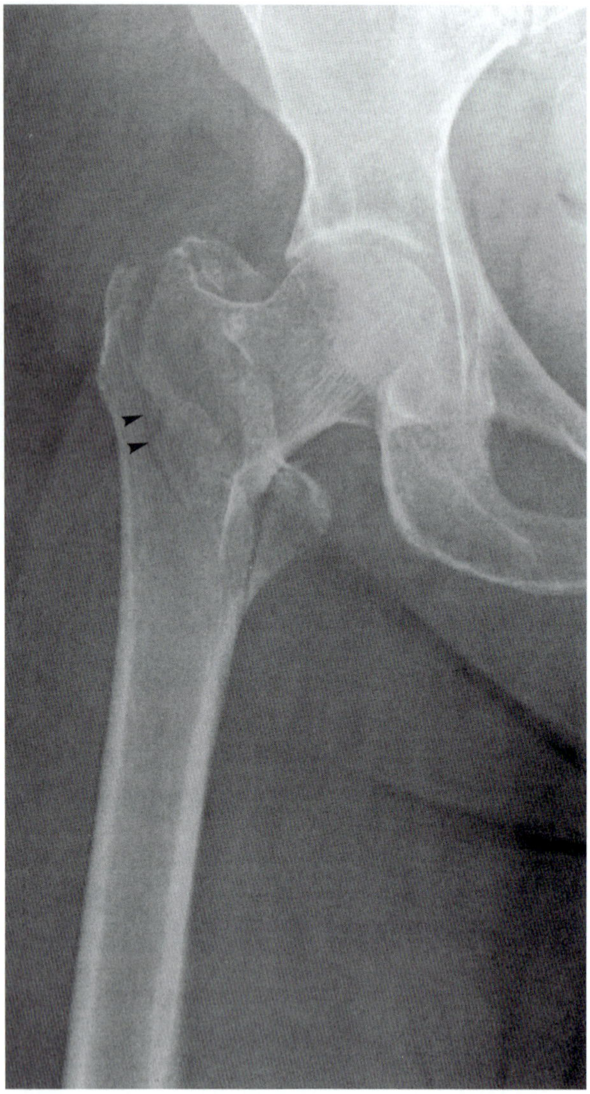

Figura 8-11 Fratura do quadril. Fratura intertrocanteriana no quadril direito de uma mulher de 83 anos que caiu da cama. Cortesia do Cedars-Sinai Medical Center, Los Angeles, CA.

ARTRITE REUMATÓIDE

Etiologia

Artrite reumatóide é a mais comum das artrites inflamatórias. A causa desta doença é ainda incerta. Há uma associação da artrite reumatóide com o antígeno leucocitário humano (HLA) DW4, e fatores ambientais também são considerados.

Epidemiologia

A distribuição etária vai dos 25 aos 35 anos, com um pico na faixa dos 20 aos 30 anos. A proporção entre mulheres e homens é de 3:1.

Patogênese

A patologia subjacente é a formação de *pannus* que representa a superprodução de tecido sinovial e que preenche os espaços articulares e causa erosão da cartilagem articular e do osso.

Manifestações Clínicas

História

A principal queixa do paciente é a dor na articulação e a rigidez que é pior, pela manhã, e que dura pelo menos uma hora.

Exame Físico

Sensibilidade dolorosa nas articulação inflamadas é o achado mais comum. O envolvimento simétrico ocorre com o tempo. Contraturas em flexão e desvio ulnar da articulação metacarpofalangiana são observados nos estágios mais tardios da doença.

Avaliação Diagnóstica

A detecção do fator reumatóide (FR) no soro é útil na elaboração do diagnóstico, embora não seja essencial porque cerca de 20% dos pacientes podem apresentar artrites "soronegativas", inclusive a síndrome de Reiter, a artrite psoriática, a espondilite anquilosante. Manifestações extra-articulares que podem ajudar no diagnóstico incluem nódulos reumatóides (20% a 25%), vasculite, esclerite, pericardite, derrames pleurais e fibrose pulmonar intersticial.

BOXE 8-2 ACHADOS RADIOLÓGICOS COMUNS NA ARTRITE REUMATÓIDE

- Deformidades articulares clássicas, como deformidade em pescoço de cisne das articulações interfalangianas proximais e distais, das mãos (Fig. 8-12), deformidade em "*boutonnière*" das falanges e desvio ulnar do punho
- Osteopenia periarticular (um achado precoce) e erosões (achado tardio) (Fig. 8-13)
- Erosões ósseas localizadas longe das áreas de suporte de peso das articulações afetadas
- Uniforme estreitamento dos espaços articulares por perda da cartilagem por ação do *pannus* invasor
- Envolvimento poliarticular simétrico de articula (metacarpofalangianas, metatarsofalangianas, carpal, tarsal, acromioclavicular, quadris, e articulações atlantoaxiais)
- Edema dos tecidos moles

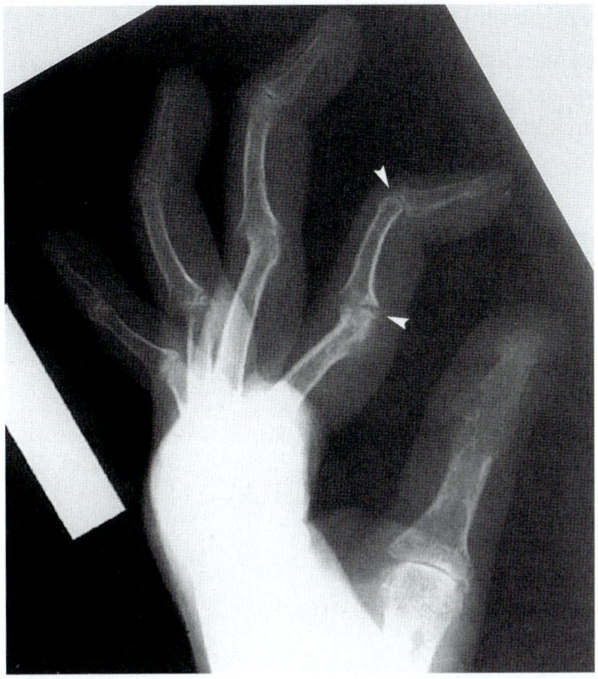

Figura 8-12 Artrite reumatóide. Deformidade clássica em pescoço de cisne das mãos. Hiperextensão da articulação IFP (junção interfalangiana proximal) e hiperflexão da articulação IFD. (junção interfalangiana distal).
Cortesia do Cedars-Sinai Medical Center, Los Angeles, CA.

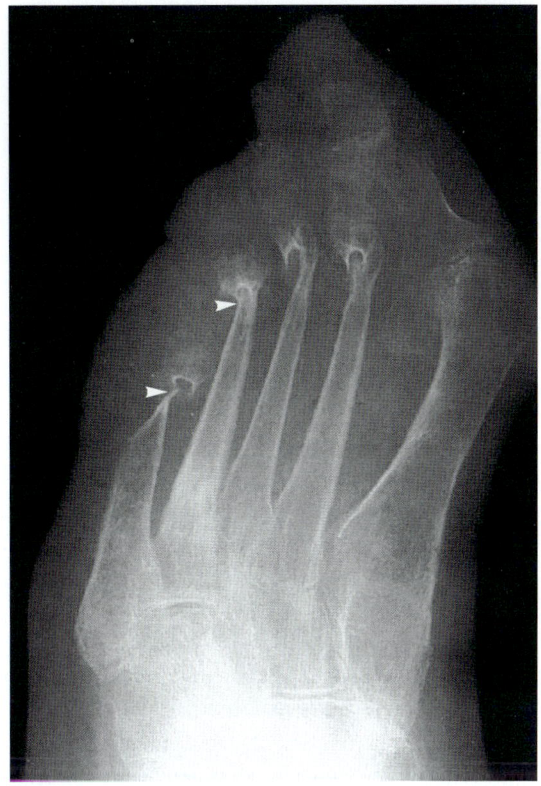

Figura 8-13 Erosões periarticulares nas articulações metatarsofalangianas.
Cortesia do Cedars-Sinai Medical Center, Los Angeles, CA.

Achados Radiológicos

Radiografias simples das mãos e dos punhos permanecem como o padrão ouro tanto para o diagnóstico como para o acompanhamento da evolução da artrite reumatóide. Os achados reumatóides comuns estão listados no Boxe 8-2.

PONTOS-CHAVE

1. O diagnóstico radiológico é feito com radiografias PA simples das mãos e dos punhos.
2. Os achados característicos incluem o edema dos tecidos moles, a osteopenia periarticular, o estreitamento dos espaços articulares e as deformidades clássicas dos dedos e dos punhos.
3. Artrite reumatóide é, classicamente, bilateral e simétrica.
4. Manifestações extra-articulares podem ajudar no diagnóstico.

OSTEOMIELITE

A osteomielite refere-se à inflamação e destruição do córtex ósseo por agentes infecciosos.

Etiologia

Vários organismos estão implicados em infecções ósseas (bactérias, fungos, micobactérias). A infecção óssea pode ocorrer por disseminação por contigüidade (oriunda de tecidos moles adjacentes, punções, próteses, fraturas expostas etc.) ou por disseminação hematogênica.

Epidemiologia

Pacientes diabéticos apresentam altas taxas de infecções ósseas, particularmente nos pés, que podem ser infectados a partir de úlceras em tecido mole suprajacente. Disseminação hematogênica é vista em usuários de drogas endovenosas (bactérias gram-negativas) ou em pessoas muito doentes, ou ainda em pacientes imunocomprometidos. *Salmonella* é encontrada em pacientes com anemia falciforme (autoesplenectomia por repetidos infartos torna-nos susceptíveis a organismos encapsulados).

Patogênese

O diabetes melito causa neuropatia (isto é, insensibilidade à dor), que pode levar à formação acidental de úlceras. Ossos

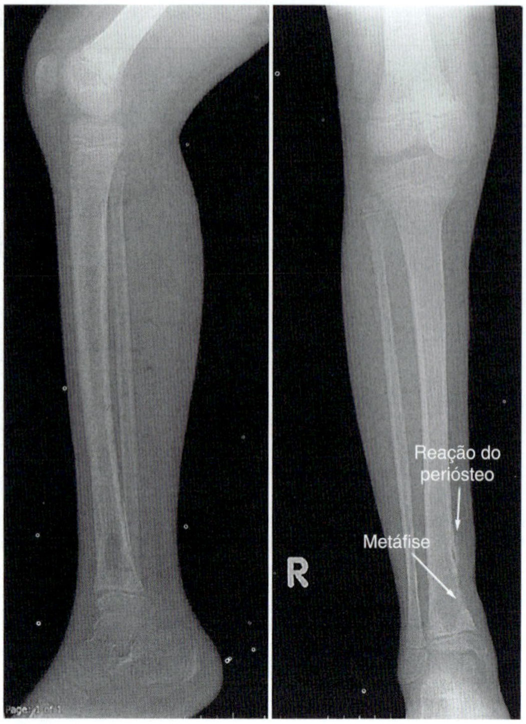

Figura 8-14 Osteomielite. O filme simples mostra lesão lítica destrutiva da tíbia direita distal, em osteomielite: de localização na metáfise. Note a reação do perióstéo acima.
Cortesia do University of Southern California Medical Center, Los Angeles, CA.

de crianças são comumente infectados por estafilococos. A osteomielite pode ser complicada por disseminação para uma articulação adjacente, produzindo, então, artrite séptica, que resulta em rápida erosão da cartilagem articular e da superfície óssea subjacente.

Manifestações Clínicas

História

Os sintomas apresentados pelos pacientes incluem febres subjetivas, calafrio e dor na área de infecção. As infecções por fungos e por micobactérias têm um curso indolente, com sintomas que persistem por longo prazo, e a destruição óssea é mais grave do que os sintomas podem sugerir.

Exame Físico

Vermelhidão, edema, aumento na temperatura local e sensibilidade dolorosa sobre a área afetada são achados comuns. Pacientes diabéticos apresentam úlceras infectadas em tecidos moles.

Avaliação Diagnóstica

Osteomielite bacteriana aguda produz elevação inconsistente de temperatura e de leucócitos. A proteína C-reativa, um marcador sensível à inflamação, usado rotineiramente por ortopedistas, é um teste confiável nestes casos.

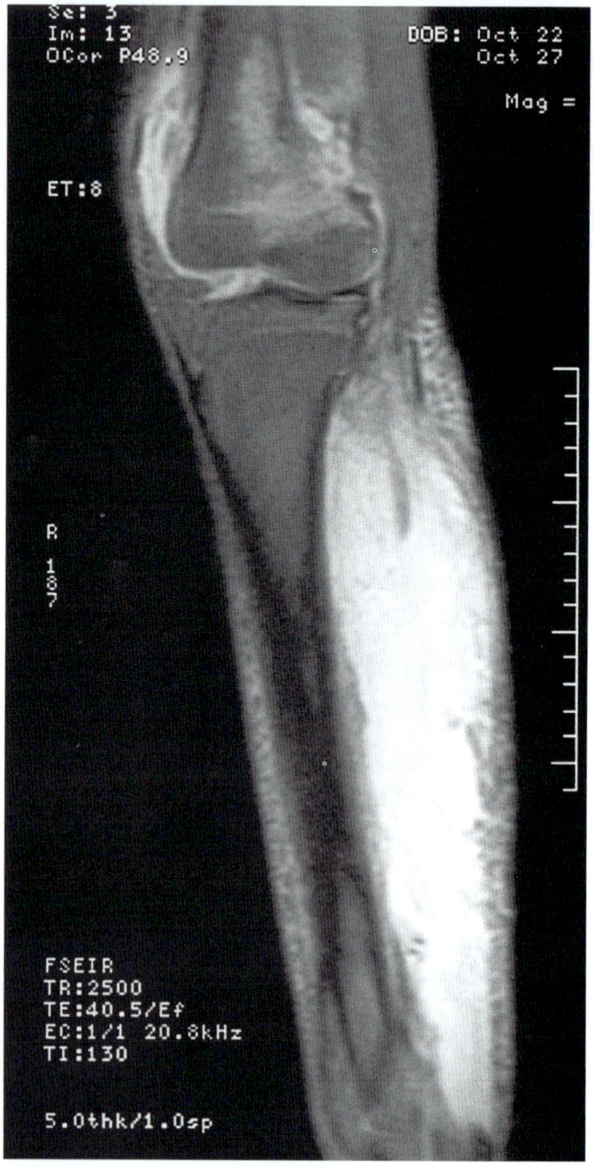

Figura 8-15 Osteomielite aguda. RM coronal oblíqua, com supressão de gordura, mostra sinal de alta intensidade. A supressão da gordura medular é apresentada como sinal escuro no interior da parte distal do fêmur direito; a área infectada mostra-se brilhante. Os tecidos moles adjacentes e brilhantes representam uma extensão extra-óssea e há derrame séptico. O desbridamento da articulação do paciente revelou *Fusobacterium,* semeado hematogenicamente.
Cortesia do University of Southern California Medical Center, Los Angeles, CA.

Achados Radiológicos

Os sinais usuais mostrados por radiografias simples são de infecção óssea e elevação do periósteo e as lesões corticais líticas (Fig. 8-14). Estas lesões precisam ser distinguidas das produzidas por neoplasias dos ossos. A evolução rápida (poucos dias) e a aparência peculiar sugerem destruição por infecção. A infecção óssea crônica produz, usualmente, espessamento cortical. Deve ser lembrado que as radiografias simples são normais até que uma grande porção (p. ex., > 50%) do córtex ósseo esteja destruída. Se a suspeita clínica for alta, uma RM ou uma cintilografia óssea trifásica é recomendada (Capítulo 11).

Quando há envolvimento espinhal, a RM é o método de escolha porque permite a avaliação da extensão para o canal raquiano (*i. e.,* a avaliação de compressão medular pode ser feita). Cintilografias nucleares são preferidas quando vários locais de disseminação infecciosa são suspeitados (RM proporciona uma avaliação anatômica boa, mas a imagem do comprimento (ao longo) é limitada a pequenas áreas, enquanto que a cintilografia óssea pode acessar, eficientemente, o esqueleto ósseo inteiro) (Fig. 8-15).

Tratamento

Dependendo da gravidade da doença e da extensão do envolvimento ósseo, antibioticoterapia endovenosa deve ser instituída. Infelizmente, os pacientes portadores de diabetes melito apresentam perfusão sanguínea insuficiente para levar o antibiótico às extremidades, o que só é descoberto tardiamente, devido à sua neuropatia. Em tais situações a amputação dos ossos afetados pode ser o único tratamento a ser oferecido.

NEOPLASIAS ÓSSEAS MALIGNAS

Tumores ósseos podem ser benignos ou malignos. Os tumores benignos dos ossos são muito numerosos para serem abordados neste capítulo. O reconhecimento dos tumores malignos, que são relativamente menos freqüentes, é muito importante. Estes são classificados como metastáticos (mais freqüentes) ou primários.

Etiologia

A etiologia da maioria dos tumores ósseos malignos é desconhecida. Sabe-se que os sarcomas surgem na região onde foi administrada, previamente, radioterapia (p. ex., na vértebra cervical depois de radioterapia para tireóide ou outros cânceres da cabeça e pescoço).

Epidemiologia

Os tumores ósseos malignos primários diferem, em sua histologia, em diferentes grupos. Na lista dos tumores de adultos, o primeiro é o mieloma múltiplo, enquanto nas crianças e adul-

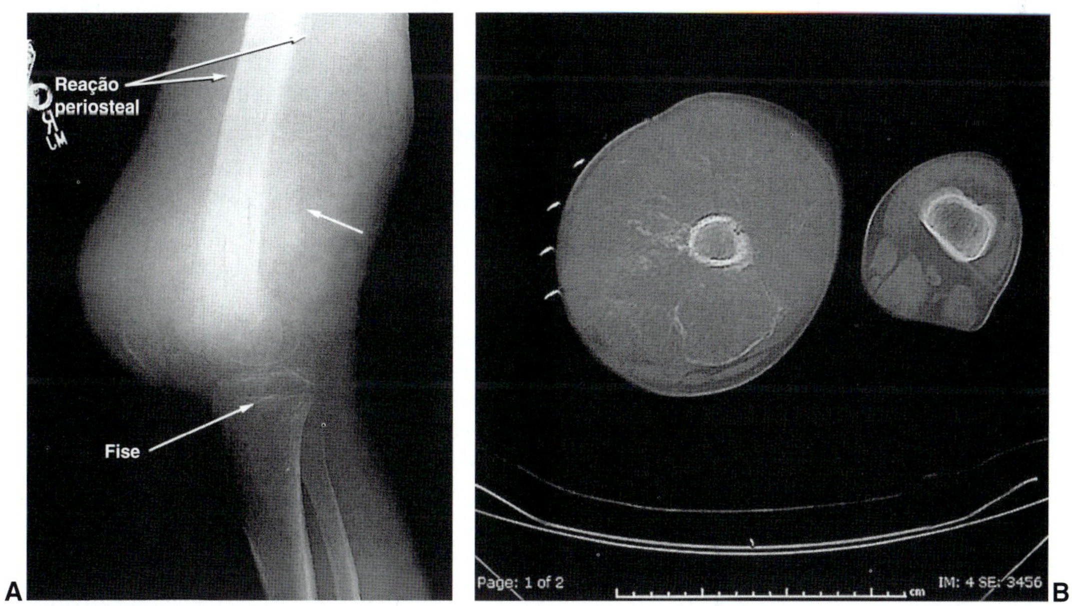

Figura 8-16 **A:** Osteossarcoma do fêmur. Vista lateral do joelho direito mostra uma grande massa no fêmur distal, com depósito de osteóide nos tecidos moles *(seta posterior)*. Este tumor mostrou-se, na biópsia, um osteossarcoma de alto grau. **B:** TC do mesmo paciente com janela óssea demonstra a aparência de "raios de sol" do osteossarcoma.

Cortesia do University of Southern California Medical Center, Los Angeles, CA.

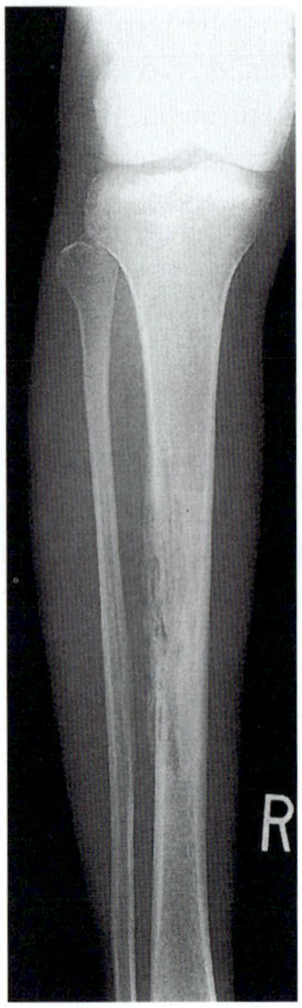

Figura 8-17 Sarcoma de Ewing. Destruição cortical do terço médio da tíbia direita, com reação periosteal acima e abaixo, foi comprovada, por anatomopatologia, como se tratando de um sarcoma de Ewing. Nos ossos longos, por vezes, esta neoplasia pode ser difícil de ser distinguida de uma osteomielite, com base apenas em achados radiográficos. Note o artefato que se assemelha a uma faixa *(bandage)* sobre os tecidos moles.
Cortesia do University of Southern California Medical Center, Los Angeles, CA.

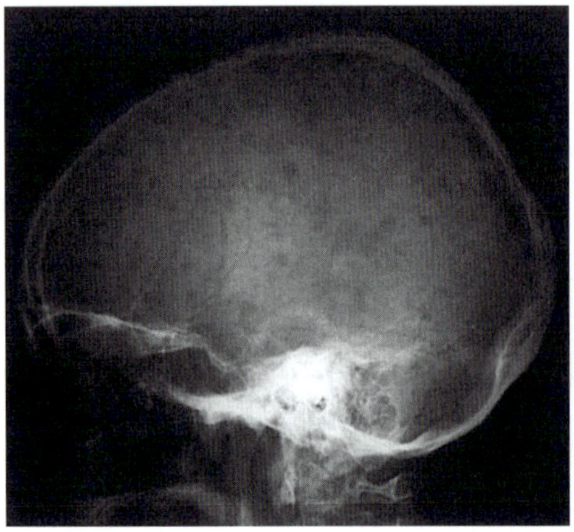

Figura 8-18 Radiografia lateral do crânio em um caso de mieloma múltiplo mostrando lesões líticas em "saca-bocado" amplamente disseminadas na calota craniana.
Reproduzida com a permissão de Patel, R. Lecture Notes: Radiology, 2nd ed. Figura 7.16, p. 190, Malden, MA: Blackwell Publishing, 2005.

tos jovens é o osteossarcoma. Sarcomas constituem os mais comuns tumores ósseos primários entre as idades de 10 a 25 anos, com preponderância masculina. O sarcoma de Ewing é atribuído a uma translocação cromossômica (11,22).

Os tumores ósseos metastáticos cobrem o espectro etário total, desde infantes até adultos mais velhos. Nas crianças e nos adolescentes, a leucemia e o linfoma são comuns. Para adultos, outros tumores metastáticos devem, também, ser considerados (pulmões, tórax, próstata etc.).

Patogênese

As lesões ósseas esclerosantes (densas) relacionam-se com aumento da formação de tecido osteóide. A lise óssea é devida à troca de tecido ósseo por tecido tumoral ou por estimulação do fator de ativação osteoclástica, secretada pelas células plasmáticas *(plasma cells)* (como no mieloma múltiplo).

Manifestações Clínicas

História

Os pacientes apresentam-se ou com uma massa ou com dor na área envolvida. Muitos pacientes, erroneamente, atribuem o início dos sintomas após um traumatismo.

Exame Físico

Sensibilidade dolorosa pode, por vezes, ser licitada durante a palpação e uma massa pode ser encontrada.

Avaliação Diagnóstica

Quando se suspeita da presença de um osteossarcoma, com base em radiografias simples (Fig. 8-16A), uma RM da área envolvida deve ser feita para identificar quaisquer áreas adicionais referidas como **lesões salteadas**. TC do tórax deve ser efetuada para verificar a existência de metástases pulmonares, porque os sarcomas são conhecidos por disseminarem-se hematologicamente. Por vezes metástases de sarcomas podem ocorrer em outros locais, sendo indicada uma cintilografia óssea para escluir sua presença. Em crianças, múltiplos sarcomas podem ocorrer em diferentes locais (osteossarcomatose).

O mieloma múltiplo é pesquisado com uma avaliação do esqueleto (de todos os ossos por radiografias simples), porque a cintilografia óssea será negativa (nenhum traçador radioativo é captado, já que não existe atividade osteoblástica, nestas lesões ósseas de mieloma).

Envolvimento metastásicos de ossos por tumores extra-ósseos devem, de preferência, ser estudados por cintilografia óssea nuclear (Capítulo 11).

Achados Radiológicos

Uma descrição estereotipada de reação periosteal (encontrada em exames clássicos), para osteossarcoma é referida como "raios de sol" (Fig. 8-16) e para sarcoma de Ewing, diz-se ter aparência de "bulbo de cebola" (Fig. 8-17).

O mieloma múltiplo é uma das lesões líticas e o envolvimento de múltiplos ossos e lesões na calota confirmam seu diagnóstico. A aparência das lesões da calota tem sido descrita como "saca-bocado" (Fig. 8-18).

As lesões ósseas metastáticas são classificadas como blásticas e líticas. Certas metástases são conhecidas por sua associação com aumento de formação de tecido osteóide, com alta densidade, vista ao RX (mama e próstata), enquanto as outras são quase sempre líticas (p. ex., carcinoma de celulas renais).

Tratamento

A biópsia das lesões ósseas tem que ser feita com a recomendação de cirurgião ortopédico porque o trajeto da biópsia é considerado contaminado por um tumor maligno e deve, portanto, ser excisado cuidadosamente, durante a cirurgia. A biópsia deve ser feita, preferentemente, por um radiologista musculoesquelético, guiada por TC, para garantir uma boa localização e boa colheita de material. (A biópsia deve ser tirada da periferia do tumor celular, não do foco necrótico.) Dependendo da gravidade do sarcoma apendicular, uma excisão destinada a salvar o membro ou mesmo uma amputação é feita. Se o feixe neurovascular estiver envolvido, uma amputação é a escolha. Em tumores de alto grau, um protocolo quimioterápico é, também, implementado.

Para o mieloma múltiplo e metástases ósseas, a quimioterapia é o tratamento, algumas vezes com adicional e paliativa radioterapia.

PONTOS-CHAVE

1. Muitos pacientes relacionam, erroneamente, o desenvolvimento dos sintomas com trauma.
2. Se houver suspeita de um osteossarcoma, na radiografia simples, uma RM da extremidade deve ser solicitada para procurar lesões adicionais na área (lesões salteadas).
3. Uma TC do tórax deve ser solicitada em pacientes com osteossarcoma porque é comum sua disseminação hematogênica para os pulmões.
4. O estudo de escolha para metástases ósseas é a cintilografia óssea; no mieloma múltiplo, a avaliação deve ser feita por radiografias simples do esqueleto central e apendicular.
5. As metástases ósseas são líticas (causam a destruição óssea) ou blásticas (estimulam a deposição de osteóide.)

CAPÍTULO

9 Imagem Pediátrica

ASPIRAÇÃO DE CORPO ESTRANHO

Anatomia

Um corpo estranho que é aspirado através das vias aéreas em geral é um objeto pequeno (geralmente um pedacinho de comida, um amendoim, uma moeda, ou um brinquedinho) sendo mais comum ser inalado do que ingerido. Normalmente a epiglote previne a aspiração ao cobrir o vestíbulo da laringe e ao desviar a comida para o esôfago. Os locais de obstrução quase que exclusivamente são os brônquios dos lobos inferiores, a obstrução é mais comum no lado direito, uma vez que o ramo do brônquio principal direito tem um curso quase vertical e um calibre mais largo.

Etiologia

No desenvolvimento normal as crianças, entre 1 e 3 anos de idade, tendem a avaliar os objetos colocando-os na boca. Esta é uma época do desenvolvimento muito vulnerável porque elas podem aspirar um objeto para dentro de sua via aérea, quando inalam normalmente.

Epidemiologia

Crianças de até 3 anos de idade são as mais susceptíveis à aspiração de corpo estranho, uma vez que têm o hábito de brincar com pequenos objetos e levá-los à boca. A inspeção de brinquedos em busca de partes removíveis é necessária. As moedas, chaves, pedras e alimentos como amendoins e ervilhas devem ser evitados devido ao seu pequeno tamanho e por estar, com freqüência, associado à obstrução das vias aéreas.

Patogênese

Obstrução aguda das vias aéreas evita a oxigenação do pulmão afetado. Sem o fluxo aéreo, a parte obstruída do pulmão entra em colapso. A obstrução crônica leva à pneumonia e à bronquiectasia.

Manifestações Clínicas

História

As crianças, enquanto estão brincando ou comendo, apresentam um início repentino de respiração ofegante e ruidosa (com chiado), choque, ou angústia respiratória. Com obstrução parcial, elas são capazes de tossir e quase sempre apresentam um chiado agudo. Na obstrução completa, elas podem ter falta de ar, taquipnéia e hipoxemia. Se a obstrução for prolongada, a perda de consciência pode resultar da falta de oxigênio.

Exame Físico

Na auscultação, em geral os sons respiratórios estão ausentes ou diminuídos no lado da obstrução. O uso dos músculos respiratórios acessórios é notado enquanto a criança luta para ventilar os pulmões. Gemidos e chiados são comuns. A orofaringe deve ser examinada na tentativa de se visualizar o objeto causador da obstrução, que talvez pudesse ser removido. A saturação de oxigênio está reduzida na oximetria de pulso.

Avaliação Diagnóstica

Quando há suspeita de obstrução por corpo estranho, o primeiro estudo de imagem é a radiografia de tórax (RXT) AP com imagens, em decúbito lateral direito e esquerdo. Exame fluoroscópico dos pulmões pode ser realizado caso as radiografias não sejam esclarecedoras. TC do tórax não é um exame típico, mas pode ser útil se a reconstrução coronal mostrar o objeto. A visualização direta com endoscópio pode ser necessária uma vez que 30% dos casos com achados radiológicos negativos acabam sendo positivos.

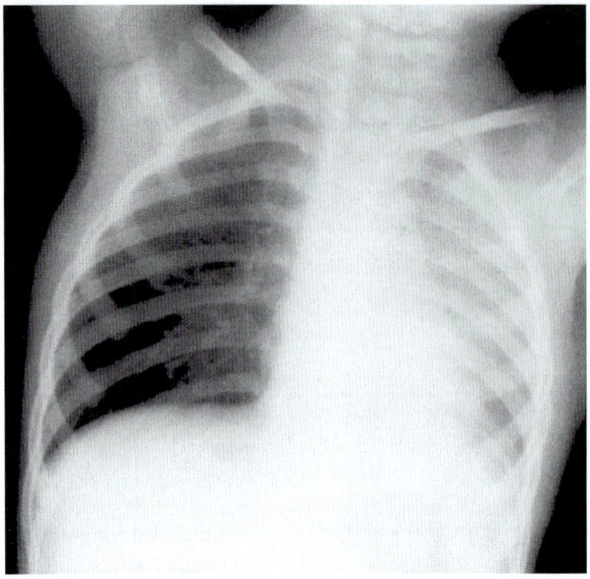

Figura 9-1 Aspiração de corpo estranho. Pulmão hiperlucente à direita durante a expiração. O pulmão esquerdo mostra alterações compressivas, normais em um filme em expiração. Este paciente aspirou um amendoim que está no brônquio principal direito.
Cortesia do Cedars-Sinai Medical Center, Los Angeles, CA.

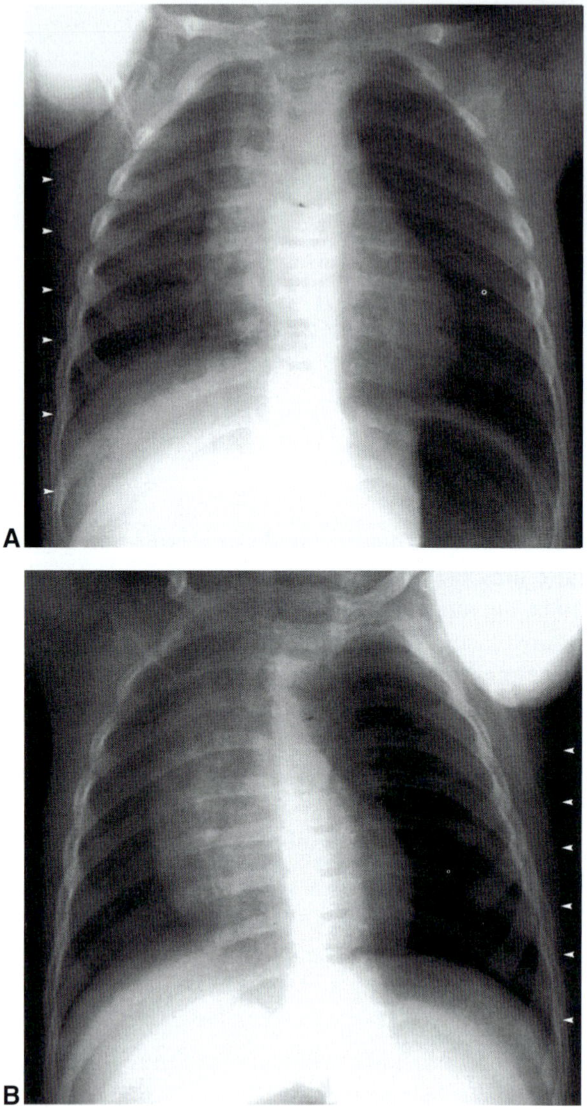

Figura 9-2 **A:** Aspiração de corpo estranho. Radiografia do tórax em decúbito lateral direito mostra que o pulmão direito comprime normalmente quando está dependente (A). Compare com radiografia do tórax em decúbito lateral esquerdo (B).
B: Radiografia do tórax em decúbito lateral esquerdo mostra que o pulmão esquerdo permanece hiperinflado, embora seja o pulmão dependente (*pontas de seta* apontam o lado dependente). Isto indica um corpo estranho no brônquio principal esquerdo.
O paciente inalou uma pequena peça plástica de blocos de construção.
Cortesia do Cedars-Sinai Medical Center, Los Angeles, CA.

Achados Radiológicos

Com obstrução brônquica, o achado mais comum é o pulmão hiperlucente do lado afetado, como resultado de aprisionamento de ar (Fig. 9-1). O objeto obstrutor funciona como uma válvula, que permite a entrada do ar no pulmão, mas não permite a saída. Em imagens em decúbito, o pulmão do lado sobre o qual o paciente está deitado apresenta maior colapso do que o pulmão não-dependente. Quando ambas as imagens em decúbito são obtidas, o pulmão com a obstrução permanece hiperinflado nas duas imagens (Fig. 9-2A, B). Atelectasia, de todo ou de parte do pulmão distal, à obstrução pode ser vista, embora seja menos comum em obstrução brônquica.

PONTOS-CHAVE

1. A obstrução aérea ocorre mais comumente em crianças de 1 a 3 anos de idade.
2. Os sintomas são de início repentino, choque, ânsia de vômito ou tosse.
3. Os achados radiológicos mais comuns são o pulmão hiperlucente e hiperinflado do lado afetado em razão do aprisionamento de ar.

Na obstrução das vias aéreas superiores da laringe ou traquéia, a radiografia do tórax (RXT) pode parecer normal ou com hiperinflação bilateral dos pulmões.

SÍNDROME DO DESCONFORTO RESPIRATÓRIO (SDR)

Anatomia

A Síndrome do Desconforto Respiratório (SDR) é a causa mais comum de angústia respiratória do recém-nascido. No pulmão normal, os alvéolos estão cobertos com um elemento surfactante que impede que as vias aéreas entrem em colapso durante a expiração. Na SDR, os alvéolos que ainda não estão totalmente formados entram em colapso, não permitindo a devida troca de oxigênio com a circulação sanguínea.

Etiologia

A Síndrome do Desconforto Respiratório, também conhecida como **doença da membrana hialina**, é causada por uma deficiência no surfactante alveolar. Pneumócitos do tipo II começam a produzir o elemento surfactante na 24ª semana gestacional, e o pico de produção ocorre em 36 semanas. Sem o surfactante, a tensão da superfície dentro dos alvéolos aumenta e ocorre a atelectasia durante a expiração. Pressões inspiratórias aumentadas são necessárias para expandir os alvéolos.

Epidemiologia

O risco de Síndrome do Desconforto Respiratório está correlacionado com a prematuridade do recém-nascido. Cerca de 50% dos prematuros de 28 semanas terão a SDR. A incidência diminui conforme aumenta o número de semanas gestacionais. Para as crianças a termo a incidência é menor que 5%. Por esta razão, no diagnóstico diferencial, a SDR deve estar porcentualmente alta para recém-nascidos prematuros e baixa para bebês a termo (37 a 41 semanas).

Patogênese

A deficiência do surfactante resulta no colapso dos alvéolos, oxigenação diminuída e vasoconstrição pulmonar. Isto leva, então, a dano dos capilares e extravasamento do plasma para dentro dos alvéolos, que se combina com fibrina e pneumócitos necróticos para formar o material de proteína chamado de **membrana hialina** nos espaços aéreos. As membranas hialinas impedem a oxigenação nas membranas alveolares, levando, então, à hipoxemia e à angústia respiratória.

Manifestações Clínicas

História

O surgimento do aumento da dispnéia e hipoxia, no período de 1 a 2 horas após o nascimento, é a apresentação mais comum. Geralmente a criança é intubada devido à necessidade de aumento na oxigenação.

Exame Físico

Taquipnéia, grunhidos, dilatação nasal, retração do tórax e cianose são notadas dentro das 2 primeiras horas após o nascimento. Os sons da respiração diminuem dos dois lados por causa da pouca entrada de ar.

Avaliação Diagnóstica

Se a história e os achados físicos forem consistentes com SDR, a gasometria arterial deverá ser feita para determinar a gravidade da hipoxemia. Uma radiografia do tórax é realizada para excluir pneumonia, pneumotórax ou outras causas de angústia respiratória no recém-nascido. Intubação e ventilação mecânica freqüentemente são necessárias. Se a SDR for realmente a causa, a criança, eventualmente, irá necessitar de ventilação mecânica.

Achados Radiológicos

A SDR é suspeita em uma criança prematura com qualquer opacidade nos pulmões. O diagnóstico não pode ser baseado apenas numa simples radiografia do tórax, especialmente se a criança não estiver intubada. A opacidade difusa em vidro-fosco ou reticulonodular são as mais comuns (Fig. 9-3). Volumes pulmonares pequenos estão, muitas vezes, presentes no início, especialmente antes que tenha sido realizada a intubação. Radiografias de acompanhamento revelam, mui-

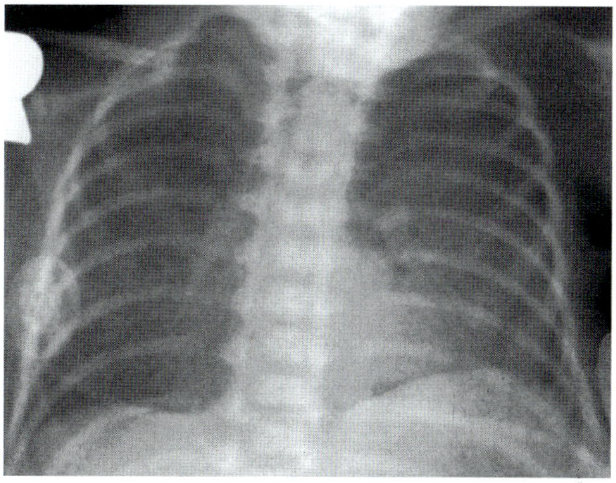

Figura 9-3 Síndrome do desconforto respiratório. Esta radiografia PA do tórax revela volumes pulmonares pequenos e opacificação difusa em vidro fosco em uma criança prematura nascida com 30 semanas de gestação.
Cortesia do Cedars-Sinai Medical Center, Los Angeles, CA.

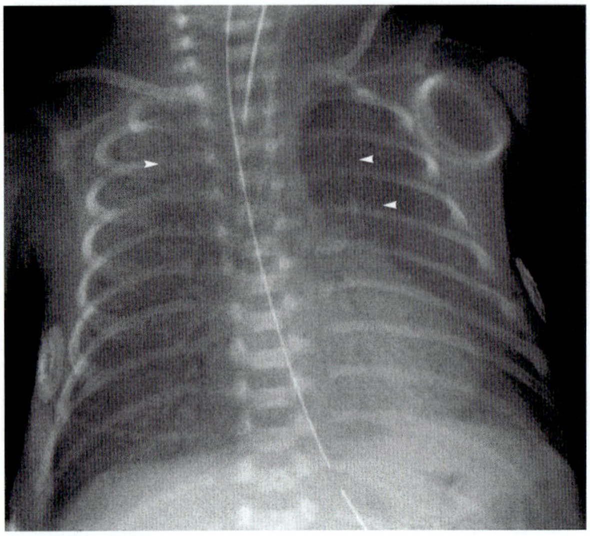

Figura 9-4 Síndrome do desconforto respiratório. Este paciente está intubado e apresenta opacidades em vidro fosco difusas consistente com a SDR. Lucências tortuosas e sutis representam enfisema pulmonar intersticial *(pontas de seta)*.
Cortesia do Cedars-Sinai Medical Center, Los Angeles, CA.

tas vezes, a progressão da retenção aérea com enfisema pulmonar intersticial (Fig. 9-4), um acúmulo de gás nos espaços peribrônquicos e aumento das opacidades difusas que se aproximam do branco fora do pulmão. Os diagnósticos diferenciais incluem pneumonia, edema pulmonar e taquipnéia transitória do recém-nascido (Fig. 9-5), uma condição na qual há fluido pulmonar residual que desaparece, gradualmente, em 2 ou 3 dias. Complicações da SDR incluem pneumotórax (Fig. 9-6A, B) e pneumomediastino (Fig. 9-6C) resultantes da diminuição da complacência dos alvéolos e das altas pressões pulmonares necessárias para a oxigenação dos pacientes.

PONTOS-CHAVE

1. Síndrome do Desconforto Respiratório (SDR), também conhecida como **doença da membrana hialina**, é causada por uma deficiência no surfactante alveolar.
2. O risco de SDR aumenta com o grau de prematuridade do recém-nascido.
3. Opacidades difusas em vidro fosco ou reticulonodulares são mais comuns.

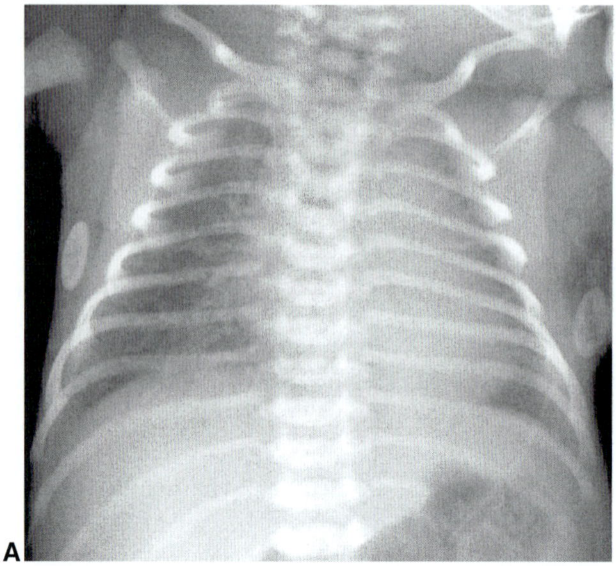

A

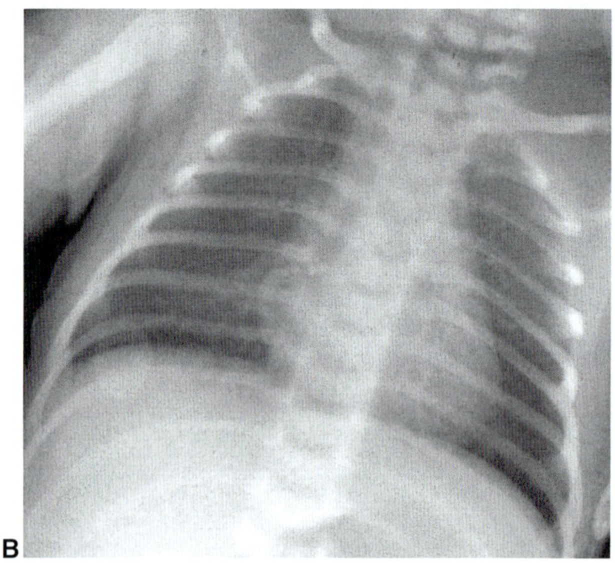

B

Figura 9-5 **A:** Taquipnéia transitória do recém-nascido. Raios X de tórax de um bebê a termo revela opacidade parenquimosa difusa. **B:** Filme de acompanhamento do paciente em (A) tirada 3 dias depois revela melhora da opacidade parenquimalosa difusa.
Cortesia do Cedars-Sinai Medical Center, Los Angeles, CA.

ESTENOSE DUODENAL

Anatomia

A alça em C do duodeno normalmente se localiza na parte posterior e direita do piloro do estômago, cruzando para trás, à esquerda, e o ligamento de Treitz normalmente está situado à esquerda da linha mediana.

Etiologia

A estenose duodenal é causada durante a formação embriológica, pela falha na recanalização do duodeno que ocorre, normalmente, na 10ª semana de gestação.

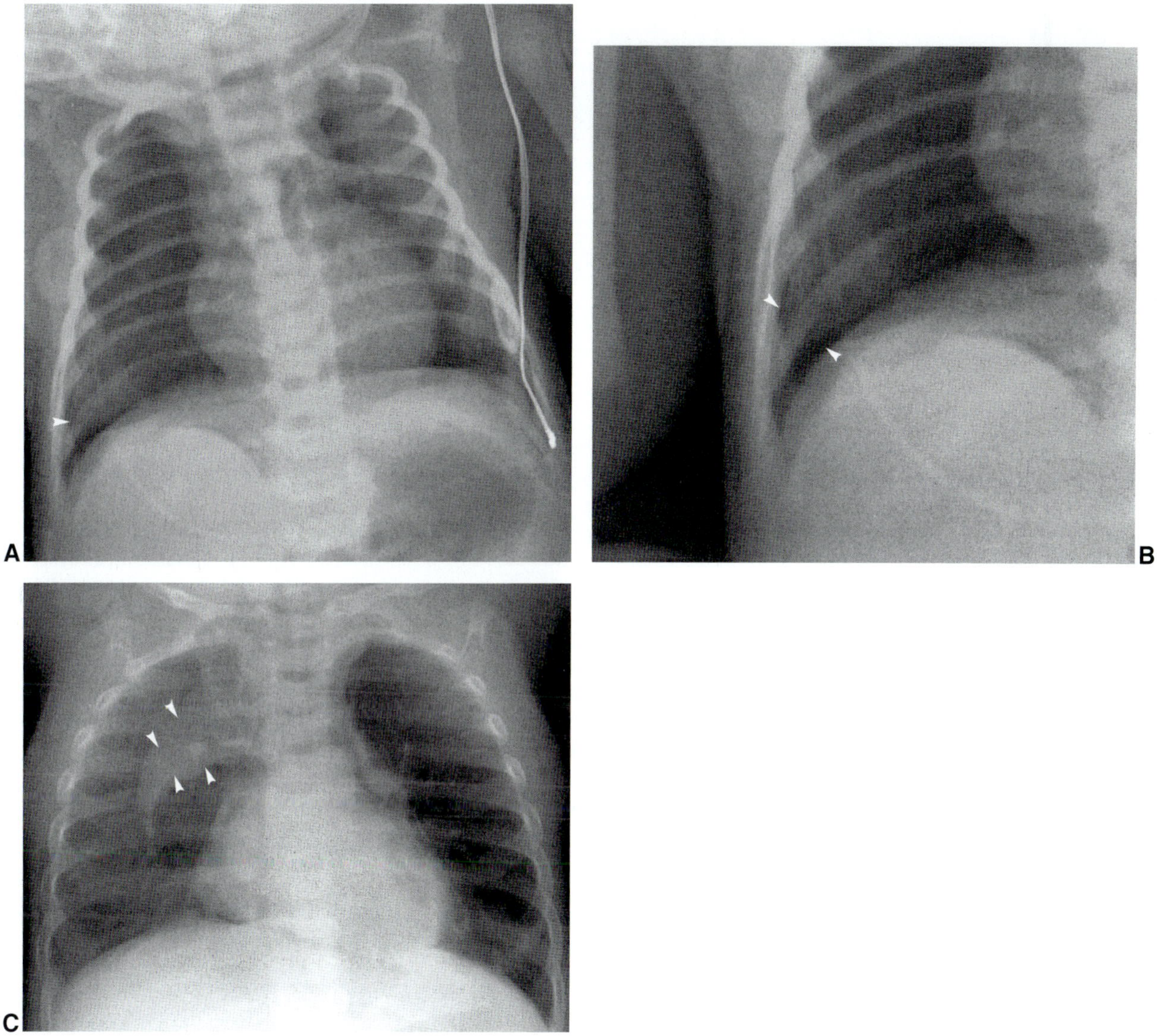

Figura 9-6 **A:** Pneumotórax. Uma área lucente é vista no tórax inferior direito, perto do ângulo costofrênico direito. **B:** Imagem aumentada de (A). Demonstra uma complicação de SDR longo. **C:** Pneumomediastino. O paciente com SDR foi intubado e desenvolveu pneumomediastino devido à barotrauma. Note elevação da porção direita do timo, um achado comumente chamado de "sinal de vela".
Cortesia do Cedars-Sinai Medical Center, Los Angeles, CA.

Epidemiologia

A incidência da estenose duodenal é de 1 em 3.500 nascidos vivos. Verifica-se 30% de associação de atresia duodenal com a Síndrome de Down. A estenose duodenal e a atresia comumente manifestam-se após 24 horas do nascimento.

Manifestação Clínica

História

Geralmente a história é de um recém-nascido com vômito bilioso e incapacidade de tolerar alimentação devido à obstrução. O vômito não é em projétil, como o da estenose piló-

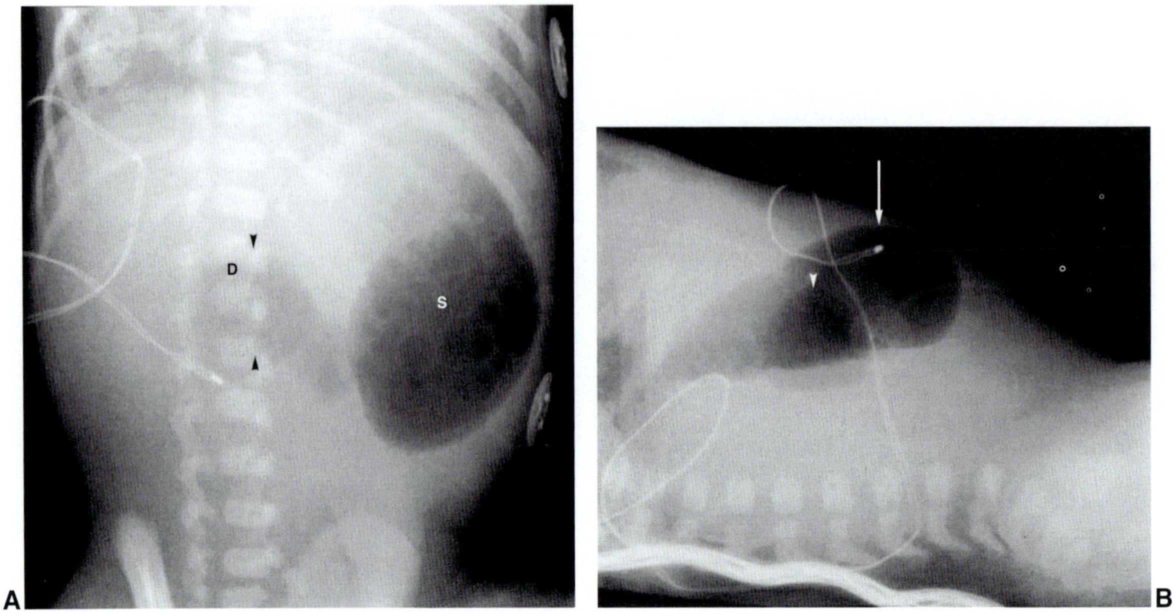

Figura 9-7 **A:** Estenose duodenal. Radiografia AP do abdome de uma criança com apresentação de vômito bilioso. A imagem revela um clássico "sinal de dupla-bolha" *(ponta de seta),* que representa o estômago (S) e o bulbo duodenal (D), cheio de gás e secreções. **B:** Estenose duodenal. Radiografia em perfil *(cross-table)* revela gás no estômago *(seta)* localizado anterior ao bulbo duodenal *(ponta de seta),* também cheio de gás. Note que tem um pouco de gás no resto do abdome.

Cortesia do Cedars-Sinai Medical Center, Los Angeles, CA.

rica que se apresenta, após cada alimentação, não bilioso e em projétil.

Exame Físico

Em geral nota-se uma distensão abdominal representando estômago distendido. Contudo, com freqüência, o exame é normal. O ânus imperfurado está associado a um pequeno número de casos.

Avaliação Diagnóstica

Se o diagnóstico for suspeitado clinicamente, uma radiografia simples do abdome deve ser obtida.

Achados Radiológicos

O achado radiológico típico é o "sinal da dupla-bolha" (*double-bubble sign*) representando o estômago e o bulbo duodenal dilatados (Fig. 9-7). Uma vez que o ar não pode passar além do duodeno, há pouco gás abdominal.

Diagnóstico Diferencial

O diagnóstico diferencial do sinal de dupla bolha, numa radiografia, inclui atresia duodenal, estenose duodenal, pâncreas anular e volvo no intestino médio.

PONTOS-CHAVE

1. A atresia duodenal é causada pela falha da recanalização do duodeno durante o desenvolvimento embriológico.
2. Há 30% de associação da atresia duodenal com a síndrome de Down.
3. A história é de um recém-nascido com vômitos biliosos não-projéteis.
4. O achado radiológico típico é o sinal da dupla-bolha *(double-bubble sign*).

ASPIRAÇÃO DE MECÔNIO

Etiologia

Mecônio é um material intestinal estéril do recém-nascido. Contém células epiteliais da mucosa, bile e muco. Normalmente o mecônio é eliminado do reto após 12 horas do nascimento. A aspiração do mecônio ocorre quando este é eliminado dentro do útero e se mistura com o líquido amniótico.

Os fatores de risco para o bebê incluem ser pós-maduro (42 semanas de gestação), sofrimento fetal devido a parto prolongado, ruptura prematura de membranas e infecção congênita.

Epidemiologia

A passagem do mecônio para o líquido amniótico ocorre em cerca de 10% de todos os partos bem-sucedidos e usualmente se associa à gestação de pós-maturos. A aspiração de mecônio clinicamente significante ocorre em 10% destes recém-nascidos, ou em 1% de todos os outros.

Patogênese

Acredita-se que a hipoxia fetal, de qualquer das causas mencionadas acima, dispara através de um estímulo vagal uma expulsão mediada do mecônio do trato gastrintestinal para o líquido amniótico. O mecônio aspirado atua como um irritante químico para os pulmões, causando uma resposta inflamatória que varia de leve à grave, dependendo da quantidade aspirada.

Manifestação Clínica

História

O mecônio verde-escuro é notado no nascimento, especialmente quando é feita a sucção das vias aéreas do recém-nascido. Algumas vezes a aspiração não é detectada ao nascimento, mas suspeitada quando os pacientes manifestam taquipnéia e hipoxia.

Exame Físico

Estertores grosseiros e difusos são ouvidos na auscultação. O recém-nascido pode precisar de oxigênio que será aumentado à medida que a pneumonia química causar um aumento na reação inflamatória.

Avaliação Diagnóstica

A radiografia torácica é o método de imagem diagnóstico de escolha. A febre deve ser monitorizada, hemoculturas devem ser feitas para excluir infecção e a gasometria deve ser medida para determinar a extensão da hipoxemia. Imagens radiológicas seriadas devem ser obtidas, diariamente, até que mostrem sinais de resolução. Em geral, as radiografias mostram piora nos primeiros 5 dias, mas na maioria dos casos começam a melhorar no fim deste período.

Achados Radiológicos

O achado mais comum é a opacidade difusa, esparsa, nos pulmões. O padrão é muitas vezes descrito como grosseiro, pelo fato de os espaços aéreos estarem preenchidos por mecônio e pela reação inflamatória resultante (Fig. 9-8). Os pulmões, muitas vezes, estão hiperinflados e é comum encontrar broncogramas aéreos. Pneumotórax ocorre quando o mecônio causa obstrução das vias aéreas.

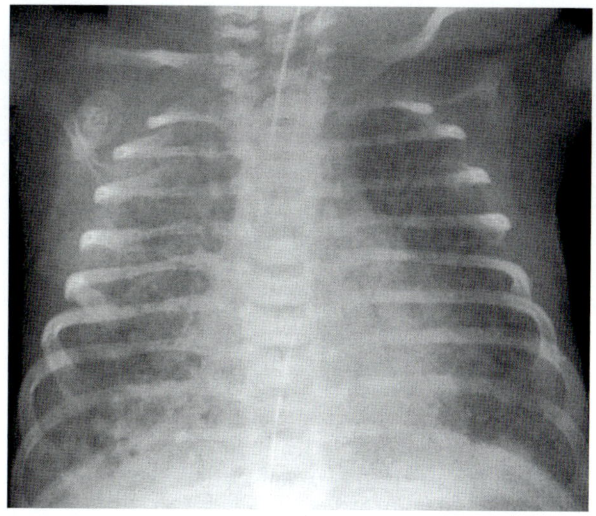

Figura 9-8 Aspiração de mecônio. Radiografia AP do tórax revela opacidades grosseiras nos pulmões bilateralmente.
Cortesia do Cedars-Sinai Medical Center, Los Angeles, CA.

PONTOS-CHAVE

1. A aspiração de mecônio ocorre quando este passa do útero e mistura-se ao líquido amniótico.
2. O mecônio atua como irritante químico nos pulmões e causa uma resposta inflamatória.
3. A radiografia torácica deve ser o primeiro estudo de imagem a ser feito.
4. O achado radiológico mais comum é o de opacidade pulmonar difusa e grosseira.

INTUSSUSCEPÇÃO

Anatomia

A peristalse intestinal leva à invaginação de segmento distal de alça intestinal *(intussusceptum)* para dentro de outro segmento adjacente *(intussuscepiens)*. O local mais comum é a região ileocólica.

Etiologia

A maioria dos casos é idiopática (cerca de 90%). Suspeita-se que esta condição seja resultado de uma hiperplasia do tecido linfóide intestinal (placas de Peyer). Uma minoria de casos de intussuscepção é resultante de um ponto de partida (p. ex., divertículo de Meckel, pólipos, tumores, lipomas, ou parasitas). O envolvimento do intestino com linfoma, bem como o edema da parede intestinal resultante de hematomas causados por púrpuras de Henoch-Schönlein, pode manifestar-se como intussuscepção.

Epidemiologia

A intussuscepção idiopática ocorre no período de 2 meses a 2 anos de idade. Quanto mais idade tiver a criança, maior será a suspeita clínica de uma patologia subjacente.

Manifestação Clínica

História

Em crianças a dor é menos grave do que em crianças maiores. Cólicas, dor abdominal intermitente, com alternativos episódios de conforto é a apresentação mais comum. Vômitos e a presença de fezes sanguinolentas em "geléia de groselha" podem ocorrer.

Exame Físico

Massa abdominal pode ser palpável ao exame.

Avaliação Diagnóstica

O exame diagnóstico e a terapia concomitante de escolha e a fluoroscopia e o enema pressónico com ar ou uso de contraste hidrosolúvel (hypaque). O bário não é utilizado uma vez que pode haver a necessidade de uma intervenção cirúrgica na qual este poderia interferir no campo cirúrgico (teoricamente causando peritonite). Provavelmente os enemas são mais eficazes numa intussuscepção ileocólica do que numa ileoileal, pois uma boa pressão do enema pode resolver mais facilmente se a intussuscepção estiver mais próxima do reto.

Antes que o enema seja iniciado, uma radiografia simples do abdome deve excluir a presença de uma perfuração intestinal (pneumoperitônio) e de uma peritonite. A criança recebe, profilaticamente, antibióticos endovenosos antes do procedimento, para o caso de uma perfuração iatrogênica.

Se um enema aéreo for escolhido, deve-se ter uma agulha preparada para que se possa, rapidamente, liberar o ar do pneumoperitônio com conseqüente diminuição da tensão, no caso de ocorrer uma perfuração. Um manômetro ligado ao insuflador para assegurar que a pressão intraluminal não suba muito (> 120 mmHg) também é necessário.

Contraste hidrossolúvel é introduzido pelo reto, sob gravidade, e com acompanhamento fluoroscópico. A bolsa de contraste deve ser pendurada, cerca de 90 cm, acima da mesa de fluoroscopia.

Três tentativas tecnicamente bem feitas (contraste ou ar são vistos no ponto da intussuscepção e a pressão é mantida por 3 minutos) são recomendáveis antes de se abortar o procedimento. Se o procedimento for bem-sucedido na redução da intussuscepção, porém ocorrerem recorrências, dois enemas adicionais são permitidos antes de uma intervenção cirúrgica.

Achados Radiológicos

A radiografia simples inicial pode mostrar uma massa circundada por gás colônico (Fig. 9-9). Pode haver um pouco de gás no intestino delgado, caso tenha passado gás do cólon. Dilatação do intestino delgado ou obstrução proximal à intussuscepção podem também ser notadas. Durante o enema, uma abrupta interrupção da progressão do ar ou do contraste ocorre no local da intussuscepção (Fig. 9-10). Um "padrão em mola" é descrito quando o gás mostra o intestino invaginado. Quando a redução é bem-sucedida, o ar ou o contraste progride e, de forma livre, proximalmente para dentro do intestino delgado.

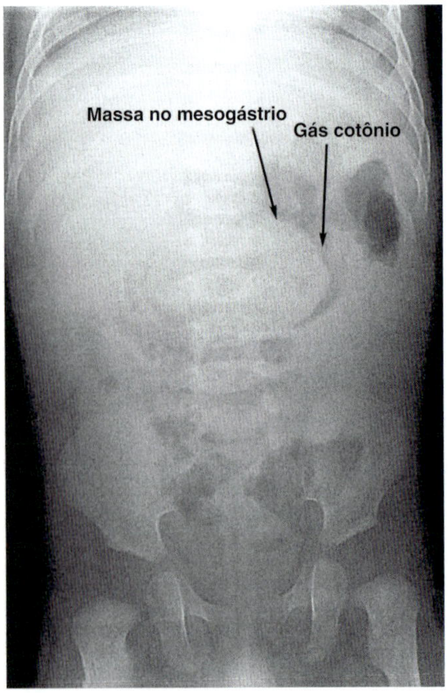

Figura 9-9 Radiografia simples do abdome mostra uma massa ovolada, localizada no médio abdome, circundada por gás colônico. Este achado correlaciona-se com a apresentação clínica, é sintomático para intussuscepção.
Cortesia do University of Southern California Medical Center, Los Angeles, CA.

PONTOS-CHAVE

1. A radiografia abdominal simples, em casos de intussuscepção, tem que ser obtida para excluir pneumoperitônio. O exame não é normal, mas os achados podem não ser específicos (a massa de intussuscepção pode ser vista, mas algumas vezes a única pista é pobreza de gás no cólon).
2. Um enema de alta-pressão deve ser realizado, com a concordância do cirurgião pediátrico, e algumas precauções são imprescindíveis: preparo para perfuração acidental, e administração de antibióticos profiláticos.
3. Se a intussuscepção for recalcitrante ou a criança tiver mais de 2 anos de idade, intervenção cirúrgica pode ajudar a elucidar a causa da intussuscepção (p. ex., uma neoplasia como um linfoma).
4. A intussuscepção é uma condição grave que requer ação a tempo de prevenir necrose intestinal.

A ultra-sonografia pode, também, ser usada para se fazer o diagnóstico e mostrará uma massa em plano transverso com aparência de anéis hiperecóicos alternados (gordura) com anéis hipoecóicos representando um segmento do intestino. A ultra-sonografia é limitada pela habilidade técnica e as imagens podem ficar obscuras devido ao gás intestinal (ecogênico). Embora a TC mostre bem uma intussuscepção, esta modalidade usa uma alta dose de radiação que é melhor evitá-la em paientes pediátricos.

REFLUXO VESICOURETERAL

Etiologia

O refluxo vesicoureteral é atribuído, principalmente, a um ângulo de inserção anormalmente largo dos ureteres no trí-

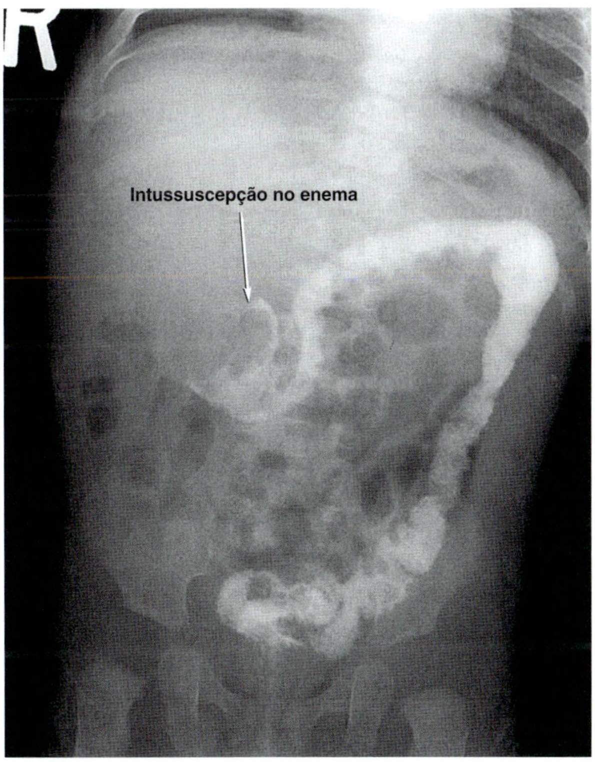

Figura 9-10 Enema contrastado demonstra cólon médio transverso e uma falta de progressão do contraste através da flexura hepática do cólon. O defeito de preenchimento intraluminal representa a intussuscepção. Esta radiografia foi obtida com descompressão do cólon (um pouco do contraste introduzido no início tinha sido evacuado).
Cortesia do University of Southern California Medical Center, Los Angeles, CA.

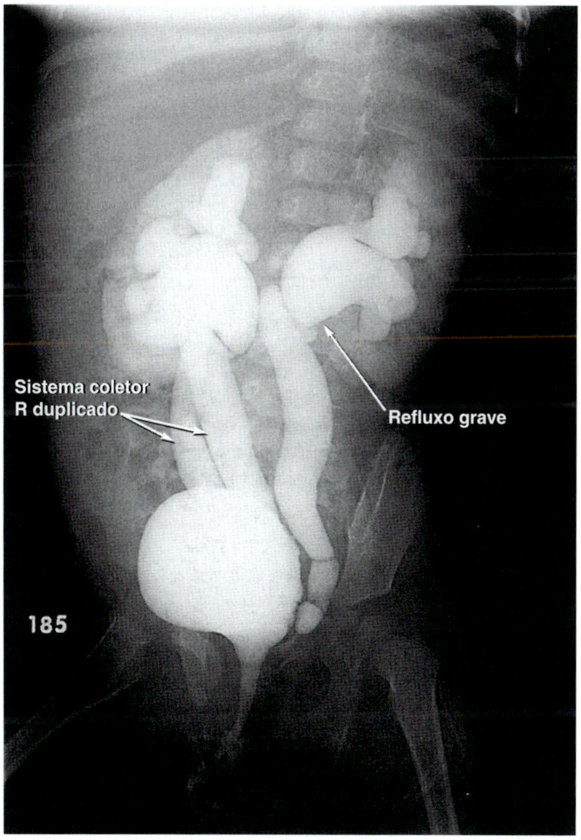

Figura 9-11 Refluxo vesicoureteral (grau V) grave. Imagem simples levemente oblíqua de um cistouretrograma miccional mostra refluxo do contraste da bexiga urinária para os ureteres, estendendo-se para dentro dos rins (o parênquima renal é mostrado pelo contraste). Este paciente também apresenta um sistema coletor renal direito duplicado (dois ureteres).
Cortesia do University of Southern California Medical Center, Los Angeles, CA.

gono vesical. Uma grande porcentagem (cerca de 80%) de crianças supera esta anomalia quando seu crescimento modifica o ângulo de inserção ureteral. Meninos são afetados, também, pelas válvulas uretrais posteriores, resultando em obstrução na uretra. Inserção ectópica do ureter e anomalias anatômicas (divertículos) ou funcionais (bexiga neurogênica) da bexiga urinária também predispõem ao refluxo.

Epidemiologia

As meninas são mais comumente afetadas do que os meninos, mas apenas os meninos têm válvulas uretrais posteriores. Crianças afro-americanas freqüentemente são menos afetadas por refluxo vesicoureteral.

Manifestação Clínica

História

As crianças apresentam uma variedade de sintomas de infecção no trato urinário (p. ex., disúria, febre, dor abdominal, freqüência urinária).

Exame Físico

Os exames radiológicos nas anomalias do trato urinário são necessários para todas as meninas, com infecções recorrentes ou pielonefrites, e para todos os meninos.

Avaliação Diagnóstica

O diagnóstico de refluxo vesicoureteral é imperativo uma vez que a profilaxia com antibiótico para a infecção do trato urinário tem de ser estabelecida. Acredita-se que o refluxo da urina estéril não causa significante dano renal, mas a urina infectada causa cicatrizes renais. Também é importante estabelecer o grau do refluxo uma vez que casos menos graves (graus I a III) podem ser tratados conservadoramente e comumente resolvem espontaneamente, ao passo que graus IV e V requerem reimplantação ureteral cirúrgica.

Os exames de escolha são a uretrocistografia miccional (UCM) ou cintilografia miccional. Se o delineamento da anatomia for necessário a UCM é o estudo de preferência, mas a exposição à radiação é significantemente maior. Por

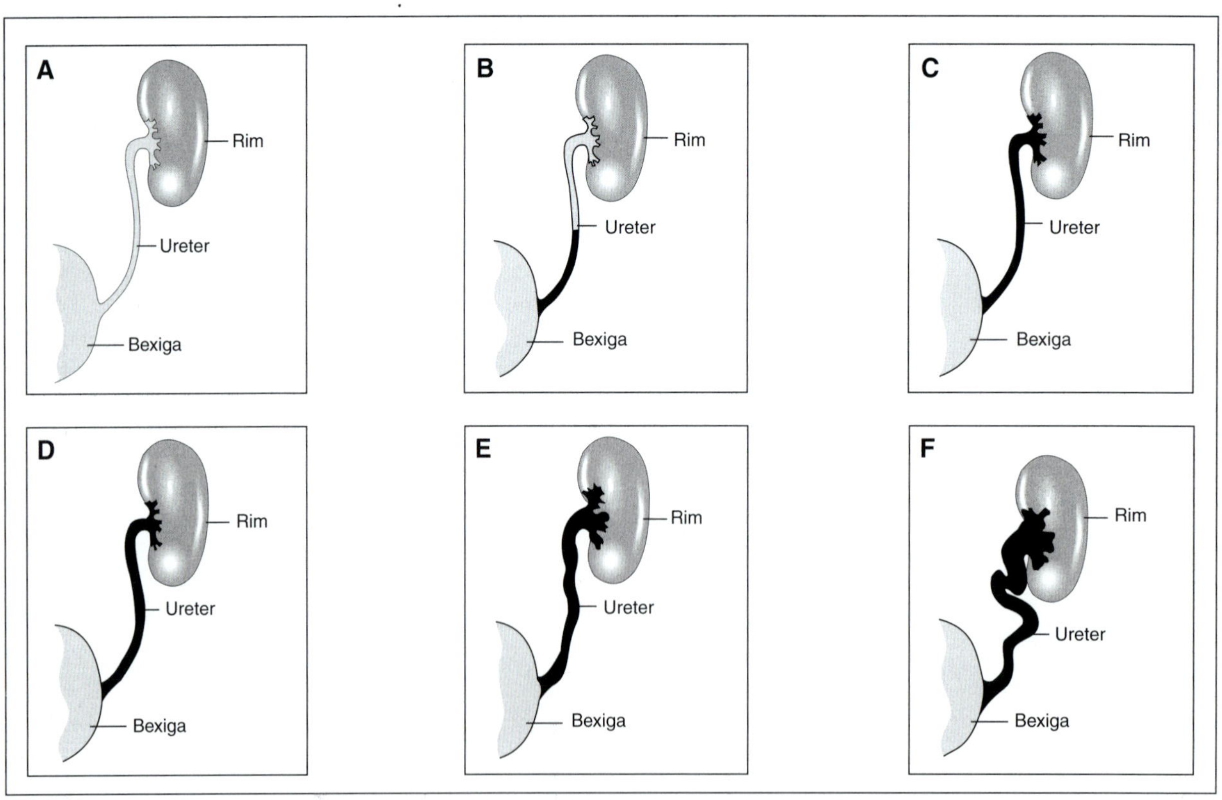

Figura 9-12 Graduação do refluxo vesicoureteral. **A:** Normal. **B:** Refluxo vesicoureteral Grau I – refluxo de urina subindo até a metade do ureter. **C:** Grau II – refluxo de urina subindo por todo o ureter. **D:** Grau III – refluxo de urina subindo por todo o ureter, com dilatação do ureter e cálices (porção do rim onde a urina se coleta). **E:** Grau IV – refluxo de urina subindo por todo o ureter, com dilatação marcada do ureter e cálices. **F:** Grau V – refluxo maciço de urina subindo por todo o ureter, com marcada tortuosidade e dilatação do ureter e cálices.
Reproduzida com a permissão de Zaslau, S. *Blueprints Urology,* Figura 10.1, p. 113. Malden, MA: Blackwell Publishing, 2005.

esta razão, em meninos, a UCM geralmente é indicada para avaliar as válvulas uretrais posteriores como possível causa do refluxo vesicoureteral. Para se realizar a UCM é necessário colocar um cateter na criança e injetar o contraste dentro da bexiga urinária. Então a criança tem permissão para urinar, na mesa de fluoroscopia, enquanto a imagem fluoroscópica é realizada buscando capturar qualquer refluxo que possa ocorrer apenas durante a micção.

O cistograma nuclear renal também requer o uso de cateter e injeção de um radiotraçador dentro da bexiga urinária. A criança é colocada na gama câmara, e as imagens são obtidas antes, durante e depois do esvaziamento da bexiga para assegurar a captura do refluxo.

A ultra-sonografia é a modalidade de preferência em pacientes pediátricos porque não envolve radiação ionizante. No entanto, em casos de suspeição de refluxo vesicoureteral, uma ultra-sonografia negativa é insuficiente porque o sistema urinário não está continuamente sob pressão e o refluxo pode ocorrer intermitentemente, por curtos períodos, e algumas vezes apenas durante a micção. Entretanto, a ultra-sonografia pode avaliar hidronefrose, ureteroceles (invaginação do ureter dentro da bexiga urinária), ou divertículos na bexiga.

Achados Radiológicos

Durante a UCM, o contraste é visto em refluxo da bexiga urinária para os ureteres (Fig. 9-11) e existem vários graus (do grau I [leve ao V [o mais grave) (Fig. 9-12). Achados similares podem ser documentados pela cintilografia miccional. Se o refluxo vesicoureteral for devido às válvulas uretrais posteriores, uma transição abrupta entre uma uretra proximal dilatada e uma uretra distal de calibre normal é identificada na fluoroscopia.

PONTOS-CHAVE

1. Avaliação radiológica das anomalias do trato urinário é recomendada para crianças com infecções do trato urinário (particularmente para todos os meninos) uma vez que tratamento médico (profilaxia com antibiótico) ou cirúrgico, dependendo da gravidade da anomalia, deve ser instituído para o refluxo vesicoureteral.
2. A UCM usa fluoroscopia e filme simples para documentar o refluxo e fornecer detalhe anatômico superior, mas se necessita de uma dose significativamente maior de radiação do que o cistograma radionuclídeo.
3. Imageamento cuidadoso deve ser realizado porque o refluxo vesicoureteral pode ser sutil ou intermitente, e pode ocorrer apenas durante a micção.

CAPÍTULO

10 Radiologia Intervencionista

PRINCÍPIOS GERAIS

A radiologia intervencionista engloba o uso de várias modalidades que orientam a realização de um procedimento. Fluoroscopia, ultra-sonografia, TC, e mesmo a RM podem ser usadas para direcionar agulhas e cateteres em biópsias e aspirações ou para posicionar dispositivos, como cateteres, *stents* ou filtros. Os tipos de procedimentos realizados pelos serviços de radiologia intervencionista diferem de uma instituição para outra, mas este capítulo vai tratar ligeiramente de uma larga variedade destes serviços.

Os procedimentos intervencionistas podem ser tanto diagnósticos como terapêuticos. A angiografia envolve a administração de contraste iodado através do sistema intravascular para fornecer uma imagem fluoroscópica da anatomia arterial. Em algumas circunstâncias, se uma anomalia vascular é detectada, diversos dispositivos podem ser introduzidos pelos vasos para que se realizem medidas terapêuticas. Por exemplo, pode-se fazer uma embolização para obstruir o fluxo sanguíneo de um vaso hemorrágico, ou um vaso estenótico pode ser dilatado com um balão ou aberto com a colocação de um *stent*. Com a utilização de ultra-sonografia ou de um fluoroscópio como guia, agulhas e cateteres também podem ser introduzidos subcutaneamente para dentro do sistema coletor renal ou no sistema biliar para se realizar nefrostomia anterógrada ou colangiografia trans-hepática percutânea como procedimentos diagnósticos. Um cateter pode ser deixado dentro do sistema coletor renal para drenar a urina, continuamente, se o ureter de um paciente estiver obstruído, neste caso seria chamado de **sonda de nefrostomia**, ou **tubo de nefrostomia**. Um cateter deixado no sistema biliar seria chamado de **cateter percutâneo de drenagem biliar**.

Um elemento importante de qualquer procedimento é a informação ao paciente e a obtenção de seu consentimento. A natureza exata do procedimento, bem como os riscos, benefícios e alternativas, devem ser claramente explicados para o paciente antes de se iniciar o procedimento. Esta conversa com o paciente deve ser documentada e um registro deve ser feito na ficha do paciente. Importante, também, é analisar as taxas do exame laboratorial mais recente do paciente, incluindo tempo de protrombina (TP), tempo de tromboplastina parcial (TTP), *International Normalized Ratio* (INR), e plaquetas para avaliar qualquer possível coagulopatia; sangue, uréia, nitrogênio (BUN) e níveis de creatinina se contraste for administrado; e quaisquer outros exames laboratoriais relevantes para a condição médica do paciente.

É importante manter um ambiente estéril durante a realização de qualquer procedimento que envolva perfuração da pele, uma barreira importante contra a infecção. O ambiente estéril deve ser similar ao de um centro cirúrgico, várias medidas devem ser tomadas para minimizar a possibilidade de introdução de um agente infeccioso no paciente. Estas medidas incluem o uso de luvas e outros equipamentos que tenham sido esterilizados. Uma vez que um ambiente estéril esteja garantido, é essencial evitar qualquer contato físico entre materiais esterilizados e não-esterilizados. Uma vez que tenha havido este contato, o item envolvido não mais pode ser considerado estéril e, portanto, não pode ser usado no campo estéril.

Uma técnica comum usada no acesso percutâneo é chamada de técnica de Seldinger. Uma agulha é inicialmente colocada sob o fluoroscópio, TC, ou guia de ultra-sonografia, com a ponta da agulha na posição desejada. Um fio-guia flexível é, então, introduzido através da agulha. Mantendo o fio em posição, a agulha é retirada e um cateter é introduzido, apoiado no fio-guia; então o fio é removido, deixando o cateter no local desejado.

A radiologia intervencionista é um campo da medicina em constante evolução, crescendo e sofrendo mudanças rapidamente. Torna-se impossível discutirmos, mesmo que resumidamente, muitos dos procedimentos comumente realizados.

PONTOS-CHAVE

1. Fluoroscopia, ultra-sonografia, TC, e mesmo a RM podem ser usados para direcionar agulhas e cateteres em biópsias e aspirações ou para posicionar dispositivos, como cateteres, *stents* ou filtros.
2. Os procedimentos intervencionistas podem ser tanto diagnósticos quanto terapêuticos.
3. Antes de qualquer procedimento, o paciente deve ser informado e dar seu consentimento, e a documentação deve ser registrada na ficha do paciente.
4. O uso das técnicas de esterilização é da maior importância para prevenir a introdução de um agente infeccioso no paciente.
5. Exames laboratoriais importantes de se rever antes de um procedimento incluem TP, TAP, INR, e plaquetas para avaliar qualquer possível coagulopatia; BUN e níveis de creatinina devem ser medidos caso o contraste seja administrado; e quaisquer outros níveis laboratoriais relevantes para a condição médica do paciente.

ANEURISMA DA AORTA TORÁCICA

Anatomia

A aorta torácica começa nas válvulas áorticos e, tradicionalmente, termina no hiato diafragmático. Em geral é dividida em três partes: a aorta ascendente, o arco aórtico e a aorta descendente. O arco inicia-se na origem da artéria braquicefálica (também chamada de **artéria inominada**) e inclui as origens das artérias carótida comum e subclávia esquerdas. A divisão entre o arco e a aorta descendente é o ligamento arterioso, que fica distal à artéria subclávia esquerda.

A idade do paciente e a localização e morfologia do aneurisma podem ser pistas importantes para a etiologia do aneurisma. Dentre os aneurismas da aorta ascendente, aterosclerose é a causa mais comum para pacientes idosos. Doenças inflamatórias e vasculares do colágeno são mais comuns em pacientes jovens. A arterite de Takayasu pode causar aneurisma fusiforme da aorta ascendente. A síndrome de Marfan está associada à dilatação da válvula aórtica e a degeneração da junção sinotubular. Aneurismas sifilíticos poupam a junção sinotubular e, com freqüência, demonstram extensas calcificações e uma configuração sacular.

Aneurismas saculares e fusiformes do arco transverso geralmente estão ateroscleróticos. Aneurismas micóticos podem demonstrar alterações inflamatórias na gordura mediastinal adjacente e um contorno irregular. Aneurismas da aorta torácica descendente em geral são ateroscleróticos. Uma configuração sacular no aspecto proximal da aorta descendente deve levar em consideração uma transecção aórtica. Um aspecto fusiforme num aneurisma descendente, em um paciente jovem sugere Síndrome de Marfan, arterite de Takayasu, ou outra vasculite como causa. Aneurismas ao longo do aspecto inferior da aorta proximal podem representar um aneurisma no ducto. Aneurismas micóticos têm predileção pela aorta torácica distal na região do diafragma. Aneurismas pós-traumáticos da aorta ascendente raramente são vistos porque geralmente os pacientes não sobrevivem até chegar ao hospital. Por outro lado, com freqüência, estes aneurismas atingem a aorta descendente distal logo na origem da artéria subclávia esquerda, na região do ligamento arterioso.

Etiologia

Em geral a causa mais comum de aneurisma aórtico é a aterosclerose. Outros incluem eventos pós-traumáticos, etiologias infecciosas (micóticas), sífilis, doenças congênitas como as síndromes de Marfan ou Ehlers-Danlos, e vasculite como a arterite de Takayasu ou doença de Behçet.

Epidemiologia

Como mencionado, dependendo da idade dos pacientes diferentes tipos de aneurismas podem ser mais comuns.

Patogênese

Acredita-se que os aneurismas ateroscleróticos sejam secundários a um suprimento vascular comprometido, da parede do vaso, resultando em degeneração da parede. Danos pós-traumáticos podem ser originados por acidentes automobilísticos ou por complicação de uma cirurgia cardiovascular. Aneurismas micóticos, de certa forma são denominados erradamente, uma vez que freqüentemente são causados por infecções bacterianas, como *Staphylococcus, Streptococcus* e *Salmonella.* Aneurismas sifilíticos são seqüelas, de longo termo, de sífilis secundária de infecção do *vasa vasorum*. Síndromes de Marfan e Ehlers-Danlos causam formação anormal de tecido ao longo da parede do vaso; esta condição é chamada de *necrose cística medial* e resulta em pseudo-aneurismas.

Avaliação Diagnóstica

Em geral, RXT é o primeiro exame realizado e pode mostrar um contorno anormal do mediastino. Uma TC pode, também, ser feita e irá delinear melhor a natureza da anormalidade. A aortografia é usada para confirmar os achados da TC e pode ser usada no planejamento pré-operatório para determinar a relação do aneurisma e outros vasos que se originam da aorta.

Achados Radiológicos

Um aortograma normal deve demonstrar, em sua totalidade, a aorta ascendente, o arco aórtico e a aorta torácica descendente (Fig. 10-1). A projeção oblíqua anterior esquerda fornece a melhor visualização do arco e de sua anatomia relevante. Um pseudo-aneurisma aórtico traumático geralmente ocorre perto da região do ligamento arterioso e demonstra calibre do vaso dilatado comparado com o resto da aorta ou um hematoma mediastinal na TC ou RM. Pode, também, ser visto numa aortografia como uma convexidade anormal no contorno do vaso (Fig. 10-2). No passado, estas lesões costumavam ser tratadas cirurgicamente embora o enxerto de *stent* endovascular tenha se tornado mais freqüente.

PONTOS-CHAVE

1. A aorta torácica é dividida em aorta ascendente, arco aórtico e aorta descendente.
2. A etiologia mais comum de aneurismas da aorta torácica é aterosclerose, embora outras etiologias incluam eventos pós-traumáticos, etiologias infecciosas (micóticas), sífilis, doenças congênitas como as síndromes de Marfan ou Ehlers-Danlos, e vasculite como a arterite de Takayasu ou doença de Behçet.
3. A aortografia é útil no planejamento pré-operatório para determinar a relação do aneurisma e outros vasos que se originam da aorta.

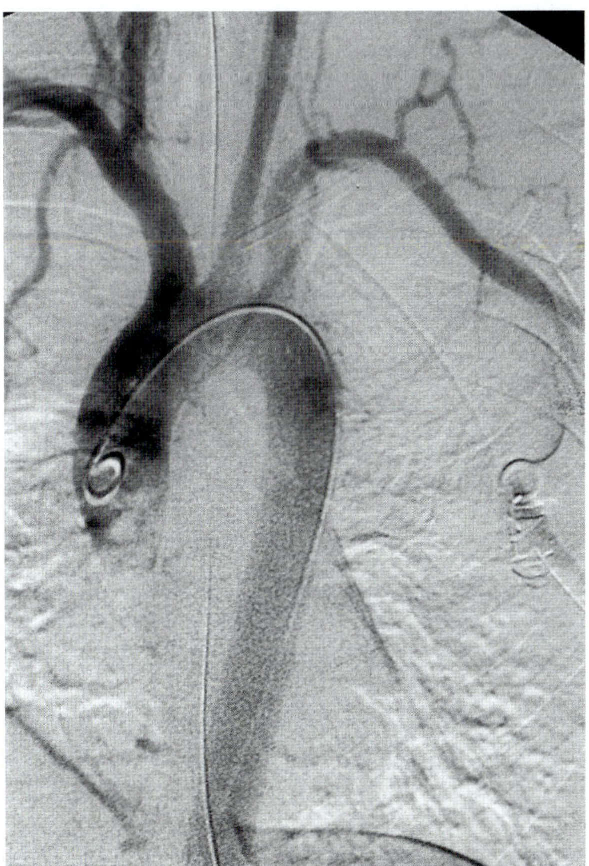

Figura 10-1 Arco aórtico normal na projeção oblíqua anterior esquerda. Do arco aórtico surge a artéria braquicefálica, a carótida comum esquerda e a artéria subclávia esquerda.

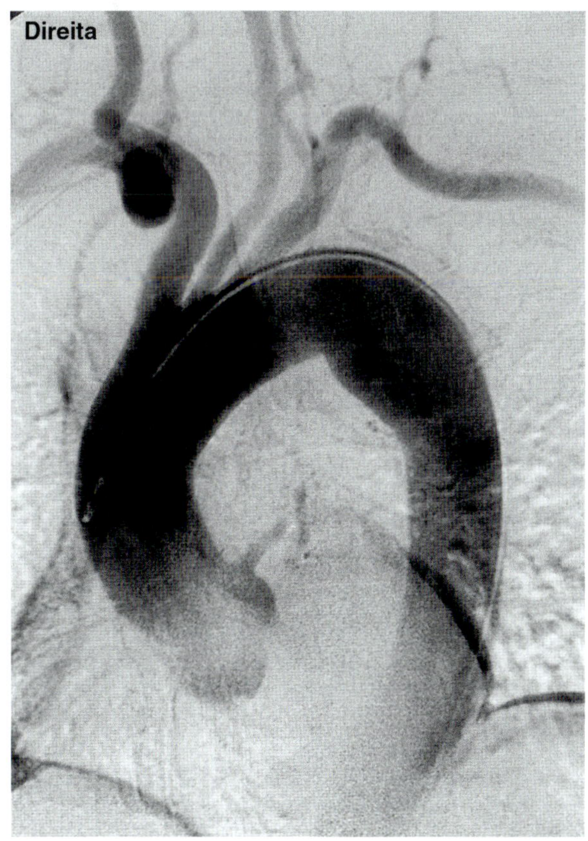

Figura 10-2 Angiograma de pseudo-aneurisma aórtico em um paciente que sofreu um acidente de automóvel. Contorno anormal do vaso é visto no aspecto interior do arco aórtico distal da artéria subclávia esquerda.
Cortesia do University of Southern of California Medical Center, Los Angeles, CA.

COLOCAÇÃO DE FILTRO DE VEIA CAVA INFERIOR

Anatomia

A veia cava inferior (VCI) é a maior veia do corpo humano e está localizada ligeiramente à direita da coluna vertebral. Formada pela união das veias ilíacas direita e esquerda, geralmente ao nível do corpo da vértebra L5. As veias lombares, renais, gonadal direita e hepática são tributárias principais que drenam para a veia cava inferior em seu curso pelo abdome. Em pacientes com trombose venosa profunda (TVP) na extremidade inferior, um filtro percutâneo pode ser implantado na veia cava inferior, prevenindo que um êmbolo se desloque para cima, em direção da vascularização pulmonar.

Etiologia e Patogênese

A presença de três fatores importantes – estase venosa, lesão endotelial e um estado de hipercoagulabilidade (**tríade de Virchow**) – contribui para a formação da trombose venosa.

Epidemiologia

Trombose venosa profunda, em geral, ocorre em pacientes com mais de 40 anos e em pessoas imobilizadas por longos períodos (p. ex., hospitalizados ou acamados).

Manifestações Clínicas

História

Geralmente, filtros de veia cava inferior são implantados em pacientes com trombose venosa profunda, somente sob certas circunstâncias, incluindo uma contra-indicação para anticoagulação, uma complicação de anticoagulação, ou falha de anticoagulação na prevenção de embolia pulmonar (EP). Outras indicações para implantes de filtros de veia cava, a se considerar, incluem grandes trombos iliofemorais circulando livremente e imobilização prologada.

Exame Físico

A trombose venosa profunda (TVP) em uma extremidade pode se manifestar como edema (inchaço), dor, ou um sinal de Homan positivo (desconforto ou dor na panturrilha após dorsiflexão passiva do pé).

Avaliação Diagnóstica

Uma angiografia da veia cava *(cavograma)* é realizada antes da colocação do filtro, a fim de avaliar o tamanho da VCI, para eliminar a presença de trombo ou qualquer anomalia anatômica, e para determinar a localização das veias renais (Fig. 10-3). Diversos tipos de filtros estão disponíveis, suas propriedades determinarão quais os mais vantajosos para cada situação. Alguns filtros são removíveis (filtro retrátil de Gunther Tulip). Um filtro Bird's Nest pode ser usado em pacientes com VCI de calibre bem maior que o normal. Outros filtros são Vena Tech, Simon Nitinol (uma agregação de níquel e titânio que se adequa a um formato predeterminado de acordo com a temperatura corporal), Greenfield (um dos primeiros, mas com versões mais modernas), e o filtro TrapEase (formato de cesto-duplo simétrico).

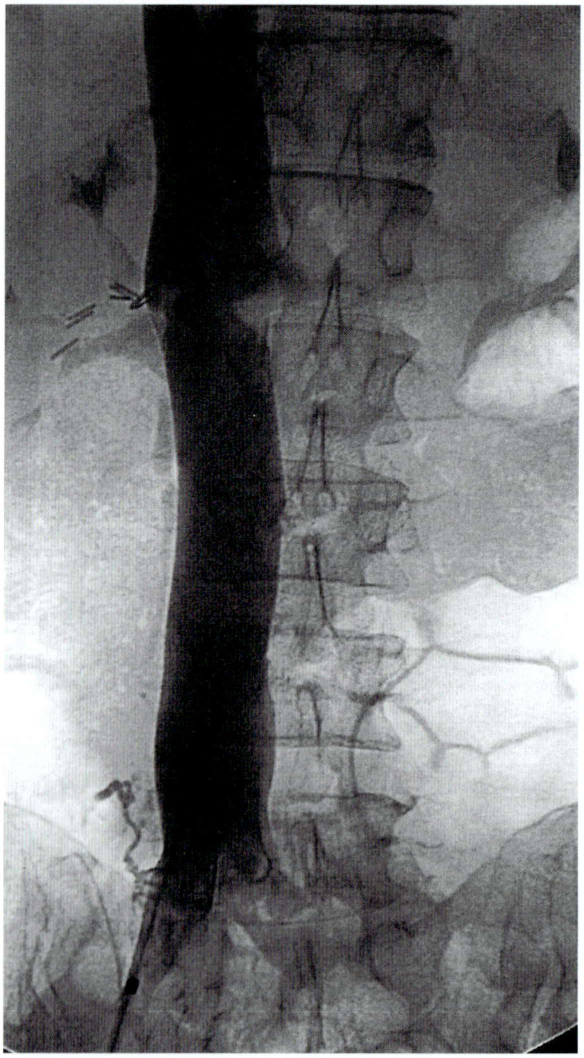

Figura 10-3 Uma angiografia da veia cava *(cavograma)* demonstrando anatomia normal da veia cava inferior (VCI). A aparente falha de enchimento ao nível do espaço vertebral de L1/L2 representa a entrada de fluxo das veias renais.

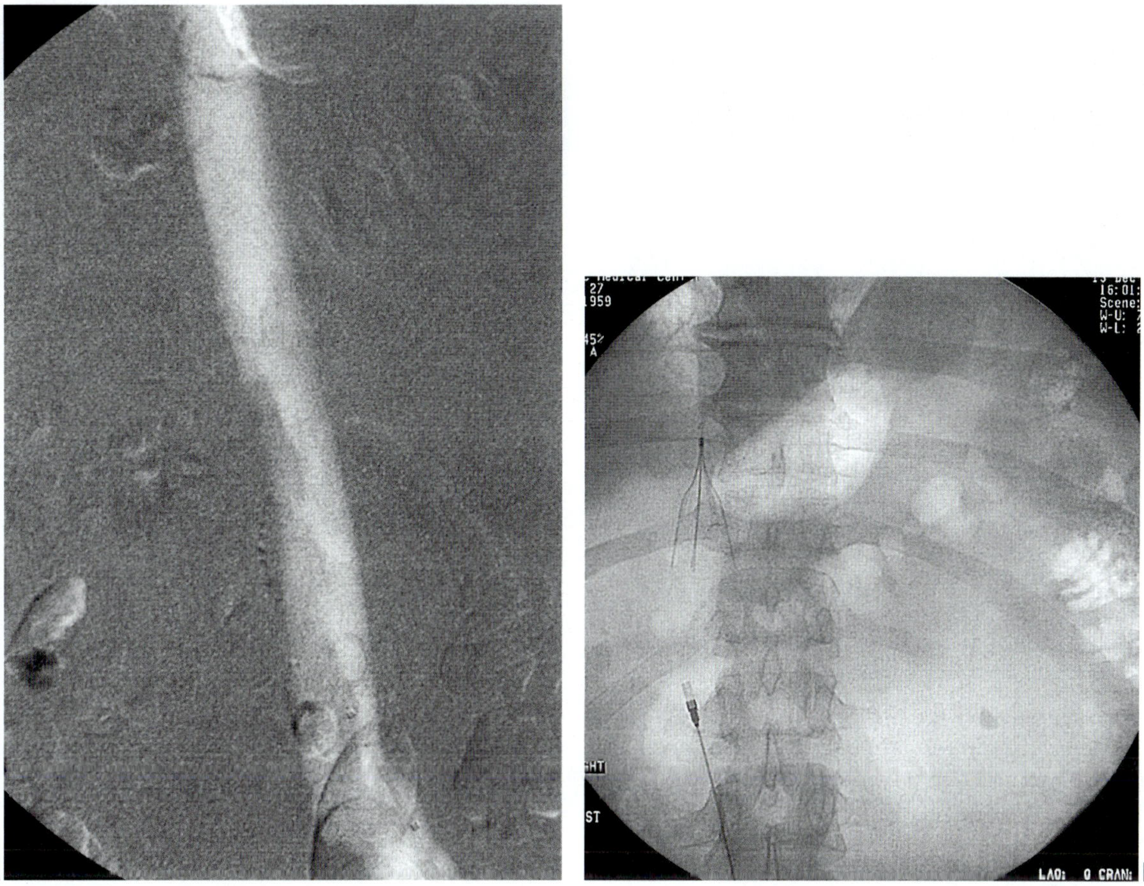

A B

Figura 10-4 A: Uma angiografia da veia cava *(cavograma)* realizada com contraste CO_2 em paciente com insuficiência renal. Um defeito de preenchimento longo e irregular é visto ao longo da margem lateral direita da VCI abaixo do nível das entradas de fluxo renais, consistente com um trombo infra-renal não-oclusivo. **B:** O filtro de VCI para o mesmo paciente foi colocado no nível supra-renal. Note que este filtro foi colocado bem mais acima do que no exemplo anterior, com a ponta proximal perto do platô superior da T10.
Cortesia do University of Southern of California Medical Center, Los Angeles, CA.

Achados Radiológicos

Depois que a cavografia for realizada, o filtro pode ser colocado. A posição ótima é logo abaixo do nível das veias renais, embora, caso haja um trombo na VCI infra-renal, pode ser necessário colocar um filtro supra-renal (Fig. 10-4). Depois que o filtro estiver no local, um filme final é feito (Figs. 10-5 e 10-6).

DOENÇA AORTOILÍACA OCLUSIVA

Anatomia

Doença aterosclerótica é uma causa comum de doença oclusiva no sistema arterial. A junção aortoilíaca é um dos locais

PONTOS-CHAVE

1. Os filtros de veia cava inferior são implantados em pacientes com trombose venosa profunda e com uma contra-indicação para anticoagulação, uma complicação de anticoagulação, ou falha de anticoagulação na prevenção da embolia pulmonar (EP). Outras indicações para implantes, a se considerar, incluem grandes trombos iliofemorais circulando livremente e imobilização prolongada.
2. Uma angiografia da veia cava (*cavograma*) é realizada antes da colocação do filtro, a fim de avaliar o tamanho da VCI, para eliminar a presença de um trombo na VCI, anomalias anatômicas e a posição das veias renais.
3. A posição ótima dos filtros é logo abaixo do nível das veias renais.

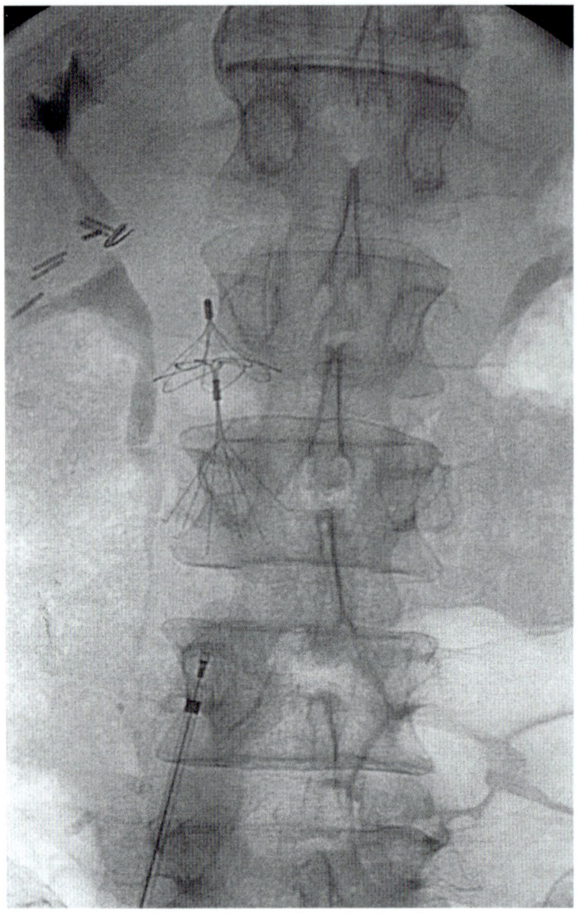

Figura 10-5 Este é um exemplo do filtro Simon Nitinol, uma agregação de níquel e titânio que se adequa a um formato predeterminado de acordo com a temperatura corporal.

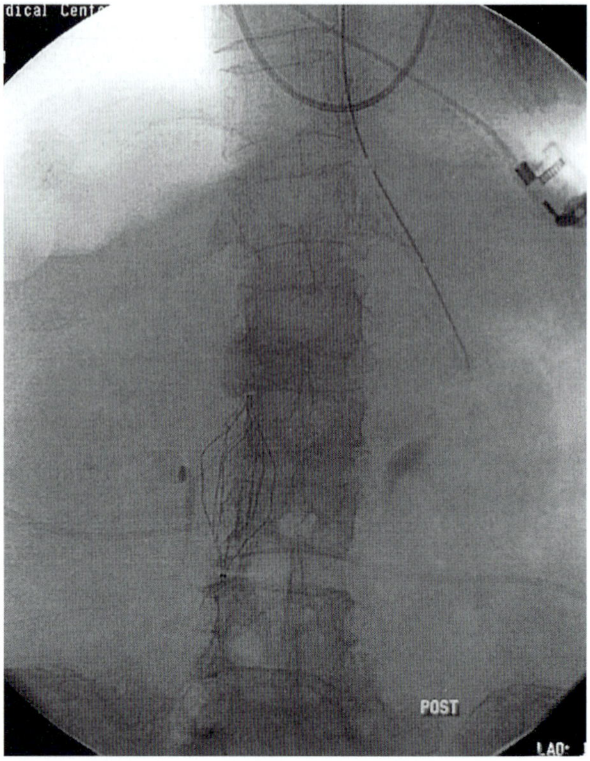

Figura 10-6 Um exemplo de filtro TrapEase. Seu formato (cesto-duplo) permite fácil manipulação e instalação com abordagem jugular ou femoral do mesmo introdutor do filtro. Cortesia do University of Southern of California Medical Center, Los Angeles, CA.

mais comuns para a ocorrência desta doença. As artérias ilíacas comuns, direita e esquerda, são os dois ramos que se originam a partir da bifurcação da aorta, em L5 ou no espaço discal L4-L5. A artéria ilíaca comum se bifurca em artérias ilíacas externa e interna. A artéria ilíaca externa se continua como torna a artéria femoral comum que supre as extremidades inferiores, e dá origens aos mesmos circunflexo ilíaco e epigástrico inferior na pelve. A artéria ilíaca interna supre os órgãos da pelve (Fig. 10-7). A artéria ilíaca interna tem uma anatomia altamente variável, mas geralmente é dividida em ramos posterior e anterior. Os ramos da divisão posterior são as artérias iliolombar, glútea superior, sacral lateral. A divisão anterior inclui a glútea inferior, obturatória, retal média, pudenda interna, uterina (no sexo feminino) e ramos vesicais.

Etiologia

A desordem é causada por formação de placa que se desenvolve por vários anos e está relacionada com diversos fatores de risco, tais como hipercolesterolemia, hipertensão, tabagismo, diabetes e vários outros.

Epidemiologia

Uma vez que esta doença desenvolve-se gradualmente, é geralmente diagnosticada em pacientes idosos que apresentam o fator de risco descrito na seção anterior.

Patogênese

Acredita-se que a aterosclerose seja resultado de lesão arterial. Uma resposta inflamatória à lesão endotelial causa acúmulo de lipídio na parede arterial que, posteriormente, irá estimular agregação plaquetária e formação de coágulo.

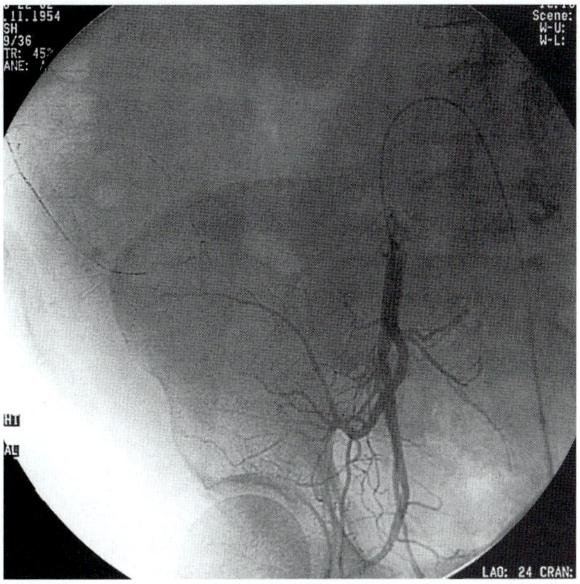

Figura 10-7 Injeção seletiva da artéria ilíaca interna direita. Há boa visualização dos ramos arteriais pélvicos normais (ver o texto). Cortesia do University of Southern of California Medical Center, Los Angeles, CA.

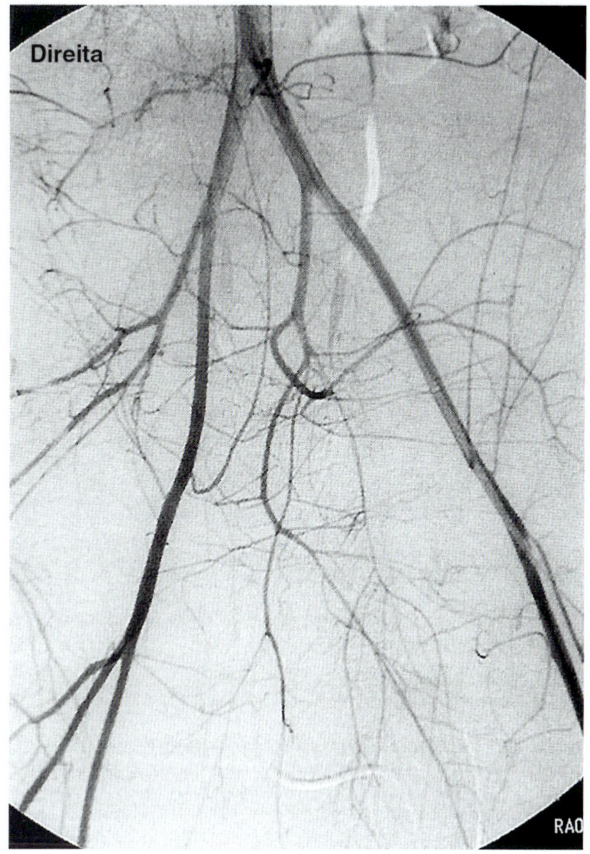

Figura 10-8 Angiografia pélvica normal com cateter posicionado na aorta distal demonstrando artérias ilíacas bilaterais e seus ramos.

Manifestações Clínicas

História

Os pacientes podem apresentar claudicação, dor nas coxas e nas nádegas, impotência ou comprometimento vascular da extremidade inferior. A tríade – claudicação com dor nas nádegas, redução do pulso femoral, e impotência – está descrita na **síndrome de Leriche**. Entretanto, pelo menos a metade dos pacientes com esta doença pode ser assintomática.

Exame Físico

Os pacientes podem demonstrar falta de pulsos periféricos e reduzidos índices tornozelo-braquial (ITB).

Avaliação Diagnóstica

Se terapias intervencionistas como angioplastia, colocação de *stent*, ou cirurgia estiverem sendo consideradas, ultra-sonografia, ARM ou angiografia convencional devem ser realizadas.

Achados Radiológicos

Angiografias abdominal e pélvica normais demonstram vasos relativamente normais com contorno suave (Fig. 10-8). Em pacientes com doença aterosclerótica, estes vasos podem demonstrar estreitamento, tortuosidade, contornos irregulares, calcificações, dilatações focais e oclusão de segmentos (Fig. 10-9). Existem vários métodos para tratar destas lesões. Angioplastia transluminal percutânea (ATP) ou colocação de *stent* intraluminal podem ser realizadas por um radiologista intervencionista. Existem, também, diversas opções cirúrgicas para o tratamento desta doença.

PONTOS-CHAVE

1. A junção aortoilíaca é um dos locais mais comuns para a ocorrência da doença aterosclerótica.
2. Os vasos afetados demonstram estreitamento, tortuosidade, contornos irregulares, calcificações, dilatações focais e oclusão de segmentos.
3. As opções de tratamento incluem ATP, colocação de *stent* intraluminal e *bypass* axilofemoral.

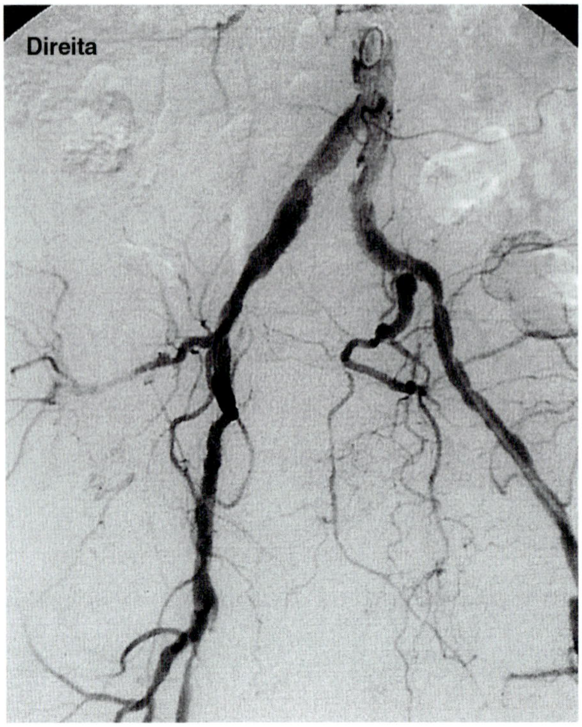

Figura 10-9 Angiograma pélvico em paciente com vasos irregulares e tortuosos, consistentes com doença aterosclerótica aortoilíaca.

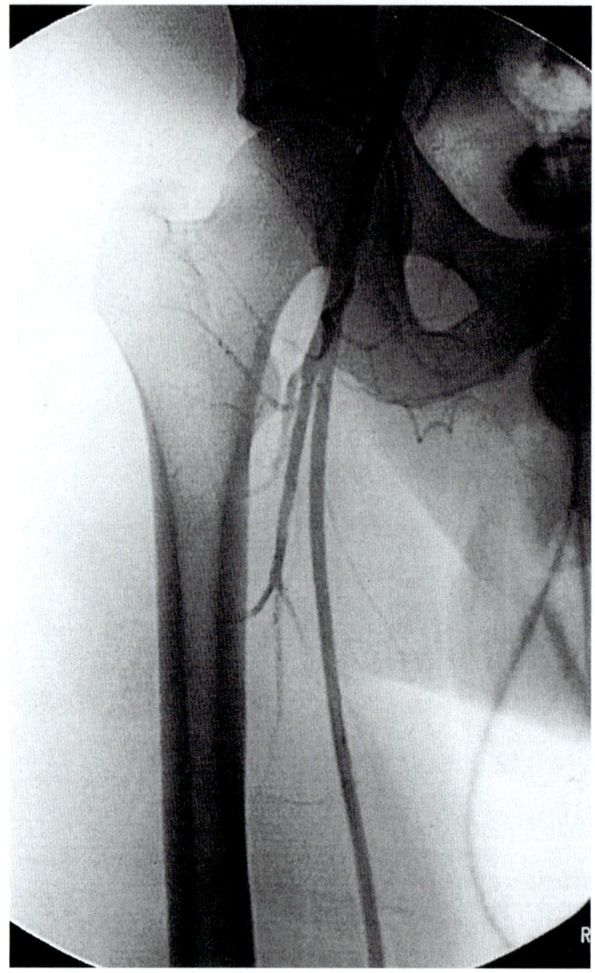

Figura 10-10 Angiograma normal das artérias da coxa proximal direita, incluindo a artéria femoral comum, a artéria femoral profunda (AFP) e a artéria femoral superficial (AFS). Note a posição medial da AFS em relação à AFP.
Cortesia do University of Southern of California Medical Center, Los Angeles, CA.

DOENÇA VASCULAR PERIFÉRICA

Anatomia

A artéria femoral comum é uma extensão direta da artéria ilíaca externa, começando no ligamento inguinal. Logo distal ao aspecto inferior da cabeça do fêmur, a artéria femoral se ramifica na artéria femoral profunda (AFP) e na artéria femoral superficial (AFS) (Fig. 10-10). A AFP, emergindo do aspecto póstero-lateral da artéria e seguindo medialmente ao fêmur, aprofunda-se na AFS, alcançando vários ramos musculares. A AFS corre por baixo do músculo sartório medial e anterior à artéria femoral profunda, passando pelo canal adutor, depois do que torna-se a artéria poplítea.

A artéria poplítea irriga o joelho pelos ramos geniculares superior e inferior (ambos medial e lateral), e médio. Posteriormente, a artéria poplítea divide-se em artéria tibial anterior (emergindo lateralmente) e continua como tronco tibiofibular, que após um curto trajeto bifurca-se em artéria tibial posterior (medialmente) e artéria fibular (Fig. 10-11).

Etiologia

Da mesma forma que a doença oclusiva aortoilíaca, a doença aterosclerótica é o agente causal mais comum na obstrução vascular crônica periférica. Outras causas menos comuns incluem doença de Buerger (tromboangeíte obliterante), vasculite, síndrome de aprisionamento da poplítea, doença cística adventicial, radiação, trauma e embolia crônica.

Epidemiologia

Na verdade, esta doença é bastante comum, afetando 20% das pessoas com mais de 70 anos de idade. Entretanto, pouco mais da metade destas pessoas é sintomática.

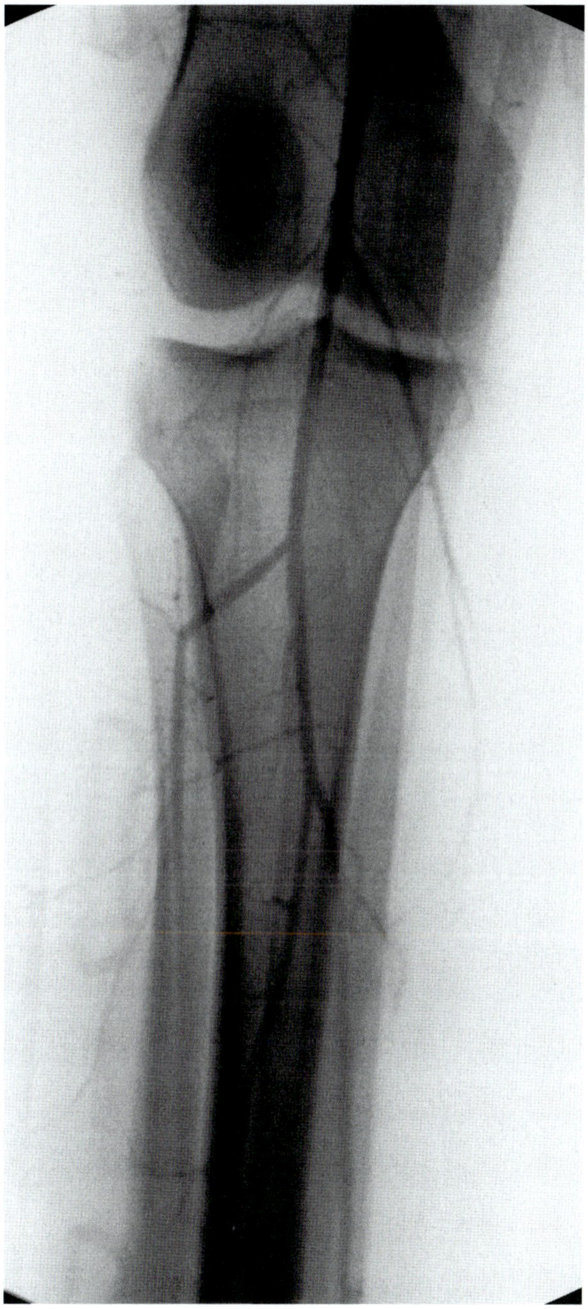

Figura 10-11 Angiograma normal das artérias no joelho. A artéria poplítea divide-se em artéria tibial anterior logo acima do joelho; note sua posição lateral, adjacente à fíbula. O tronco tibiofibular após um curto trajeto bifurca-se em artéria tibial posterior (medialmente), e artéria fibular.
Cortesia do University of Southern of California Medical Center, Los Angeles, CA.

Patogênese

A patogênese da doença vascular periférica também está relacionada com o processo aterosclerótico, similar à doença oclusiva aortoilíaca.

Manifestações Clínicas

História

O primeiro sintoma é a claudicação; pacientes com doença mais grave podem sentir dor em repouso, alterações na pele (atrofia, perda de peso, descamação), ulceração e necrose dos tecidos. A doença vascular periférica aterosclerótica relaciona-se fortemente com a doença vascular aterosclerótica sistêmica. Pacientes com sintomatologia grave para doença vascular periférica têm uma taxa de mortalidade muitas vezes maior do que os grupos de controle de doenças cardiovasculares por outras causas.

Exame Físico

Uma vez que, com grande freqüência, esta doença apresenta a mesma etiologia da doença oclusiva aortoilíaca, falta de pulsos periféricos e reduzidos índices tornozelo-braquial (ITB) podem ser vistos.

Avaliação Diagnóstica

Novamente, como na doença oclusiva aortoilíaca, se terapias intervencionistas como angioplastia, colocação de *stent*, ou cirurgia estiverem sendo consideradas, ultra-sonografia, ARM ou angiografia convencional devem ser realizados.

Achados Radiológicos

Doença vascular periférica vai demonstrar estenose ou obstrução dos vasos principais (Fig. 10-12). Angiografia por TC e ARM também são úteis na avaliação desta doença. Se a doença for grave e extensa, o *bypass* cirúrgico continuará sendo a melhor opção. A intervenção percutânea é a melhor para lesões focais e com menos de 5 cm de comprimento. A angioplastia transluminal percutânea (ATP), *stent*, enxerto-*stent* e trombólise têm sido usados com sucesso.

PONTOS-CHAVE

1. Da mesma forma que a doença oclusiva aortoilíaca, a aterosclerose é a causa mais comum de doença vascular periférica.
2. Comumente o primeiro sintoma é a claudicação. Em estágio mais grave pode apresentar dor em repouso, alterações na pele, ulceração, e necrose de tecido.
3. A intervenção percutânea é a melhor para lesões focais e com menos de 5 cm de comprimento.

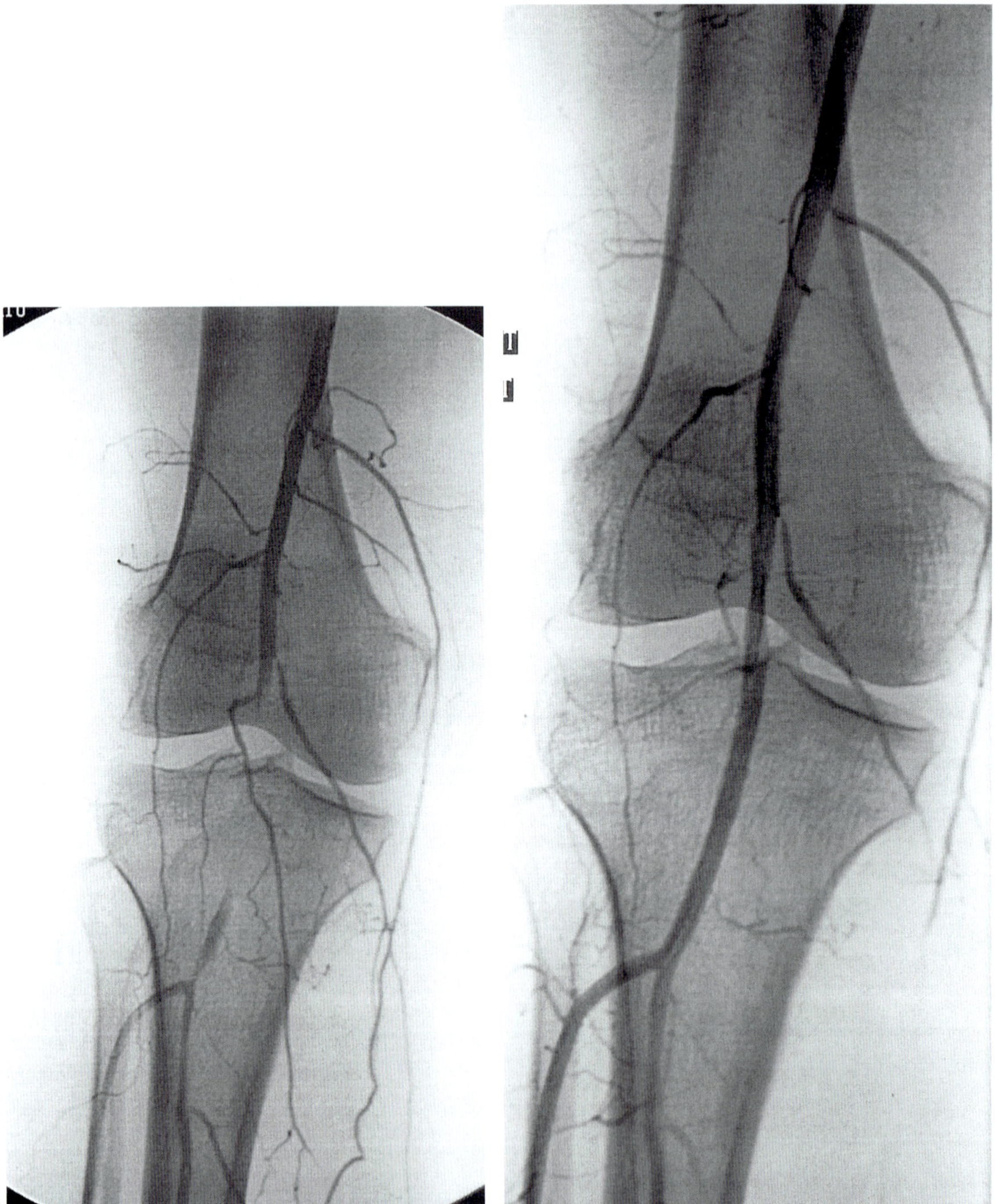

A B

Figura 10-12 **A:** Angiograma da extremidade inferior direita em um paciente com doença vascular periférica evidenciada por úlcera no pé. A artéria poplítea demonstra uma obstrução na região da articulação do joelho. **B:** Angiograma do paciente em (A) após angioplastia transluminal percutânea. A artéria poplítea está, agora, amplamente patente.
Cortesia do University of Southern of California Medical Center, Los Angeles, CA.

HEMORRAGIA GASTRINTESTINAL (GI)

Anatomia

Hemorragia GI geralmente é classificada em superior ou inferior, dependendo se a origem é proximal ou distal ao ligamento de Treitz. A hemorragia GI superior geralmente é de vasos que se originam dos tronco celíacos, incluindo as artérias gástrica direita e esquerda e a gastroduodenal. A hemorragia GI inferior pode ocorrer tanto dos ramos superiores (suprindo o intestino delgado e o cólon direito) quanto dos inferiores da artéria mesentérica inferior (suprindo o cólon sigmóide esquerdo e o reto).

Etiologia e Patogênese

Causas de hemorragia GI superior incluem varizes, síndrome de Malloy-Weiss, úlceras pépticas, gastrite, angiodisplasia, hemobilia, fístulas iatrogênica e aortoentérica e tumores. Causas comuns de hemorragia GI inferior incluem diverticulites, angiodisplasia, câncer, hemorróida, divertículo de Meckel, doença inflamatória do intestino delgado, colite por radiação e intestino isquêmico. A hemorragia GI é, muitas vezes, mais comum no trato GI superior e resulta mais comumente de gastrite ou úlceras. A origem de sangramento GI inferior mais comum é no cólon; diverticulose ou angiodisplasia são as causas mais comuns.

Manifestações Clínicas

História

Os pacientes apresentam hematêmese (vômito de sangue) no caso de hemorragia GI superior ou melena (fezes pretas negras, semelhantes ao alcatrão), ou hematoquezia (eliminação de sangue visível através do reto) no caso de hemorragia GI inferior. Geralmente a hemorragia aguda se resolve espontaneamente (em até 85% dos pacientes). Os pacientes que não respondem aos métodos de apoio fazem avaliação endoscópica. A endoscopia é mais sensível em detectar a origem do sangramento GI superior do que do inferior. No caso de o paciente continuar com o sangramento e a origem não ser detectada, pode-se realizar uma angiografia. Os angiogramas demonstram a origem do sangramento em apenas 50% dos pacientes.

Exame Físico

Pacientes com sangramento no GI inferior podem apresentar melena, hematoquezia ou instabilidade hemodinâmica. Sangramento no trato GI superior cursa com hematêmese, líquido no estômago que se assemelha à borra de café ou aspecto de borra de café em lavagem nasogástrica, melena, ou mesmo hematoquezia, se a taxa de sangramento for alta; instabilidade hemodinâmica também é vista.

Avaliação Diagnóstica

A endoscopia ainda é o melhor método para identificar e para tratar a hemorrogia GI, tanto inferior quanto superior. Entretanto, algumas vezes o local da hemorragia não é visto na endoscopia. Nestes casos, a cintigrafia nuclear mostrou-se bastante sensível na identificação da hemorragia, embora o local algumas vezes seja difícil de determinar. Angiografia e embolização mostraram-se bastante eficazes nestes pacientes.

Achados Radiológicos

A hemorragia é identificada na angiografia como uma pequena coleção de contraste fora do curso normal do vaso, dentro do lúmen do intestino delgado (Fig. 10-13A). O contraste deve permanecer além da fase arterial e mudar com o tempo. Uma vez que a origem do sangramento seja identificada, um pequeno cateter pode ser posicionado perto do vaso hemorrágico, se desejado. Vasopressina (um constritor do músculo liso), molas para embolização, cola para embolização, ou outros materiais de oclusão como a esponja-gelatina hemostática (Gelfoam) ou grandes partículas podem ser administradas pelo cateter diretamente dentro do vaso para estancar a hemorragia (Fig.10 13B). A embolização pode ser realizada se o local exato do sangramento for localizado; o vaso mais distal a demonstrar a hemorragia deve sempre ser o escolhido.

PONTOS-CHAVE

1. A angiografia pode ser realizada se a origem da hemorragia GI não puder ser identificada pela endoscopia.
2. Uma vez que a origem for identificada, diversos materiais para embolização ou *vasopressina* poderão ser administrados diretamente no vaso para estancar a hemorragia.

TUBO DE NEFROSTOMIA PERCUTÂNEA

Anatomia

Os rins estão localizados no retroperitônio, na região vertebral T12 e L3. O rim direito fica poucos centímetros mais baixo que o esquerdo, presumivelmente devido ao maior tamanho do lobo direito do fígado. Os aspectos superiores dos rins estão cobertos pelas costelas inferiores, e os rins estão orientados obliquamente, assim a localização de seus

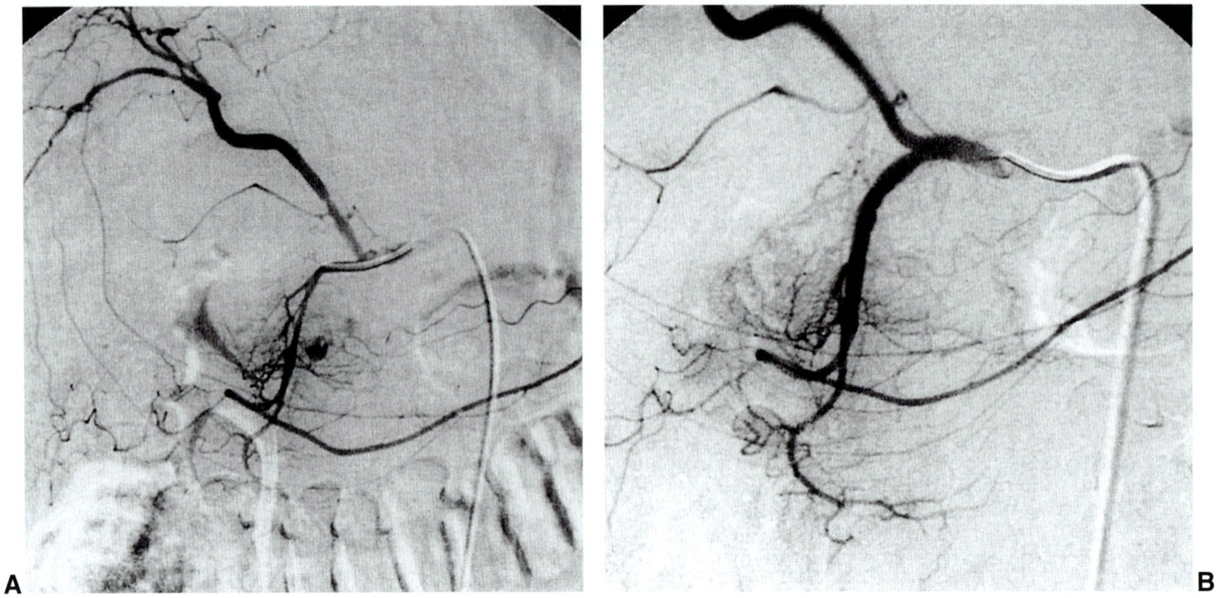

Figura 10-13 A: Angiograma da artéria hepática comum, com uma coleção irregular de contraste extraluminal medial à artéria gastroduodenal neste paciente com sangramento GI. B: Depois de embolização do vaso hemorrágico, o derrame extraluminal de contraste não é mais visto.

pólos inferiores está mais anterior do que os pólos superiores. Estes são fatores importantes a se lembrar porque eles afetam o acesso percutâneo a estes órgãos, que é realizado posteriormente, com o paciente deitado em prono.

Etiologia e Patogênese

A hidronefrose é a dilatação do sistema coletor renal, geralmente secundária a obstrução do ureter, da bexiga ou da uretra. Uma sonda pode ser colocada percutaneamente no sistema coletor para aliviar tais obstruções. A obstrução do sistema coletor renal pode resultar da presença de cálculo renal; tumor no ureter, bexiga, ou órgãos adjacentes como o cólon, próstata, cérvice uterino; fibrose retroperitoneal idiopática; linfonodos aumentados; ou como uma seqüela de cirurgia prévia.

Epidemiologia

Hidronefrose de hipertrofia prostática benigna ou câncer de próstata é mais comum em homens mais idosos. Na mulher, as causas mais comuns são gravidez e câncer cervical. Em adultos jovens, a causa mais comum é o cálculo renal, e em crianças obstruções na junção ureteropélvica são causas comuns.

Manifestações Clínicas

História

A hidronefrose pode se apresentar com dor, náusea, vômito, micção diminuída, ou pode ser assintomática.

Exame Físico

Edema na extremidade inferior, sensibilidade nos flancos, ou uma massa palpável no flanco podem ser observados no exame físico, dependendo da etiologia e gravidade da hidronefrose.

Avaliação Diagnóstica

A ultra-sonografia é um método simples e rápido de identificar a hidronefrose. Radiografias simples podem demonstrar calcificações se estiverem presentes. TC é sensível em identificar a presença e também a causa da hidronefrose. Estudos radionucléicos podem demonstrar se um rim hidronefrótico está funcionando direito.

Achados Radiológicos

Cálices e ureteres normais, observados em pielograma intravenoso normal, mostram contornos suaves sem dilatação dos cálices renais, pelve e ureteres (Fig. 10-14). A ultra-sonogra-

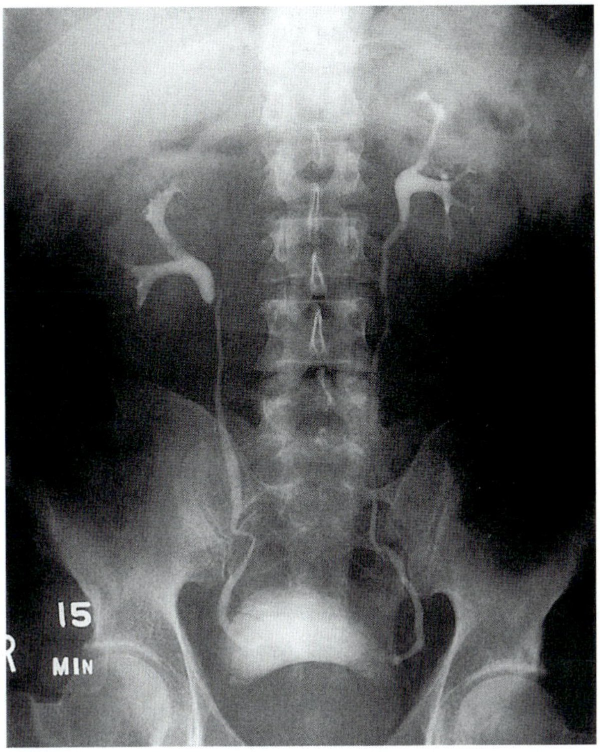

Figura 10-14 Pielograma intravenoso (PIV) normal. Note os contornos suaves e regulares dos cálices renais, pelves e ureteres.
Cortesia do University of Southern of California Medical Center, Los Angeles, CA.

fia identifica imediatamente os cálices dilatados. Cateteres de nefrostomia comumente são colocados posteriormente, uma vez que os rins ficam no espaço retroperitoneal. Colocação de cateteres direto na pelve renal deve ser evitada devido à sua proximidade com os vasos renais principais; é preferível colocá-lo através do cálice renal para dentro da pelve renal. A colocação em um cálice posterior produz quase nenhum ângulo para a entrada de cateteres do que produz a colocação num cálice anterior.

Com o paciente em prono, uma agulha é geralmente guiada por ultra-sonografia para dentro do cálice posterior. Uma pequena porção de contraste é, então, injetada sob fluoroscopia para confirmar sua localização dentro do cálice. Este procedimento deve demonstrar, também, a dilatação dos cálices em um paciente com hidronefrose. Uma vez que a posição está confirmada, um cateter pode ser colocado para drenagem da urina (Fig. 10-15). Os tubos de nefrostomia, também, podem ser colocados para desviar a urina permitindo a cura de vazamentos distais, e para acessar o sistema coletor permitindo o diagnóstico e procedimentos intervencionistas.

PONTOS-CHAVE

1. A obstrução do sistema coletor renal pode resultar da presença de cálculo renal; tumor no ureter, bexiga ou órgãos adjacentes como o cólon, próstata, cérvice ou útero; fibrose retroperitoneal idiopática; linfonodos aumentados; ou como uma seqüela de cirurgia prévia.
2. Cateteres de nefrostomia percutâneos podem ser colocados para alívio da obstrução urinária, desvio urinário, ou para acesso permitindo o diagnóstico e procedimentos intervencionistas.

DRENAGEM DE ABSCESSO

Coleções de fluidos podem ocorrer em várias partes do corpo, geralmente resultado de infecção. Derrames pleurais complicados e coleções de fluidos intra-abdominais infectados, em geral, são drenados com TC ou ultra-sonografia utilizados como guias, com ou sem a colocação de dreno percutâneo permanente com ponta em forma de rabo de porco *pigtail* (existem vários tipos de cateteres disponíveis). A drenagem percutânea substituiu largamente a intervenção cirúr-

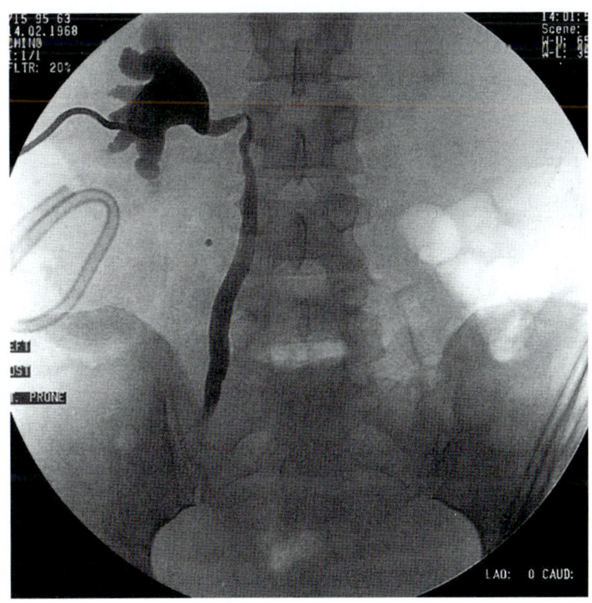

Figura 10-15 Esta paciente tem câncer cervical causando obstrução do ureter esquerdo na pelve. Um tubo de nefrostomia foi colocado na pelve renal esquerda, através do pólo inferior do cálice. Note que a paciente está deitada em prono para este procedimento, o lado esquerdo da paciente aparece no lado esquerdo da imagem.
Cortesia do University of Southern of California Medical Center, Los Angeles, CA.

gica como o tratamento inicial destas coleções. O trajeto de escolha para o cateter é tipicamente aquele cuja distância da pele é a menor, evitando qualquer estrutura principal vascular ou visceral.

Etiologia

Coleções de fluidos intra-abdominais podem resultar de diversas causas, incluindo infecção pós-cirúrgica, perfuração de um órgão visceral, abscesso piogênico do fígado, biloma, pseudocistos ou abscessos pancreáticos, urinoma, abscesso perinefrético ou tubovariano. Fluido pleural pode ser seroso (hidrotórax), sangue (hemotórax), lipídico (quilotórax) e purulento (piotórax ou empiema).

Avaliação Diagnóstica

A coleção de fluido deve ser claramente identificada para ser tratada. TC ou US podem mostrar a localização da coleção e sua relação com estruturas adjacentes, e demonstrar uma janela para colocação do cateter ou da agulha.

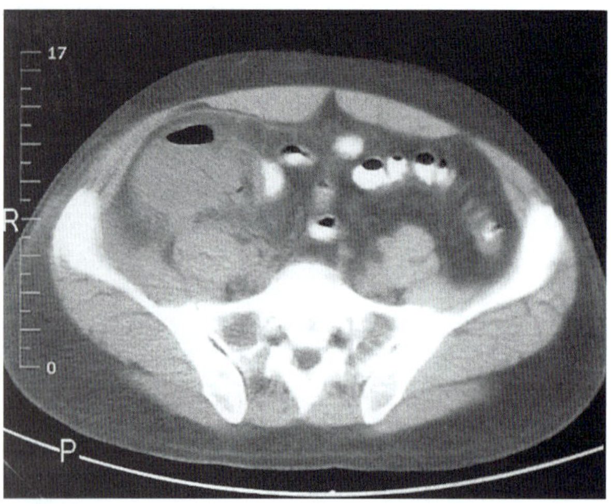

Figura 10-16 TC axial da pelve com contraste oral demonstra uma grande coleção de fluido anterior ao músculo psoas direito com associação de gás e alterações inflamatórias adjacentes neste paciente, que apresenta um abscesso intra-abdominal no quadrante inferior direito.
Cortesia do University of Southern of California Medical Center, Los Angeles, CA.

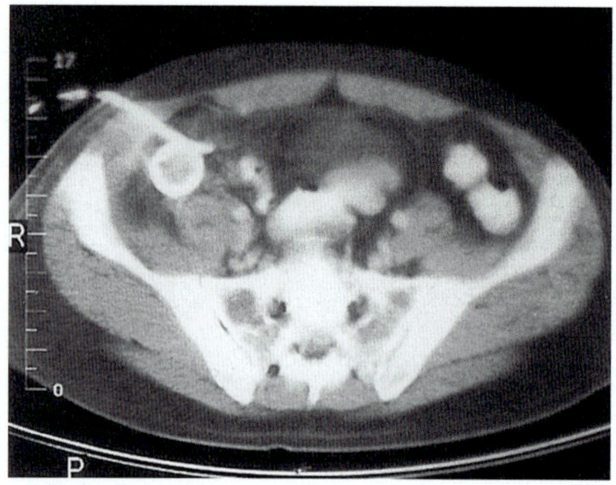

Figura 10-17 Um cateter percutâneo *pigtail*, usando TC como guia, foi colocado no abscesso com a quantidade de fluido bem menor ou totalmente resolvido.
Cortesia do University of Southern of California Medical Center, Los Angeles, CA.

Achados Radiológicos

Na TC um abscesso mostra atenuação mais baixa do que a dos tecidos adjacentes, porém a atenuação é maior que a da gordura. Em geral, vai mostrar uma cápsula espessa, captante de conteste e aumento da densidade da gordura adjacente adjacente (Fig. 10-16). Um cateter pode ser colocado com o uso da TC que pode ser usada para periodicamente mostrar imagens e para avaliar a posição exata do cateter. Uma vez no lugar, uma imagem final é obtida para documentar a localização do cateter dentro da coleção de fluido (Fig. 10-17).

PONTOS-CHAVE

1. TC ou US podem ser usados para guiar a colocação percutânea de cateter para drenar uma coleção de fluido ou abscesso em quase qualquer parte do corpo.
2. Um abscesso na TC mostra atenuação mais baixa do que a dos tecidos adjacentes, porém, a atenuação é maior que a da gordura. Em geral vai mostrar uma cápsula espessa e captante de conteste e aumento da densidade da gordura adjacente.

CAPÍTULO

11 Medicina Nuclear

A medicina nuclear usa pequenas quantidades de substâncias radioativas administradas a pacientes e detecta a radiação emitida do interior do corpo para produzir imagens (cintilogramas) de órgãos, sendo baseada mais na fisiologia dos mesmos do que em sua anatomia. Alguns estudos são obtidos no decorrer de um tempo, para avaliação funcional da fisiologia do órgão examinado. Os compostos químicos são radiofármacos (traçadores) com propriedades fisiológicas. As substâncias radioativas acrescentadas a esses traçadores são radionuclídeos que emitem radiação gama ou beta. Os radionuclídeos mais correntemente usados na medicina nuclear e suas propriedades físicas estão resumidos na Tabela 11-1. A radiação emitida do interior do corpo é detectada por gama-câmeras. As gama-câmeras são formadas por um colimador, um cristal de iodeto de sódio (NaI), um conjunto de tubos fotomultiplicadores e um circuito eletrônico ligado a um computador que gera imagens baseadas na radiação detectada a partir do paciente (Fig. 11-1). As imagens podem ser planares (de uma gama-câmera em relação fixa com o paciente) ou reconstruídas espacialmente de um, dois ou três detectores de gama-câmeras, em torno do paciente (tomografia computadorizada por emissão única de fóton ou SPECT).

A radiação emitida do interior do corpo permite tentativas de terapia curativa em câncer da tireóide (iodina-131, ou ^{131}I) e certos linfomas (anticorpos radiomarcados) ou paliação de sintomas das metástases ósseas (estrôncio-89, ou ^{89}Sr).

IMAGENS NUCLEARES ESQUELÉTICAS

Estudos do esqueleto por medicina nuclear são úteis para a detecção precoce de lesões ósseas de várias etiologias e para inspeção do esqueleto inteiro. Os radiofármacos utilizados correntemente são os difosfonatos que se acumulam nas lesões ósseas, dependendo da atividade osteoblástica e do fluxo sanguíneo local. Eles são marcados com tecnécio-99m (^{99m}Tc).

Indicações

A cintilografia óssea é usada para detectar metástases ósseas (câncer de próstata, câncer de mama), doença de Paget, fraturas por excesso de força aplicada aos ossos (estresse ósseo) e alterações esqueléticas associadas a processos metabólicos (osteomalacia, osteodistrofia renal).

TABELA 11-1

Propriedades Físicas dos Radionuclídeos mais Comuns Usados na Medicina Nuclear

Radionuclídeos	Meia-Vida Física	Principal Fóton Energia (keV)
^{99m}Tc	6 h	140
Iodina (I)-131	8 dias	364
Iodina (I)-123	13,2 h	159
Gálio (Ga)-67	78,3 h	93, 185, 300, 395
Tálio (Tl)-201	73,1 h	69-83, 135
Índio (In)-111	2,8 dias	171, 245
Xenônio (Xe)-133	5,2 dias	81

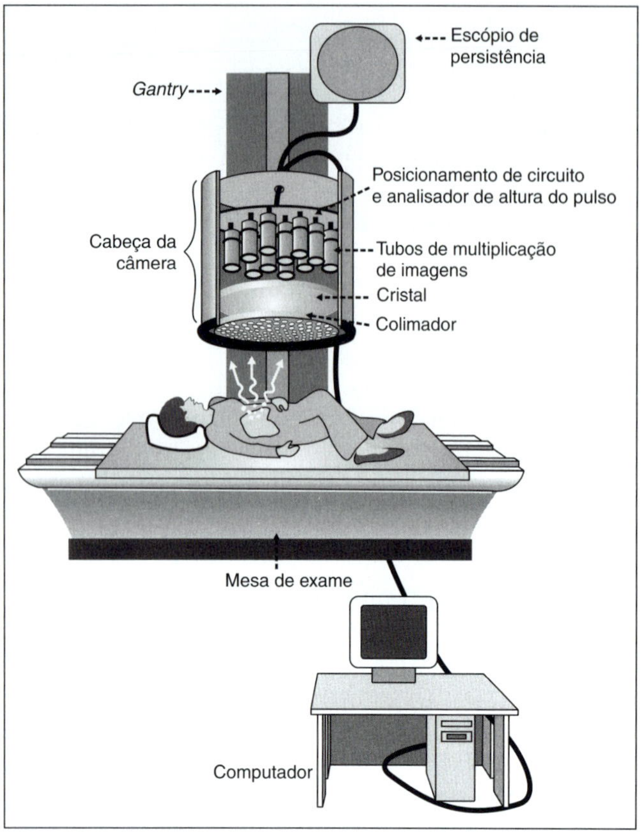

Figura 11-1 Componentes da uma gama-câmera-padrão.
Reproduzida, com permissão, de Powsner, R. *Essentials on Nuclear Medicine Physics*, Figure 6.1, p. 79, Malden, MA: Blackwell Publishing, 1988.

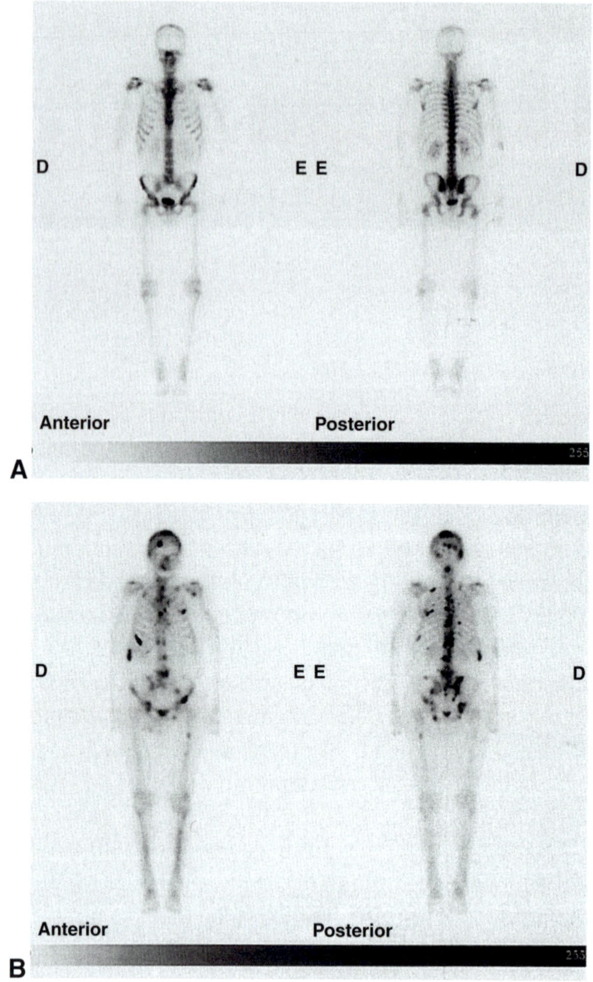

Figura 11-2 **A:** Cintilografia corporal normal. **B:** Múltiplas metástases ósseas em paciente com câncer de próstata.
Cortesia do University of Southern California Medical Center, Los Angeles, CA.

Em casos de suspeita de maus tratos, em crianças, nos quais os filmes simples de raios X falham na identificação de fraturas, cintilografias ósseas podem prover dados diagnósticos adicionais.

Uma cintilografia óssea de 3 fases acrescenta imagens de fluxo sanguíneo arterial e de *pool* sanguíneo (traçador em equilíbrio no tecido mole) a uma cintilografia óssea simples e é útil para detectar infecção e distrofia simpática reflexa.

Cintilografia Normal

Verifica-se captação normal da substância radioativa (traçador) pelos ossos (deveria ser uniforme e simétrica), por tecidos moles corporais (criando atividade de fundo), por epífises (em pacientes pediátricos). Pelas mamas (importante assimetria). O traçador (Fig. 11-2A) sofre excreção (*clearance*) renal e os rins e a bexiga são normalmente visualizados. As imagens obtidas não são específicas e, muitas vezes, devem ser interpretadas dentro do contexto clínico e, se necessário, correlacionadas com o imageamento anatômico.

Achados Anormais

Múltiplos focos de lesões hipermetabólicas distribuídas ao acaso são consistentes com metástases ósseas em pacientes com câncer (Fig. 11-2B) mas, mesmo um único foco anormal do traçador radiológico pode representar um tumor ósseo primário (Fig. 11-3) ou metástase. Certas metástases ósseas mostram-se como áreas fotopênicas (câncer renal). Uniformemente, o acúmulo de radiotraçador no corpo vertebral de uma pessoa idosa pode representar uma fratura por compressão. As imagens ou cintilogramas devem se correlacionados com estudos anatômicos.

A localização aumentada de radiotraçador em todas as 3 fases de uma cintilografia óssea é sugestiva de osteomielite.

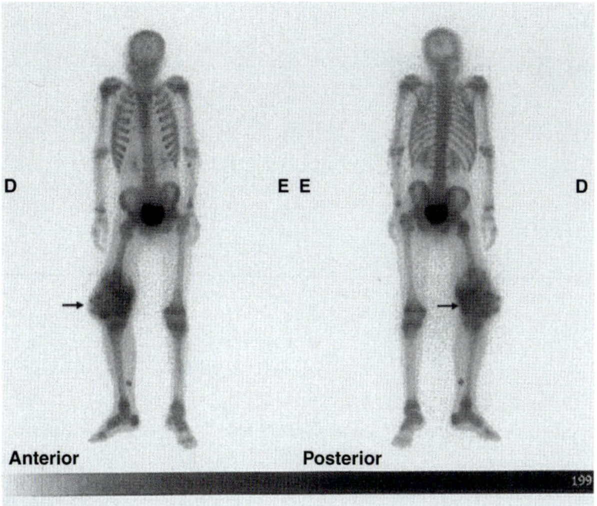

Figura 11-3 Cintilografia de um paciente com osteossarcoma no fêmur distal direito *(setas)*.
Cortesia do University of Southern California Medical Center, Los Angeles, CA.

PONTOS-CHAVE

1. As imagens ósseas dependem da atividade osteoblástica do local focalizado e de seu fluxo sanguíneo.
2. As imagens devem ser interpretadas de acordo com o contexto clínico e com sua correlação anatômica.

CINTILOGRAFIA PULMONAR

Avaliação de pacientes com suspeita de embolia pulmonar (EP) é o mais importante uso da medicina nuclear pulmonar. A V/Q (ventilação/perfusão) está se tornando o exame de segunda linha, em anos recentes, como resultado do exame amplamente adotado e disponível do angiograma pulmonar por tomografia computadorizada (ATCP). O estudo V/Q consiste da avaliação, em duas fases, da ventilação, depois da administração de um gás radioativo (usualmente o xenônio-133 ou ^{133}Xe) e avaliação da perfusão pulmonar depois da injeção intravenosa do (MAA – ^{99m}TC albumina macroagregada) (Fig. 11-4A). Este estudo é avaliado em conjunto com um RX do tórax porque os resultados podem ser equivocados, em pacientes com doença pulmonar preexistente. Os resultados são expressos como probabilidade (alta, intermediária e baixa) que deverá ser interpretada no contexto da suspeita clínica e como um pré-teste para probabilidade de EP.

Os critérios diagnósticos são derivados da Investigação Prospectiva para o Diagnóstico de Embolia Pulmonar (PIOPED).

Indicações

Cintilografia V/Q permanecem válidas para EP de pacientes pediátricos e de pacientes grávidas, quando uma baixa exposição à radiação deve ser garantida, ou quando ATCP não puder ser feita (como na insuficiência renal, na alergia ao contraste). Estudos V/Q são úteis para o acompanhamento

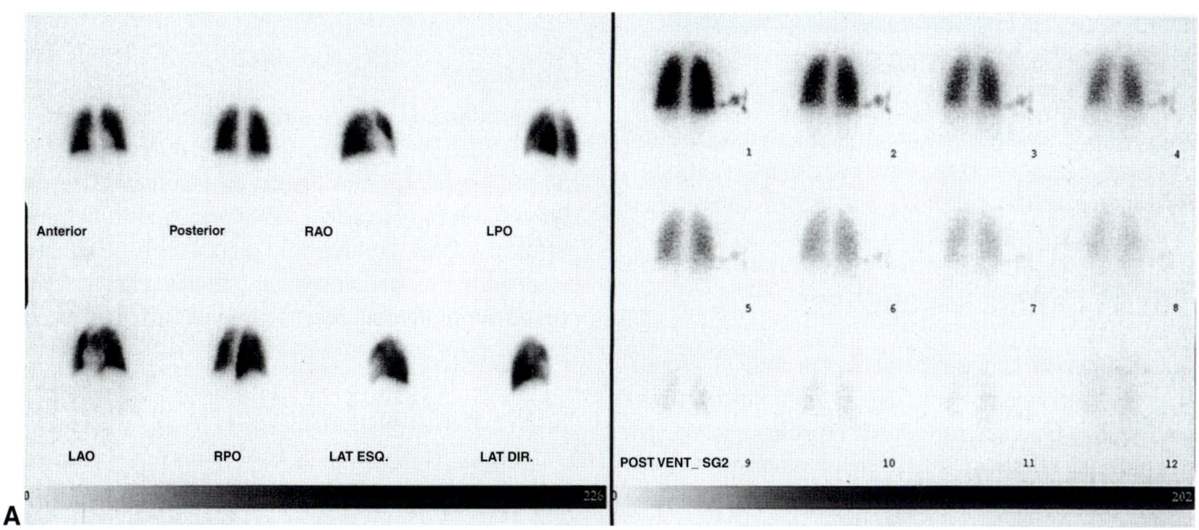

Figura 11-4 **A:** Ventilação normal. **B:** Múltiplos defeitos de perfusão em um estudo interpretado como sendo de alta probabilidade de embolia pulmonar. RAO, oblíquo anterior direito; LPO, oblíquo posterior esquerdo; LAO, oblíquo anterior esquerdo; RPO, oblíquo posterior direito. (*Continua.*)
Cortesia do University of Southern California Medical Center, Los Angeles, CA.

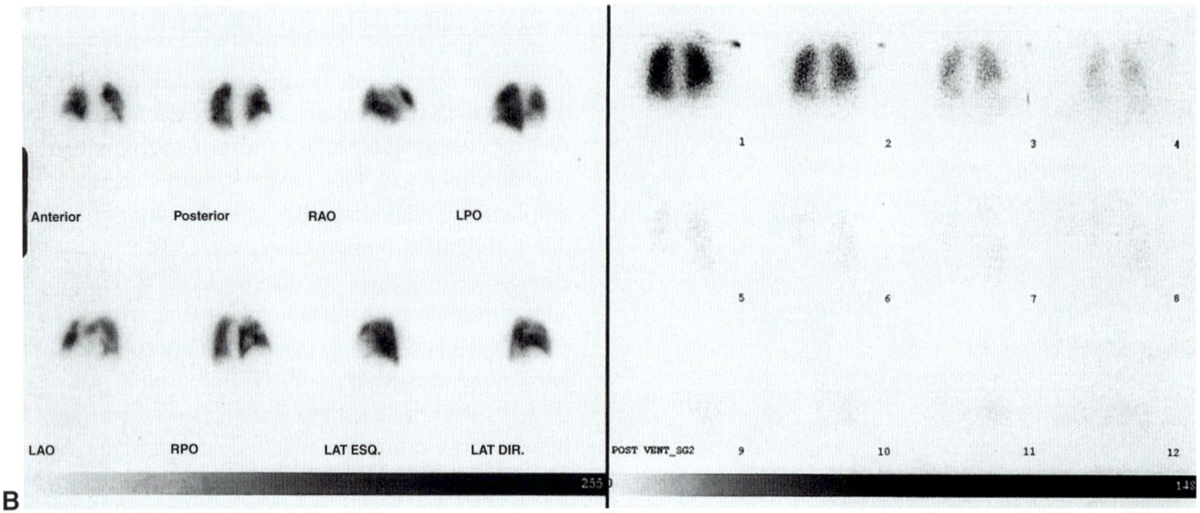

B

Figura 11-4 *Continuação.*

de pacientes com embolia pulmonar crônica e, também, para a avaliação da função pulmonar antes de cirurgia. Cintilografias quantitativas proporcionam estimativas relativas da função pulmonar e podem ser feitas tanto antes como depois de um transplante pulmonar.

Achados Anormais

A aparência clássica de embolia pulmonar na cintilografia V/Q é a de defeitos segmentais de perfusão (em forma de cunha) com bases na pleura, não acompanhados por defeitos na ventilação (Fig. 11-4B).

> **PONTOS-CHAVE**
>
> 1. A V/Q em cintilografias permanece com valiosa ferramenta diagnóstica em pacientes pediátricos e em pacientes grávidas e, ainda, em pacientes com insuficiência renal ou alergia ao contraste.
> 2. A interpretação dessas cintilografias é baseada nos critérios PIOPED e os resultados expressos como probabilidades.

IMAGENS CARDIOVASCULARES

Os protocolos atuais usam imageamento por SPECT (Tomografia computadorizada por emissão de fóton único), reservando os estudos planares para casos especiais (p. ex., em pacientes obesos). O estudo SPECT inclui uma aquisição de imagem em repouso (usualmente com o tálio-201) e uma aquisição ou tomada de imagem pós-esforço (usando traçadores ^{99m}Tc). Existem disponíveis vários protocolos relacionados a seqüenciação das aquisições de imagens. O esforço *(estresse)* pode ser por exercício na esteira ou por meio de injeção de fármacos (dipiridamol, adenosina ou dobutamina). A combinação das imagens pós-esforço com o traçado eletrocardiográfico (ECG) é chamada de compassamento ***(gating)***. O *gating* permite ao computador gerar estimativas da função cardíaca (fração de ejeção e volume diastólico) e criar imagens da movimentação das paredes do coração.

A medicina nuclear cardíaca pode ser utilizada para avaliação do estado funcional do coração. Hemácias marcadas com ^{99m}Tc mostram imagens do volume sanguíneo cardíaco *(pool)* no decorrer de um tempo, o que permite uma mostra cinemática da movimentação ventricular esquerda e uma estimativa exata da fração de ejeção. Este estudo é chamado de angiografia em múltiplas janelas (MUGA).

Indicações

O diagnóstico de doença arterial coronariana (DAC), o risco de estratificação depois de infarto de miocárdio (IM), avaliação pré-operatória e avaliação da viabilidade do miocárdio *versus* cicatriz miocárdica são as principais indicações para a perfusão e para cintilografia miocárdica por perfusão. Os estudos MUGA podem avaliar a função cardíaca antes e depois de quimioterapia potencialmente tóxica (p. ex., doxorrubicina).

Cintilografia Normal

A cintilografia normal mostra distribuição uniforme do radiotraçador no miocárdio do ventrículo esquerdo, tanto nas imagens obtidas após esforço (teste de esforço), quanto nas imagens tiradas em repouso (Fig. 11-5A). MUGA normal revela movimentação normal da parede ventricular esquerda e fração de ejeção maior de 50%.

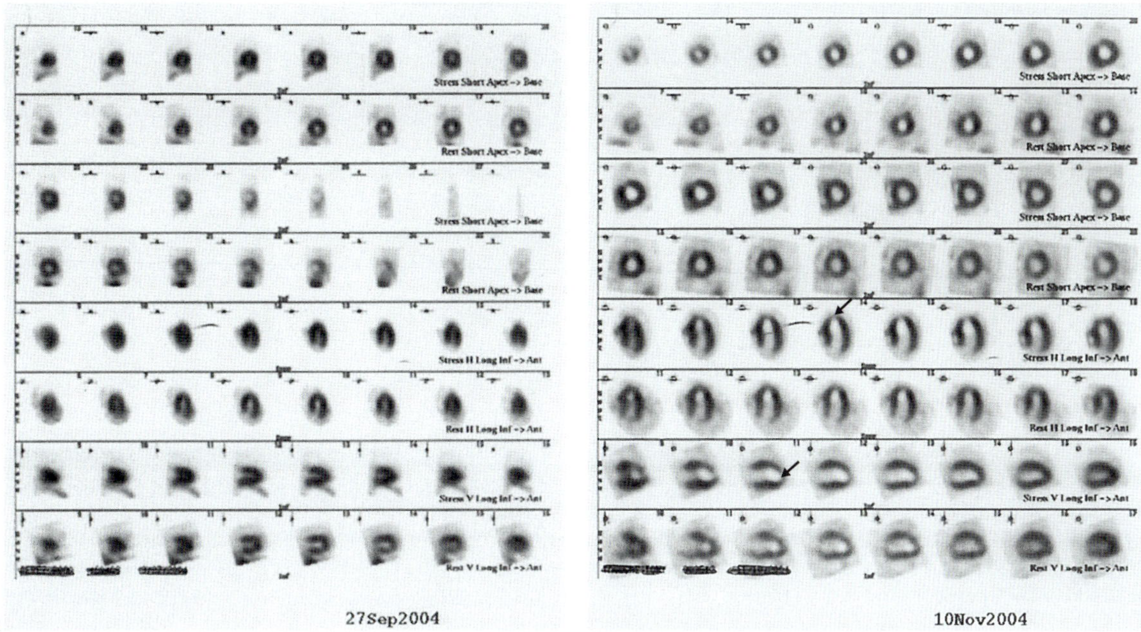

A B

Figura 11-5 A: Cintilografia cardíaca normal demonstrando distribuição uniforme de radiotraçador, no miocárdio ventricular esquerdo. **B:** Estudo cardíaco em teste de esforço mostrando isquemia da parede septal e do ápice do ventrículo esquerdo *(setas)*.
Cortesia do University of Southern California Medical Center, Los Angeles, CA.

Achados Anormais

Áreas isquêmicas mostram decréscimo da absorção do traçador (radiotraçador) nas imagens correspondentes ao período de esforço, comparadas com as imagens obtidas durante o repouso (defeito reversível) (Fig. 11-5B). Áreas de infarto do miocárdio (IM) mostram-se com defeitos de perfusão em ambas as imagens de esforço e de repouso. Podem ocorrer artefatos que são secundários à movimentação ou à atenuação dos tecidos moles das mamas (parede anterior) ou do diafragma (parede inferior). Coronariopatia de múltiplos vasos produz isquemia global e pode mostrar um estudo normal porque não há áreas de perfusão diminuída em relação ao repouso do miocárdio. Este fenômeno é denominado **isquemia balanceada**. As anormalidades da parede e uma fração de ejeção diminuída deveriam ser notadas numa angiografia em múltiplas janelas (MUGA).

PONTOS-CHAVE

1. A cintilografia da perfusão miocárdica é uma extraordinária ferramenta diagnóstica e prognóstica na avaliação da patologia cardíaca.
2. MUGA (angiografia em múltiplas janelas) é o procedimento mais acurado para o cálculo da fração de ejeção do ventrículo esquerdo.

HEPATOBILIAR

O principal uso da medicina nuclear no imageamento hepatobiliar é a colecintigrafia com o uso do ^{99m}Tc, dos análogos dos ácidos hepatoiminodiacéticos (HIDA cintilogramas). A HIDA cintilografia pode detectar patologias do trato biliar e patologias hepáticas porque o traçador é eliminado do *pool* sanguíneo pelo fígado, excretado no interior da árvore biliar, acumulado na vesícula biliar (VB) e liberado no intestino. O paciente deve ficar em jejum nas 4 horas prévias ao estudo, mas o jejum não deve ir além de 24 horas (uma VB já preenchida não seria visualizada).

^{99m}Tc súlfur coloidal é aprisionado pelo sistema reticuloendotelial e pode ser aproveitado para o imageamento do fígado e do baço quando a TC não pode ser feita (p. ex., na falência renal e na alergia ao contraste).

Indicações

As indicações para cintilografia HIDA são a suspeita de colecistite aguda, colecistite sem cálculos, atresia biliar, vazamento biliar depois de uma colecistectomia ou transplante de fígado.

A cintilografia em ^{99m}Tc súlfur coloidal é indicada para a detecção de tecido esplênico acessório pós-esplenectomia.

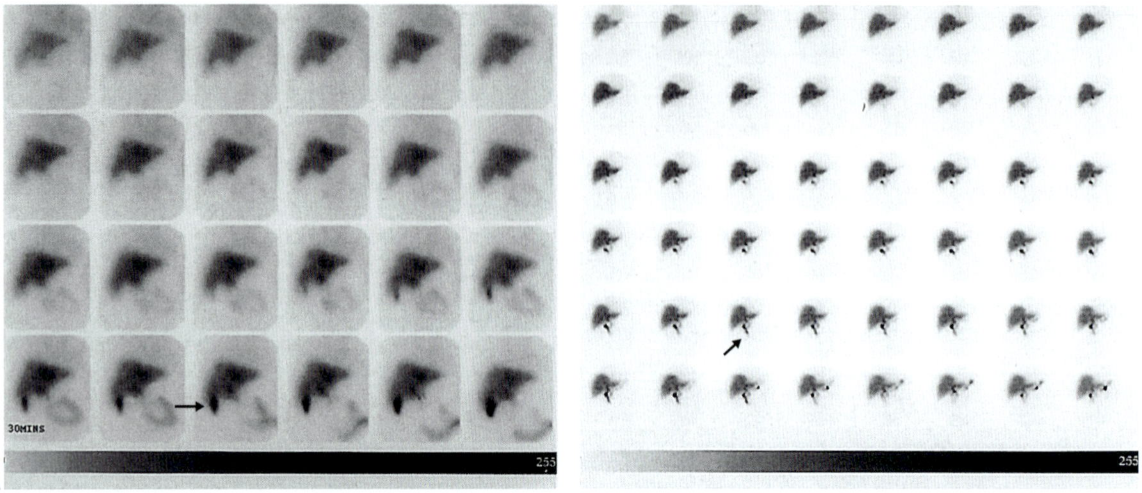

A B

Figura 11-6 A: Cintilografia HIDA com a vesícula vista em menos de 30 minutos *(seta)*. **B:** Cintilografia HIDA anormal sem visualização da vesícula biliar durante até 1 hora mostrando radiotraçador no intestino *(seta)*. A vesícula biliar não se mostrou visualizada em 4 horas, o que sugere a presença de colecistite.

Cortesia do University of Southern California Medical Center, Los Angeles, CA.

Cintilografia Normal

Cintilografias HIDA normais demonstram a imediata eliminação do radiotraçador do *pool* sanguíneo, visualização da árvore biliar durante 20 minutos e visualização da bexiga urinária e do intestino durante 60 minutos. A atividade no fígado deveria ir decrescendo no correr do tempo, com pequeno remanescente no fim de uma hora (Fig. 11-6A).

Achados Anormais

Falha na visualização da vesícula biliar depois de 1 hora e depois da administração de morfina, ou em imagens feitas 4 horas após a injeção do traçador, é um achado consistente em colecistite aguda (Fig. 11-6B). A presença de radiotraçador no *pool* sanguíneo durante mais de 10 a 15 segundos depois de sua injeção sugere função hepatocelular diminuída; ausência de visualização da árvore biliar pode ser secundária à colelitíase.

PONTOS-CHAVE

1. Paciente deve suspender alimentação e líquidos 4 horas antes do exame, mas não mais do que 24 horas antes, para evitar resultados falso-positivos nas cintilografias (*scans* – HIDA).
2. O diagnóstico de colecistite aguda deve ser confirmado com a aplicação de morfina ou por imagens tardias.

GASTRINTESTINAIS

Hemorragias gastrintestinais superiores podem ser confirmadas por endoscopia com fibra óptica flexível, mas a identificação do local de hemorragia GI inferior pode ser difícil. Um cintilografia da hemorragia pode ajudar, nestas circunstâncias, a achar o local da hemorragia. Usam-se hemácias marcadas com ^{99m}Tc.

Estudos do esvaziamento gástrico por radionuclídeos são amplamente usados na avaliação da motilidade gástrica. Uma refeição composta de sanduíche de ovos mexidos marcado com ^{99m}Tc súlfur colóide é utilizada na maioria dos departamentos de medicina nuclear. O imageamento do estômago é obtido em até 120 minutos. Os dados processados permitem o cálculo da metade do tempo de esvaziamento gástrico ($t^{1/2}$).

^{99m}Tc pertecnetato é secretado pela mucosa gástrica e torna este radiotraçador valioso no diagnóstico de mucosa gástrica ectópica, como acontece no divertículo de Meckel.

Indicações

As indicações deste procedimento incluem a suspeita de sangramento GI, em presença de endoscopia ou de angiografia negativas. A cintilografia de hemorragia GI é capaz de detectar sangramentos de 0,5 ml/min, enquanto as angiografias detectam velocidade de sangramento maior de 1 ml/min.

A cintilografia *(scan)* do esvaziamento gástrico é indicada para avaliar gastroparesia, síndrome de *dumping* e quaisquer outras normalidades da motilidade gástrica.

A cintilografia do divertículo de Meckel é considerada o método-padrão para o diagnóstico inicial desta patologia.

Cintilografia Normal

Exames normais para verificar sangramento GI mostram o radiotraçador presente no *pool* sanguíneo, permitindo a visualização do coração e dos vasos principais. Uma cintilografia de esvaziamento gástrico normal é caracterizada por um preenchimento gástrico imediato e ausência de radiotraçador no estômago, no fim do estudo. Valores normais para o $t^{1/2}$ de esvaziamento gástrico vão até 90 minutos.

A captação do traçador não deve ser visível fora do local esperado do estômago numa cintilografia negativa de divertículo de Meckel.

Achados Anormais

Um estudo por cintilografia, visando hemorragia ou sangramento GI, para ser considerado positivo, deverá mostrar atividade extravascular presente no lúmen intestinal, aumentando no decorrer do tempo, e movendo-se através do trato GI (Fig. 11-7). É importante conseguir informação sobre a localização da região do foco do sangramento (p. ex., intestino delgado, flexura hepática, cólon transverso, flexura esplênica, retossigmóide), guiando-se o hagiógrafo para o vaso no qual o contraste vai ser injetado.

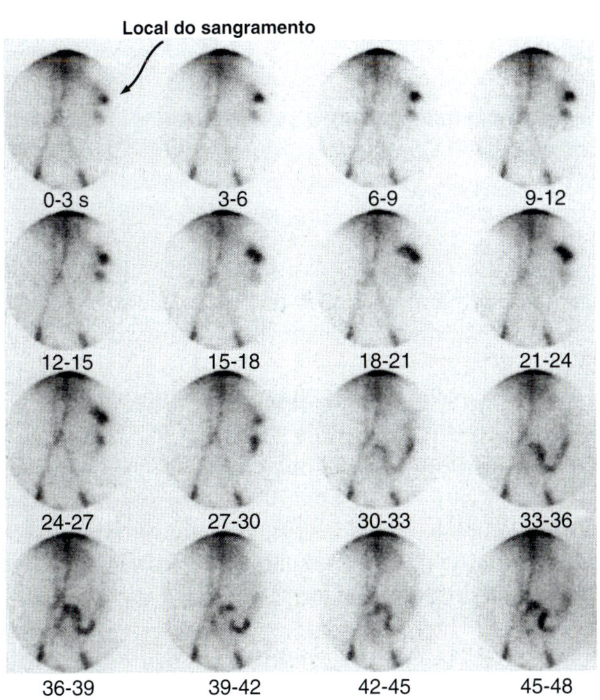

Figura 11-7 Cintilografia positiva para sangramento gastrintestinal. Reproduzida, com permissão, de Powsner R. *Essentials of Nuclear Medicine Physics,* Figura 6.28, p. 104, Malden, MA: Blackwell Publishing, 1998.

Esvaziamento gástrico rápido é visto no pós-operatório (p. ex., piloroplastia, hemigastrectomia no gastrinoma e no hipertireoidismo). A causa mais comum de esvaziamento retardado do estômago é a gastroparesia diabética. O refluxo gastresofágico pode ser visualizado através desse estudo, se estiver presente.

O divertículo de Meckel aparece positivo numa cintilografia, como uma área focal de aumento da atividade intra-abdominal, mais freqüentemente no quadrante direito inferior.

PONTOS-CHAVE

1. A cintilografia de hemorragia GI é mais sensível do que a angiografia, mas o caráter intermitente da hemorragia deve ser considerado em um estudo de resultado negativo.
2. A cintilografia em caso de suspeita de divertículo de Meckel é o padrão-ouro de seu diagnóstico.

GENITURINÁRIO

Os principais procedimentos renais de medicina nuclear incluem estudos dinâmicos (funcionais) e cintilografias corticais. Os radiotraçadores mais comumente usados são o ^{99m}Tc DTPA, o ^{99m}Tc MAG3 para estudos funcionais, e o ^{99m}Tc DMSA para estudo das áreas corticais.

^{99m}Tc DTPA é eliminado por filtração glomerular e pode ser utilizado para o cálculo da taxa de filtração glomerular (GFR). O ^{99m}Tc MAG3 é eliminado por excreção tubular. O estudo é útil para a descrição do fluxo sanguíneo renal, a captação do traçador pelos rins e sua excreção para o interior do sistema coletor, caracterizando, portanto, a função renal e a patência do trato urinário.

^{99m}Tc DMSA liga dois grupos sulfidril, no córtex renal e, por isso, apenas uma pequena porcentagem do radiotraçador é eliminada pelos rins, permitindo, assim, a visualização cortical.

A cistografia com radionuclídeos é usada para diagnosticar o refluxo vesicoureteral.

Indicações

As indicações para o emprego da cintilografia utilizando ^{99m}Tc DTPA, ou ^{99m}Tc MAG3 são a avaliação de suspeita de rins não funcionantes ou hipofuncionantes, a obstrução do trato urinário e a função urinária diminuída, ou suspeita de vazamento urinário depois de transplante renal.

^{99m}Tc DMSA *scan* é usado para esclarecer suspeita de pielonefrite com retração, que é evidenciada pela presença de defeitos no córtex renal. Imageamento por SPECT permite detectar pequenos defeitos e torna o estudo mais sensível do que o imageamento transeccional (p. ex., ultra-sonografia, TC).

A cistografia com radionuclídeos é considerada a modalidade de imagem de escolha para a avaliação e acompanhamento de infecções ou de refluxo do trato urinário em crianças.

Cintilografia Normal

As cintilografias normais ^{99m}Tc DTPA, ^{99m}Tc MAG3 indicam fluxos sanguíneos bilaterais e simétricos; imediata captação do radiotraçador pelo córtex; e rápida eliminação bilateral do córtex, com excreção para o interior do sistema coletor e bexiga urinária. Pode ser administrada a furosemida (lasix) por via intravenosa caso uma obstrução seja suspeitada, diante de uma eliminação do traçador maior de 20 minutos depois da injeção, sugerindo obstrução.

Aparência cortical homogênea deve ser vista numa cintilografia *(scan)* ^{99m}Tc DMSA.

Cistocintilografia normal deve não mostrar ausência de atividade nas áreas correspondentes aos ureteres e aos rins.

Achados Anormais

Cintilografias *(scans)* anormais ^{99m}Tc DTPA/^{99m}Tc MAG3 são sugeridas por fluxo sanguíneo renal assimétrico; por captação e excreção do traçador assimétricas ou retardadas; e por acumulação do traçador no sistema coletor.

Defeitos da superfície cortical renal, mostrados por ^{99m}Tc MAG3 cintilografias são sugestivos de retração pós-infecciosa.

Achados anormais em cistografia com radionuclídeo incluem qualquer refluxo detectado como atividade acima da bexiga.

PONTOS-CHAVE

1. A cintilografia renal permite a avaliação da função renal tanto nos rins da própria pessoa (nativos) quanto nos rins transplantados.
2. Cistografia com radionuclídeo é a modalidade de imagem de escolha para a avaliação e acompanhamento de crianças com infecções e refluxo urinário.

INFECÇÃO

Os principais agentes usados para identificação de infecção são índio-111, leucócitos marcados (^{111}In), citrato de gálio-67 (^{67}Ga) e leucócitos (WBCs) marcados com ^{99m}Tc HMPAO.

Indicações

As indicações são específicas e determinadas para cada agente infeccioso, incluindo febre de origem desconhecida, osteomielite, infecção intra-abdominal, doença inflamatória do intestino e enxerto protético cirúrgico infectado.

Cintilografia Normal

Cintilografias normais de infecção com os agentes já descritos devem mostrar apenas a distribuição fisiológica do radiotraçador.

Achados Anormais

Qualquer atividade fora do campo normal de distribuição do traçador sugere infecção no contexto clínico correspondente.

PONTO-CHAVE

1. Cada agente procurado de infecção tem indicações específicas que devem ser seguidas na prática clínica.

ONCOLOGIA

^{67}Ga (Gálio) foi usado pela primeira vez em 1969, para imageamento de tumor, em pacientes com doença de Hodgkin. O ^{67}Ga atua como um análogo do ferro e circula no sangue ligado à transferrina.

Tálio-201 (^{201}TL), ^{99m}Tc-sestamibi e ^{99m}Tc tetrofosmin aprovados, originalmente, para estudos cardíacos, mostraram possuir propriedades de imageamento tumoral. Estas substâncias radioativas são captadas por um grande número de tumores, malignos e benignos.

A cintilografia de linfonodos sentinelas envolve uma injeção intradérmica subcutânea de traçador radiológico em torno da lesão primária, seguido por imageamento da drenagem linfática até o primeiro linfonodo. O radiotraçador usado é o ^{99m}Tc-colóide filtrado sulfúrico. Uma sonda gama, intra-operatória, pode proporcionar a localização precisa do linfonodo, no momento da cirurgia.

Indicações

Atualmente, o uso clínico principal das cintilografias ^{67}Ga é a avaliação do estadiamento pré-terapia e pós-terapia dos pacientes com doença de Hodgkin e com linfoma não-Hodgkin.

O avanço da tecnologia PET e de sua disponibilidade está substituindo os estudos com gálio (Ga) na oncologia.

Tálio-201 (^{201}TL) é captado apenas por tumores viáveis e possam diferenciar as mudanças pós-terápicas de tumores cerebrais residuais. Em pacientes HIV positivos, o ^{201}TL pode diferenciar linfomas malignos intracerebrais de infecções (p. ex., toxoplasmose) e o ^{99m}Tc MIBI é aprovado para imagens das mamas.

O ^{111}I marcado pentatreotide (OctreoScan) tem sido usado com sucesso no imageamento da captação da decarboxilação de aminoprecursor (APUD), e de tumores derivados como carcinóide, gastrinoma, feocromocitoma, câncer medular da tireóide e neuroblastomas.

A linfocintilografia é amplamente usada para a detecção de linfonodos sentinelas, antes da cirurgia de melanoma e de câncer mamário.

Cintilografia Normal

Cintilografias normais feitas com os agentes acima mencionados devem mostrar, somente, a distribuição fisiológica do radiotraçador. A distribuição fisiológica do ^{67}Ga inclui as glândulas lacrimais, o fígado e o intestino (Fig. 11-8A).

Achados Anormais

Uma cintilografia anormal é determinada pelo acúmulo de qualquer radiotraçador fora de sua distribuição fisiológica (Fig. 11-8B).

PONTOS-CHAVE

1. A ^{67}Ga cintilografia oncológica está sendo substituída por PET e PET/TC.
2. A linfocintilografia é amplamente usada para a detecção dos linfonodos sentinelas antes da cirurgia de melanoma e de câncer de mama.

SISTEMA NERVOSO CENTRAL

O imageamento com perfusão do cérebro, através do SPECT, detecta, muitas vezes, anormalidades funcionais antes que alterações estruturais tornem-se aparentes, em imageamento anatômico, como TC ou RM. Um dos radiotraçadores mais freqüentemente usados é o ^{99m}Tc HMPAO que fica retido no cérebro por várias horas.

Indicações

Algumas das aplicações clínicas do imageamento SPECT, com perfusão cerebral, incluem a detecção de isquemia, a detecção pré-cirúrgica de focos de convulsões, a demência de Alzheimer e a demência resultante de multinfartos. O ^{99m}Tc HMPAO e o ^{99m}Tc DTPA são utilizados em estudos de fluxo cerebral quando o paciente alcança o critério de morte cerebral, mas o eletrocardiograma (ECG) permanece equivocado.

^{111}In DTPA é o agente preferido para cisternografia. As principais aplicações clínicas deste estudo dinâmico do

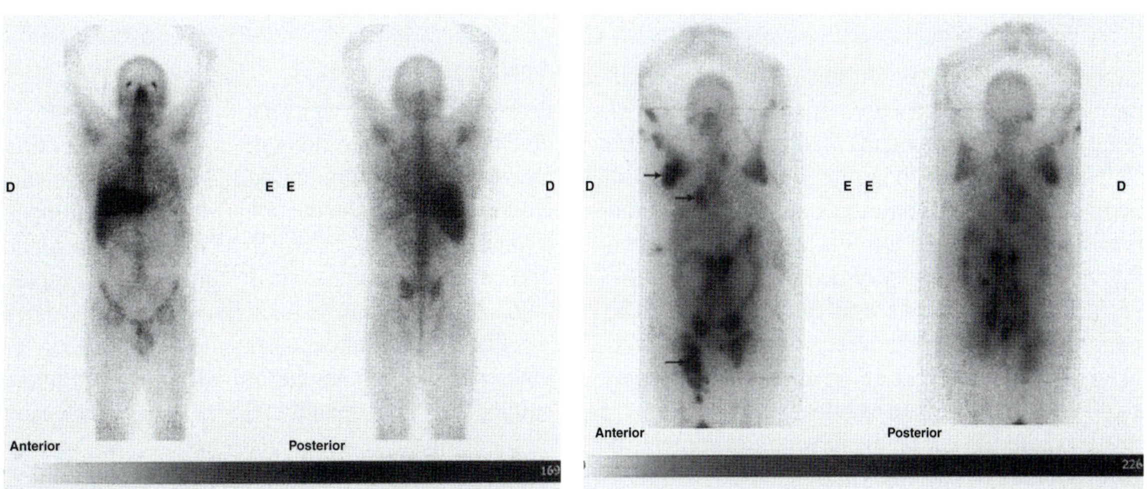

A B

Figura 11-8 A: Cintilografia normal ^{67}Ga. **B:** ^{67}Ga. Cintilografia mostrando a localização da doença acima e abaixo do diafragma *(setas)* em paciente com linfoma de células B.
Cortesia do University of Southern California Medical Center, Los Angeles, CA.

líquido cefalorraquidiano (LCR) são o diagnóstico e controle da hidrocefalia, avaliando a patência das derivações *(shunts)* ventriculoperitoneais ou ventriculopleurais e a determinação do local de vazamentos do LCR.

Cintilografia Normal

Os estudos normais mostram distribuição uniforme do radiotraçador no cérebro e a presença de fluxo sanguíneo intracerebral.

Achados Anormais

Padrões específicos de distribuição de radiotraçadores são descritos na isquemia cerebral (decréscimo focal da captação do radiotraçador), no foco de convulsão (aumento focal do acúmulo de radiotraçador) e da demência (localizações de decréscimo do radiotraçador difusas). A ausência do fluxo intracerebral, numa cintilografia de perfusão cerebral, é diagnóstico de morte cerebral.

PONTOS-CHAVE

1. Padrões característicos de distribuição de radiotraçadores são vistos na isquemia cerebral, nos focos de convulsões e na demência.
2. A ausência de fluxo sanguíneo intracerebral é diagnóstica de morte cerebral quando os pacientes preenchem os critérios clínicos, mas o eletroencefalograma (EEG) mostra-se impreciso.

ENDÓCRINO

O imageamento da tireóide foi um dos primeiros procedimentos na medicina nuclear depois que o ^{131}I (iodo-131) tornou-se disponível na comunidade médica. A cintilografia da tireóide permanece, ainda hoje, uma parte essencial do diagnóstico e da terapia desta patologia glandular. Os radionuclídeos utilizados são o ^{123}I e o ^{131}I. Eles ficam concentrados na tireóide pelo simportador de sódio-iodo e permitem a visualização da glândula e o cálculo de sua captação, que é um traçador da função da tireóide. A captação radioativa normal na glândula é de 5% a 15% nas primeiras 4 horas, e de 10% a 30% às 24 horas. Para estudo diagnóstico, o ^{123}I é o radiotraçador preferido por ser ele um emissor somente de raios gama e, por isso, os pacientes não ficam expostos à radiação beta.

Outra aplicação da medicina nuclear em endocrinologia é na identificação de adenomas paratireóideos e de glândulas paratireóideas hiperplásicas. É importante que o cirurgião conheça o local exato do adenoma na paratireóide antes de tentar sua excisão. Ao imageamento cintilográfico do sistema nervoso é possível com o emprego da metaiodobenzilguanidina (MIBG), um análogo da guanetidina, marcado para ^{123}I ou ^{131}I.

Indicações

Somados ao diagnóstico de vários processos tireóideos (p. ex., doença de Graves, bócio por tireoidite multinodular, câncer), ^{131} I constitui uma terapia segura e eficaz para a doença de Graves e para câncer diferenciado da tireóide. Para que se faça uma cintilografia tireóidea o paciente não deve ter recebido, antes, agentes de contraste iodado ou solução de iodeto de potássio (SSKI) ou solução de Lugol nas 4 a 6 semanas anteriores ao estudo, uma vez que estes agentes saturam a glândula com iodo.

Iodo marcado MIBG é útil para detectar a localização de paragangliomas intra-adrenais, feocromocitomas e neuroblastomas. Nesses casos é importante saturar a glândula tireóide com SSKI/Lugol, antes do estudo de modo que o iodo radioativo não possa penetrar nela. Algumas drogas (p. ex., antidepressivos tricíclicos, reserpina, guanetidina, labetalol) interferem na captação do MIBG e devem ser suspensas antes de se fazer o imageamento pretendido.

Cintilografia Normal

A cintilografia normal da tireóide deve visualizar a glândula em sua forma de borboleta, com distribuição homogênea e uniforme do radiotraçador. Nenhum acúmulo do agente radioativo fora da glândula deve ser visto num estudo negativo da paratireóide (Fig. 11-9A).

Achados Anormais

Padrões específicos de captação de iodo são vistos na doença de Graves (aumento homogêneo de captação, por vezes demonstrando o lobo piramidal), na tireoidite (usualmente decréscimo da captação da iodina), no bócio multinodular (captação heterogênea, áreas de tecido hiperfuncionante) e no câncer (usualmente mostra-se como áreas de captação diminuída de iodina, em comparação com o restante da glândula).

Captação focal persistente de radiotraçador fora dos limites da glândula sugere um adenoma paratireóide, numa cintilografia desta glândula (Fig. 11-9B). Sua localização pode ser ectópica (p. ex., mediastinal).

A captação de imagens da tireóide depois de terapia de ablação de câncer por ^{131}I permite a visualização da doença e o acompanhamento para surpreender a recorrência (Fig. 11-10).

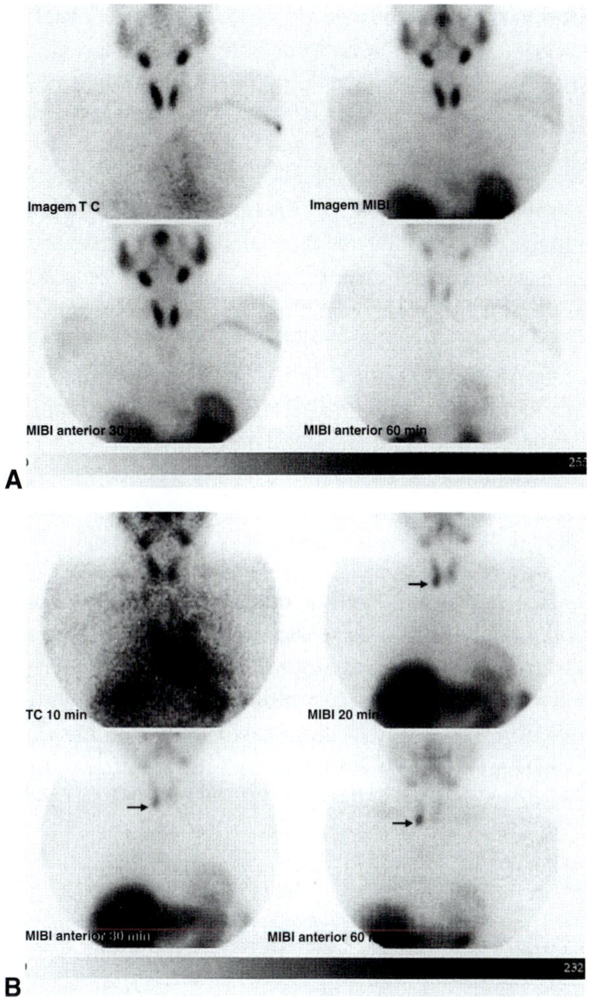

Figura 11-9 A: Cintilografia normal da paratireóide. **B:** Cintilografia da paratireóide de um paciente com adenoma inferior direito da paratireóide *(setas)*.
Cortesia do University of Southern California Medical Center, Los Angeles, CA.

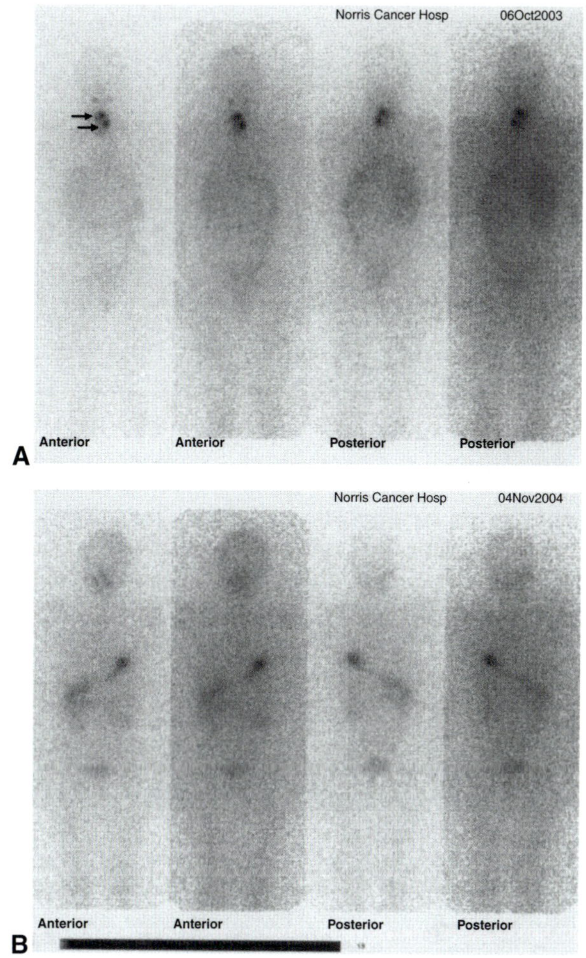

Figura 11-10 A: Cintilografia ^{131}I do corpo inteiro, após terapia, em paciente com câncer papilar da tireóide metastático, mostrando captação na tireóide e em linfonodo cervical *(setas)*. **B:** Cintilografia (^{131}I) de corpo inteiro, do mesmo paciente, 6 meses após terapia, indicando a resolução da doença.
Cortesia do University of Southern California Medical Center, Los Angeles, CA.

PONTOS-CHAVE

1. ^{131}I é uma modalidade diagnóstica e terapêutica eficaz em vários processos da tireóide.
2. A preparação do paciente antes do diagnóstico e da terapia por ^{131}I é essencial para o sucesso do procedimento.

IMAGEAMENTO PET E MOLECULAR

O processo PET baseia-se na coincidente detecção dos dois raios gama, emitidos pela colisão de um pósitron com um elétron, com resultante eliminação de ambos. O produto deste processo de anulação é de dois 511-keV raios-gama, emitidos em direções opostas, separadas por 180 graus. Estes raios são detectados por detectores emparelhados e apenas os sinais coincidentes são processados pelo computador para gerar uma reconstrução espacial do sinal original.

De longe, o emissor de pósitrons mais amplamente usado em clínica médica é o F-18 FDG. Os demais emissores de pósitrons disponíveis e suas propriedades físicas são resumidos na Tabela 11-2.

TABELA 11-2

Emissores de Pósitrons e Suas Características Físicas

Radionuclídeos	Meia-Vida Física	Pósitron Energia (MeV)
Fluorina (F)-18	110	0,635
Rubidium (RB)-82	1,3	3,15
Carbono (C)-11	20	0,96
Nitrogênio (N)-13	10	1,19
Oxigênio (O)-15	2	1,73

Os equipamentos atuais combinam scanners PET e TC, usados para a correção da atenuação e para ajudar na localização anatômica das lesões.

O imageamento molecular é um campo novo que permite obter imagens que refletem os atalhos celulares e moleculares. Combina os imensos avanços recentes da biologia celular-molecular com tecnologias de imageamento, como PET, SPECT, auto-radiografa digital, RM, espectroscopia por ressonância magnética (MRS), bioluminescência ótica, fluorescência ótica e ultra-sonografia. Novas abordagens e investigações moleculares deverão conduzir a melhores métodos para estudar os processos biológicos tão bem quanto os diagnósticos e os tratamentos das doenças.

Indicações

Atualmente, a PET e a PET /TC têm aplicações na oncologia, na cardiologia e na avaliação cerebral. O escaneamento pela PET provou ser crítico para a avaliação dos seguintes tipos de cânceres: pulmonar, mama, tireóide, linfomas, câncer de cabeça e pescoço, colorretal e melanoma. Muitos centros, atualmente, fazem perfusão cardíaca e estudos de viabilidade miocárdica usando PET. Esta técnica é reconhecida como a mais importante modalidade de imagem diagnóstica para a doença de Alzheimer.

PET Normal

A aparência normal de uma cintilografia PET varia com o radiotraçador usado. No caso do F-18 FDG (o mais utilizado emissor de pósitrons), a captação mais intensa é vista no cérebro, miocárdio, rins, bexiga urinária (Fig. 11-11A). Vários níveis fisiológicos de captação de FDG têm sido descritos nas glândulas salivares, na tireóide, músculos, fígado, intestino, útero e testículos.

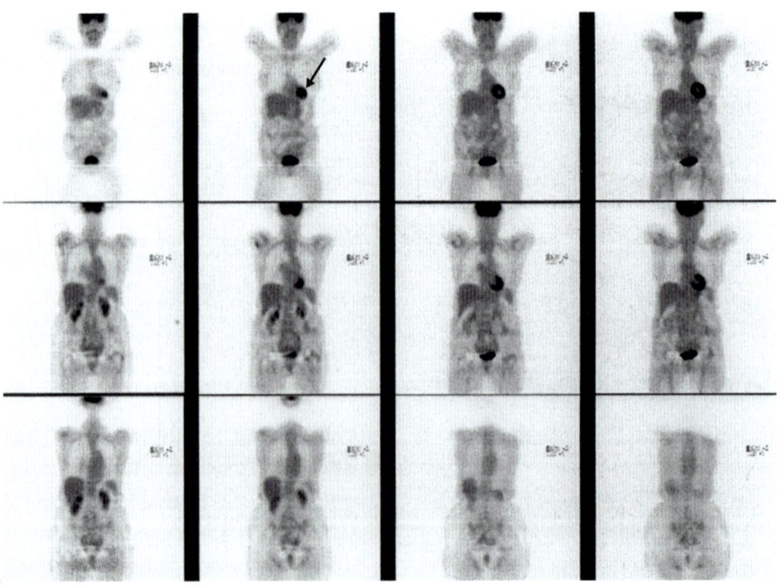

A

Figura 11-11 A: FDG PET cintilografia normal mostrando acumulação intensa de radiotraçador no cérebro, no miocárdio, rins e bexiga urinária. **B:** Cintilografia PET de um paciente que nos foi enviado para uma avaliação do nódulo no pulmão esquerdo revela intensa captação nesta lesão *(seta)* interpretada como câncer primário do pulmão.
Cortesia do University of Southern California Medical Center, Los Angeles, CA.

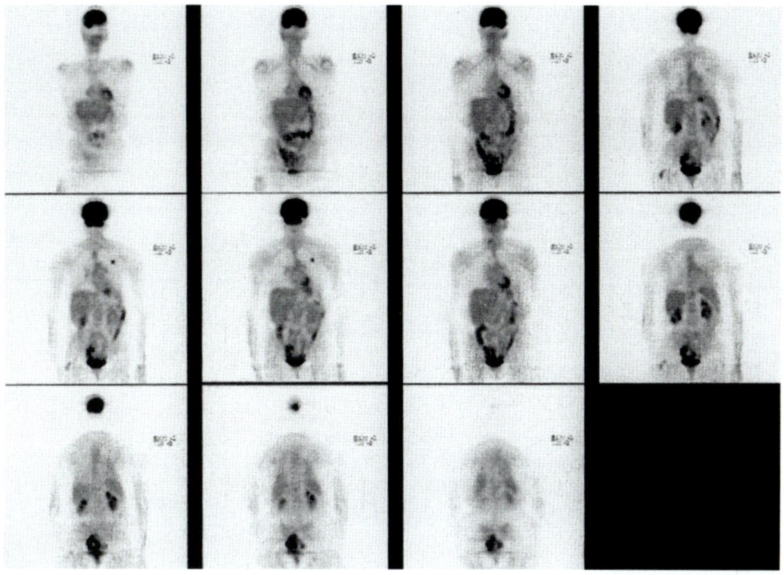

B

Figura 11-11 *Continuação.*

Cintilografia PET Anormal

A captação de F-18 FDG fora de sua distribuição fisiológica levanta a suspeita de patologia subjacente (Fig. 11-11B). Contudo, os resultados deveriam ser correlacionados com imagens anatômicas e interpretados dentro do contexto clínico.

PONTOS-CHAVE

1. O imageamento por PET e o molecular favorece a obtenção de melhores diagnósticos e terapia em vários processos patológicos.
2. PET/TC é um processo agora emergente como o mais eficaz para o imageamento da biologia do câncer por combinar as informações anatômicas com o metabolismo celular, numa única imagem.

P Perguntas

1. Um homem de 56 anos apresentou-se com uma história de tosse, há 2 meses, mal-estar e perda de peso. Fumante de 1 maço de cigarros/mês, durante 30 anos. Negou febre, tremor ou sudorese noturna. Qual o próximo passo diagnóstico mais provável?
   a. TC *scan* do tórax
   b. Cultura de catarro
   c. Radiografias AP de tórax e perfil
   d. Broncoscopia
   e. RM de tórax

2. Uma jovem de 20 anos apresentou-se à sala de emergência após um acidente com veículo motorizado (AVM). Passageira, sem proteção (cinto segurança), em carro que sofreu colisão frontal, apresentava múltiplas lacerações faciais e contusões. Queixou-se também de dor no quadril, à direita, e logo a seguir tornou-se sonolenta com pontuação de Glasgow 8 (GCS). Qual é o teste mais apropriado para o diagnóstico?
   a. TC contrastada
   b. TC não-contrastada
   c. Radiografias do quadril direito
   d. Radiografia da pelve (AP)
   e. Séries radiográficas da coluna cervical

3. Um homem de 42 anos com queixa de sinusites de repetição. Foi tratado um mês antes com amoxicilina (Clavulanato) para sinusite aguda. Voltou afirmando que embora tivesse feito todo o curso antibiótico prescrito e melhorado, a infecção não fora resolvida. Ao exame físico notou-se um derrame atrás da membrana timpânica direita. Qual o teste mais apropriado?
   a. Cultura da nasofaringe
   b. Prescrever um segundo curso de amoxicilina
   c. Prescrever um curso de azitromicina
   d. Ordenar um TC contrastado do pescoço
   e. Ordenar radiografias do crânio com vistas de Waters e Townes

4. Um homem de 74 anos apresentou-se ao departamento de emergência com fala arrastada e fraqueza do lado esquerdo que haviam começado há 1 hora. TC não-contrastada do crânio revela uma área de hipoatenuação no lobo frontal direito. Qual o diagnóstico mais provável?
   a. Crise hipertensiva
   b. Meningite
   c. Dissecção da artéria carótida
   d. Acidente vascular cerebral
   e. Astrocitoma

5. Um homem de 68 anos com câncer de próstata tratado, com supressão hormonal, apresenta-se com dor lombar. Qual o próximo passo no imageamento?
   a. RM da coluna
   b. Raios X da coluna
   c. Cintilografia óssea
   d. TC do abdome e da pelve
   e. Nenhum estudo por imagem é necessário nesse momento

6. Um menino de 8 anos apresenta-se à emergência com náuseas, vômitos e dor abdominal. Uma ultra-sonografia abdominal é feita (Fig. P-6): Qual o diagnóstico?

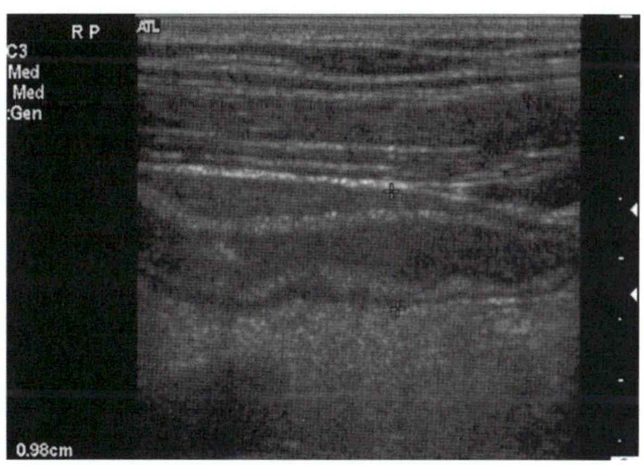

Figura P-6 Cortesia do Cedars-Sinai Medical Center, Los Angeles, CA.

   a. Doença de Crohn
   b. Apendicite
   c. Colite ulcerativa
   d. Obstrução do intestino delgado
   e. Cólica renal

7. Mulher de 26 anos apresenta-se à emergência com dor no quadrante inferior esquerdo e sensibilidade ao exame. β-hCG é positivo. Qual o próximo passo mais apropriado no controle da paciente?
   a. Informar à paciente que ela está grávida, convencê-la de que a dor está relacionada com a gravidez e mandá-la para casa, instruindo-a a procurar seu médico usual
   b. Obter uma ultra-sonografia pélvica
   c. Examinar com espéculo para obter material para uma cultura cervical
   d. Ordenar uma TC pélvica/abdominal
   e. Consultar um obstetra

8. Uma mulher de 55 anos com história de fumar 30 pacotes de cigarros por ano apresenta um nódulo em uma radiografia de tórax de rotina. Qual é o próximo passo a seguir?
   a. TC do tórax
   b. Quimioterapia
   c. Remoção do nódulo
   d. Radioterapia
   e. PET/TC

9. Uma mulher de 39 anos queixa-se de dor intermitente no quadrante superior direito que piora após as refeições. Qual dos seguintes sinais ultra-sonográficos é diagnóstico de colecistite?
   a. Fluido em torno da vesícula biliar
   b. Paredes vesiculares espessadas
   c. Distensão da vesícula
   d. Gás dentro da vesícula
   e. Colelitíase

10. Um homem de 60 anos apresenta-se com história de alcoolismo e queixando-se de dor intermitente no tórax. Uma tomografia computadorizada (TC) do abdome é mostrada abaixo (Fig. P-10). Qual é o diagnóstico mais provável?

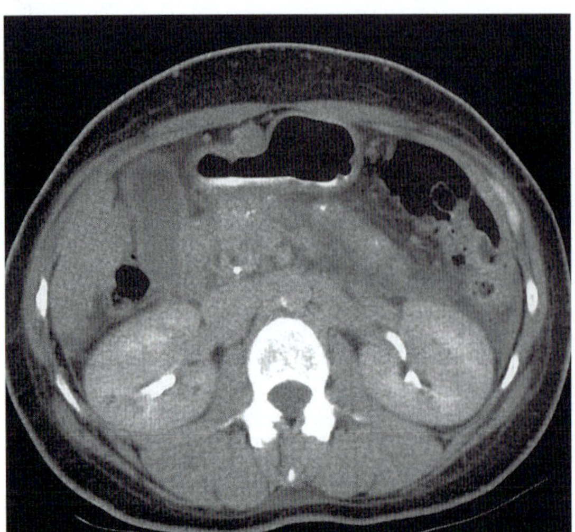

Figura P-10 Cortesia do Cedars-Sinai Medical Center, Los Angeles, CA.

   a. Carcinoma gástrico
   b. Pancreatite crônica
   c. Carcinoma de célula renais
   d. Aneurisma da aorta
   e. Carcinoma hepatocelular

11. Um menino de 3 anos apresenta-se à emergência com tosse e dificuldade de respirar. A mãe informa que ele teve febre de 37,7°C (100°F) e tosse desde a noite anterior. Foi solicitada uma radiografia torácica. Quais sinais radiográficos são os mais úteis para fazer o diagnóstico?
   a. Corpo estranho em via aérea
   b. O sinal da campânula *(steeple sign)*
   c. Desvio da traquéia
   d. Hemitórax lucente unilateral
   e. O sinal do sulco profundo

12. Uma senhora de 55 anos apresentou-se à emergência para avaliação de dor no quadrante abdominal superior direito. A ultra-sonografia abdominal mostrou sedimento na vesícula biliar. Foi solicitada a cintilografia com HIDA (ácido iminodiacético (IDA) que não visualizou a vesícula biliar após uma hora. Qual a afirmação que melhor descreve a situação?
   a. Colecistite aguda
   b. O estudo solicitado não é diagnóstico, logo, seria necessária a laparoscopia
   c. A paciente é portadora de colelitíase
   d. Morfina IV deveria ser administrada para excluir colecistite aguda
   e. O estudo deveria ser repetido no dia posterior

13. Um paciente apresenta-se à emergência com dor no punho depois de uma queda. Foi feita uma radiografia do punho (Fig. P-13). Em qual grupo etário esta lesão ocorre mais provavelmente?

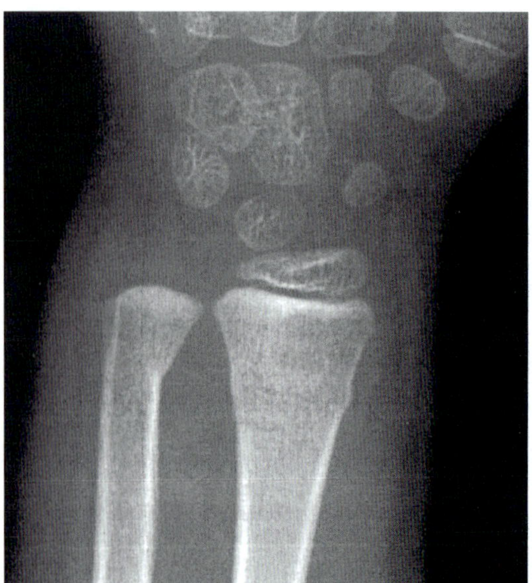

Figura P-13 Cortesia do Cedars-Sinai Medical Center, Los Angeles, CA.

a. Meses
b. 2 anos
c. 8 anos
d. 20 anos
e. 70 anos

14. No hospital, você foi chamado por uma enfermeira para avaliar uma paciente de 65 anos que, há 3 dias, colocar uma prótese no quadril. Ela estava começando seus exercícios de fisioterapia e apresentou dispnéia, queixando-se, também, de dor torácica à esquerda. Dentro deste quadro clínico, qual seria o melhor teste para estabelecer o diagnóstico?
a. TC contrastado do tórax
b. Cintilografia V/Q
c. Doppler da extremidade inferior
d. Angiografia
e. ECG

15. Um homem de 35 anos apresentou-se à emergência após ter sido esfaqueado no lado direito do tórax. RXT revelou apagamento do ângulo costofrênico direito. Qual o diagnóstico mais provável?
a. Pneumotórax
b. Pneumonia
c. Hemopericárdio
d. Hemotórax
e. Contusão pulmonar

16. Uma mulher com 35 anos portadora de linfoma de células B é admitida no hospital para quimioterapia. Qual das seguintes medidas é necessária antes de começar com a adriamicina?
a. Radiografia de tórax
b. Cálculo da FE (fração de ejeção) com MUGA
c. Cálculo da FE (fração de ejeção) com ecocardiografia
d. ECG
e. TC do tórax

17. Uma mulher de 46 anos apresentou-se à emergência após 6 horas de dor intermitente no flanco direito, irradiada para a virilha. O exame e urina revelou hematúria microscópica. Ela tinha uma história de doença de Crohn que foi controlada com o uso de esteróides, no passado. Qual dos seguintes testes é o melhor para estabelecer o diagnóstico?
a. Enema baritado
b. Uma série superior GI, com exame preciso do intestino delgado
c. TC não-contrastado do abdome e da pelve
d. Pielografia intravenosa (PVI)
e. US do abdome

18. Uma mulher de 44 anos de idade veio ao nosso consultório queixando-se de aumento do sangramento menstrual. Ao exame físico determinou-se que o útero estava aumentado e apresentava contornos irregulares. Houve suspeita de que o sangramento uterino devia-se a leiomiomas. Qual é o passo mais apropriado a tomar para o esclarecimento e tratamento do caso?
a. Cintilografia da pelve
b. US da pelve
c. Radiografia simples do abdome
d. RM da pelve
e. Histerossalpingografia

19. Um menino de 5 anos apresenta-se com falta de ar. Havia diagnóstico prévio de asma. Quais dos seguintes achados radiográficos você se lembra de estarem associados à asma infantil?
a. Fibrose intersticial
b. Pneumonia lobar
c. Mediastino aumentado
d. Pulmões hiperinflados
e. Pneumotórax

20. Uma menina com 1 dia de nascida foi enviada do berçário com vômitos freqüentes e dilatação intestinal. A radiografia abdominal é obtida (Fig. P-20). Qual o diagnóstico?

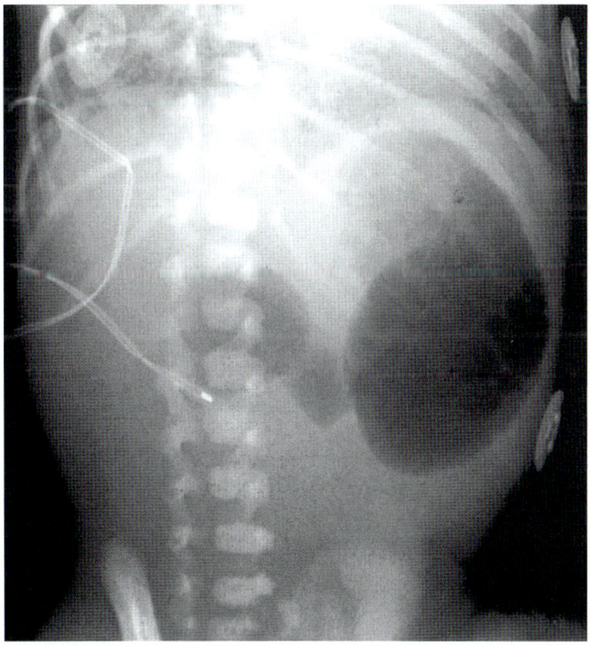

Figura P-20 Cortesia do Cedars-Sinai Medical Center, Los Angeles, CA.

a. Estenose pilórica
b. Atresia duodenal
c. Enterocolite necrotizante
d. Doença de Hirschsprung
e. Fístula traqueoesofágica

21. Mulher de 60 anos tinha uma história de doença vascular periférica. Qual das lesões seguintes é a mais apropriada para intervenção percutânea?

PERGUNTAS

a. Estenose de 3 cm da artéria poplítea imediatamente acima da articulação do joelho
b. Uma estenose de 4 cm da artéria poplítea estendendo-se através da articulação do joelho
c. Estenose de 8 cm das artérias fibular e tibial anteriores com reconstituição do fluxo nos vasos distais perto da articulação do tornozelo
d. Várias estenoses menores de 2 a 4 cm das artérias poplítea, tibial anterior e tibial posterior
e. Estenose de 7 cm da artéria femoral superficial

22. Homem de 42 anos com recente IAM (infarto do miocárdio) é avaliado antes de CABG (revascularização cirúrgica do miocárdio). Qual o melhor método para acessar a presença de miocárdio viável antes da revascularização?
a. F-18 FDG PET cardíaco
b. ECG
c. SPECT cardíaco
d. Cateterização cardíaca
e. Ecocardiografia transtorácica

23. Homem de 33 anos apresentou-se com dor abdominal, náuseas, vômitos. Seu nível sanguíneo de álcool estava elevado. A radiografia PUB mostrou um íleo e alça-sentinela no quadrante superior esquerdo. Qual é o diagnóstico mais provável?
a. Diverticulite
b. Obstrução de alto grau de intestino delgado
c. Vólvulo sigmóide
d. Pancreatite aguda
e. Doença de Crohn

24. Mulher de 64 anos apresenta-se em seu consultório com queixas de dores nas articulações e enrijecimento das mãos e dos punhos. Nota pequena artrite e desvio ulnar bilateral das juntas metacarpofalangianas (MCP) e, então, solicita radiografias simples das mãos e dos punhos. Os filmes revelam múltiplas erosões em articulações periarticulares bilaterais. Qual o diagnóstico mais provável?
a. Gota
b. Pseudogota
c. Osteomielite crônica
d. Artrite reumatóide
e. Osteoartrite

25. Mulher de 75 anos que está em terapia crônica com varfarina por fibrilação atrial apresenta-se à Emergência depois de queda de escada doméstica. Queixa-se de tonteiras e dor de cabeça. Nega perda de consciência. Uma TC do crânio foi feita (Fig. P-25). Qual é o diagnóstico?
a. Hematoma epidural
b. Hematoma subdural
c. Hemorragia subaracnóide
d. Linfoma
e. Lesão metastática

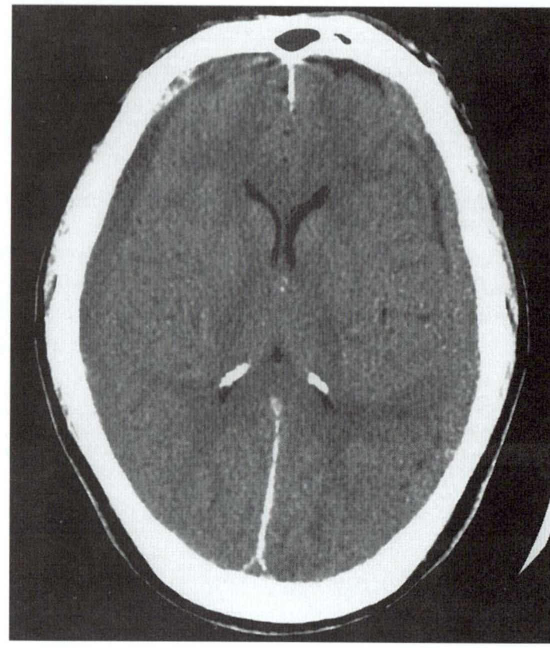

Figura P-25 Cortesia do Cedars-Sinai Medical Center, Los Angeles, CA..

26. Uma criança de 2 anos é trazida à emergência pela mãe por apresentar-se, repentinamente, com taquipnéia enquanto comia. Ao exame a criança apresentava-se agitada, roncando e usando músculos acessórios para respirar. O número de respirações/minuto era 40, a temperatura 37,1°C. Quais os achados esperados na radiografia?
a. Pulmão direito hiperinflado
b. Opacidade alveolar em distribuição lobar
c. Grande massa espiculada
d. Apagamento do ângulo costofrênico de um lado
e. Nenhum achado anormal

27. Um homem de 33 anos apresentou-se no Departamento de Emergência com dor no lado direito das costas que se irradiava para a virilha direita. A dor começara há 2 horas e mantinha-se constante em sua intensidade. O exame de urina revelou hematúria microscópica. Qual é o tipo de imagem mais apropriado para levar ao diagnóstico?
a. Ultra-sonografia
b. Pielografia intravenoso (PVI)
c. Urograma TC
d. RUB
e. RM do abdome

28. Um homem de 60 anos apresentou-se em seu consultório com queixa principal de edema facial esquerdo e progressiva queda facial também esquerda, nos últimos três meses. Você ordenou um estudo por imagens que é mostrado na Figura P-28. Qual é o diagnóstico mais provável?
a. Parotidite
b. Carcinoma da parótida

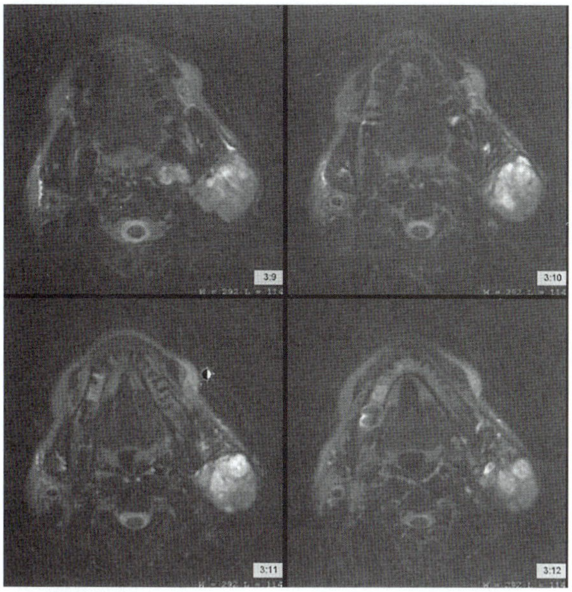

Figura P-28 Cortesia do Cedars-Sinai Medical Center, Los Angeles, CA.

c. AVC
d. Abscesso parafaríngeo
e. Adenoma pleomórfico

29. Um homem de 59 anos apresentou-se em seu consultório queixando-se de fraqueza no lado esquerdo e cefaléias recorrentes durante o último mês. Você ordenou uma TC do crânio que é mostrado abaixo (Fig. P-29). Qual é o diagnóstico mais provável?

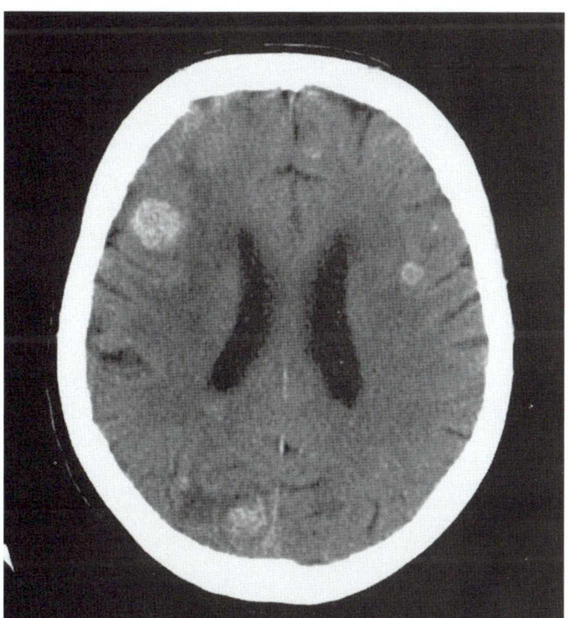

Figura P-29 Cortesia do Cedars-Sinai Medical Center, Los Angeles, CA.

a. Abscessos
b. Hematomas intracerebrais
c. Esclerose múltipla
d. Metástases
e. Glioblastoma multiforme

30. Uma mulher de 69 anos com história de câncer de ovário apresenta-se à emergência com dor abdominal e náusea. Radiografias abdominais com a paciente deitada e em pé são mostradas abaixo (Fig. P-30A, B). Qual é o diagnóstico mais provável?

A

B

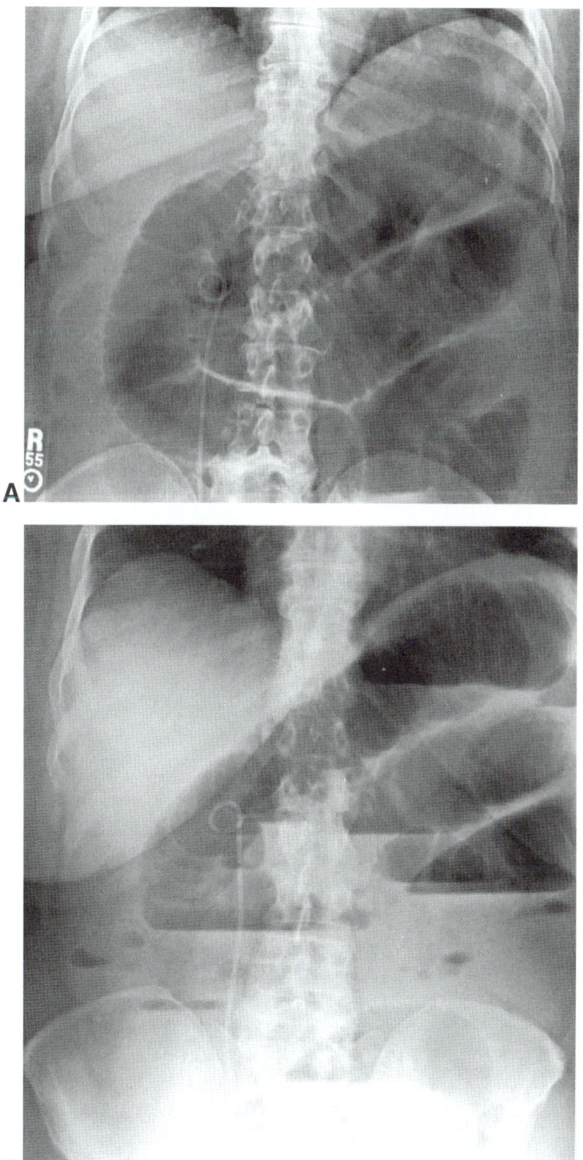

Figura P-30 A, B Cortesia do Cedars-Sinai Medical Center, Los Angeles, CA.

a. Íleo paralítico
b. Obstrução do intestino delgado
c. Obstrução de cólon
d. Pancreatite com alça sentinela
e. Impactação fecal

31. Uma mulher de 45 anos foi trazida por ambulância após um acidente de automóvel. Foi obtida uma radiografia de tórax (Fig. P-31). Qual é o próximo passo apropriado para diagnóstico e tratamento?

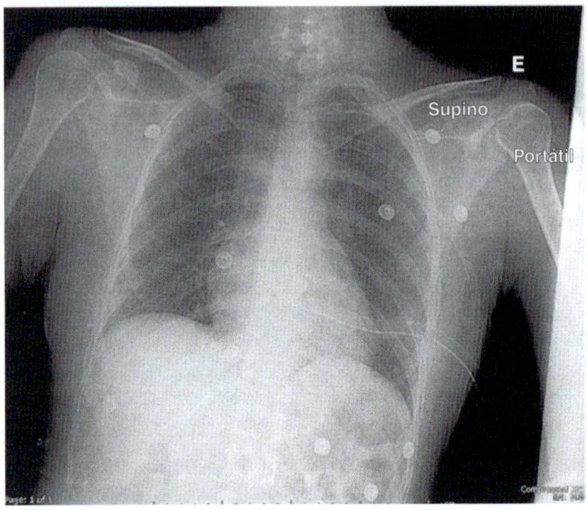

Figura P-31 Cortesia do University of Southern California Medical Center, Los Angeles, CA.

a. Levar a paciente para a sala de cirurgia para exploração
b. Acompanhamento com outro RXT para determinar se um pneumotórax está ou não se desenvolvendo
c. Ordenar uma TC torácica contrastada por via venosa
d. Ordenar uma série de radiografias das costelas para avaliar fraturas
e. Colocar drenos torácicos bilaterais

32. Um menino de 2 anos apresenta dor tipo cólica intermitente. Você solicita uma radiografia do abdome, na posição deitada, para observar possível pneumoperitônio (Fig. P-32). Qual o diagnóstico?
a. Gastrenterite aguda
b. Intussuscepção
c. Apendicite
d. Obstrução intestinal
e. Pneumoperitônio

33. Pedem-lhe uma opinião a respeito da melhor modalidade para avaliar uma paciente grávida com suspeita de embolia pulmonar (PE). Qual a melhor orientação?
a. Fazer CTPA porque esse procedimento envolve a mais baixa radiação
b. Solicitar uma cintilografia V/Q com a metade da dose usual de radiotraçador
c. Iniciar terapia anticoagulante
d. Recomendar repouso no leito
e. Solicitar a colocação de um filtro de veia cava inferior (VCI)

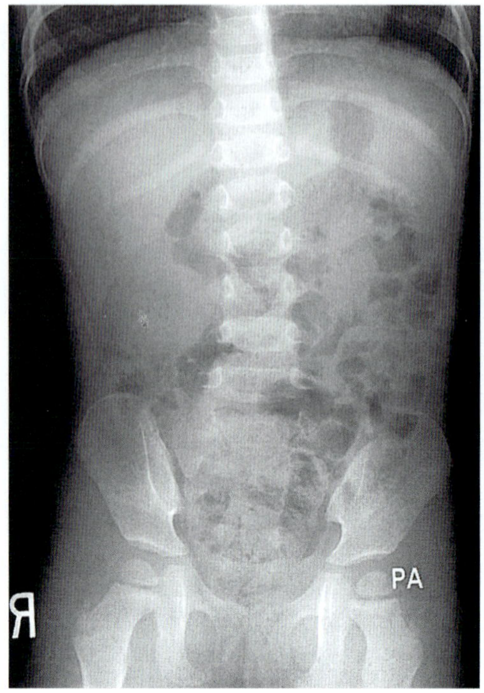

Figura P-32 Cortesia do University of Southern California Medical Center, Los Angeles, CA.

34. Uma jovem de 22 anos apresenta-se com uma dor crescente no joelho esquerdo. A incidência anterior do joelho é exibida na Figura P-34. Qual é o diagnóstico mais provável?

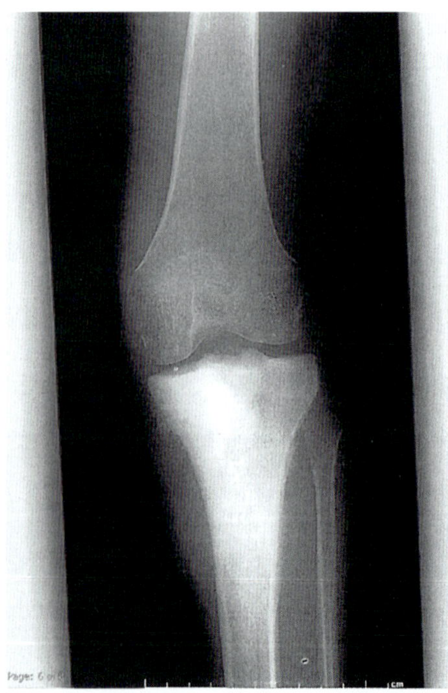

Figura P-34 Cortesia do University of Southern California Medical Center, Los Angeles, CA.

a. Artrite séptica
b. Artrite reumatóide
c. Osteomielite
d. Osteossarcoma
e. Fratura antiga

35. Um homem de 75 anos apresenta-se à emergência com dificuldade para urinar. Obteve-se imagem por TC contrastada do abdome e pelve, mostrada na Figura P-35. Qual seria a causa mais provável do espessamento circunferencial da parede da bexiga urinária?

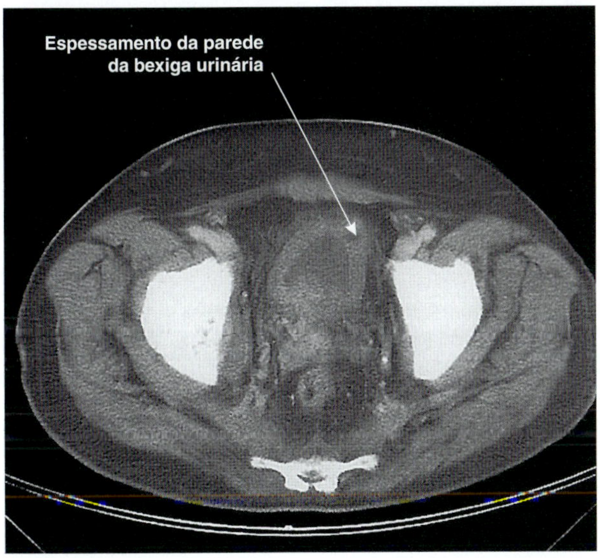

Figura P-35 Cortesia do University of Southern California Medical Center, Los Angeles, CA.

a. Carcinoma celular transicional da bexiga urinária
b. Obstrução da saída por próstata aumentada
c. Doença metastática
d. Síndrome do cone medular
e. Carcinoma da próstata

36. Um homem de 67 anos apresenta-se com elevado PSA e próstata endurecida ao exame físico. A TC obtida como parte do exame físico é mostrada na Figura P-36. Qual é o próximo passo mais apropriado de imageamento?
a. Cintilografia óssea para surpreender metástases ósseas
b. RM do corpo inteiro
c. Repetir TC para acompanhamento
d. Radiografias simples da coluna
e. Raios X de tórax

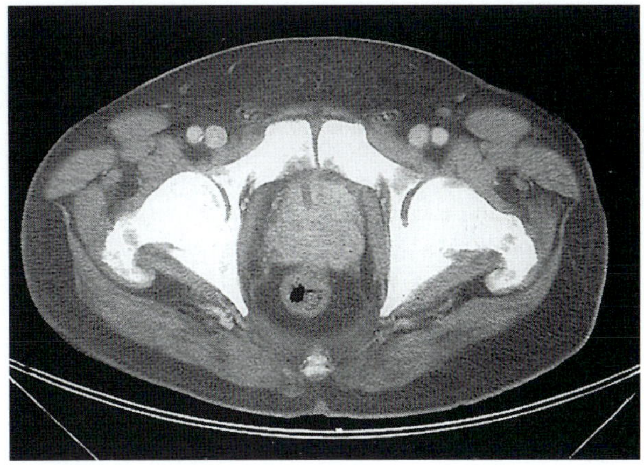

Figura P-36 Cortesia do University of Southern California Medical Center, Los Angeles, CA.

37. Uma mulher de 43 anos apresentou-se ao departamento de emergência queixando-se de dor no peito irradiada para as costas e piorando com inspiração profunda. Foi feita TC (Fig. P-37). Qual o diagnóstico?

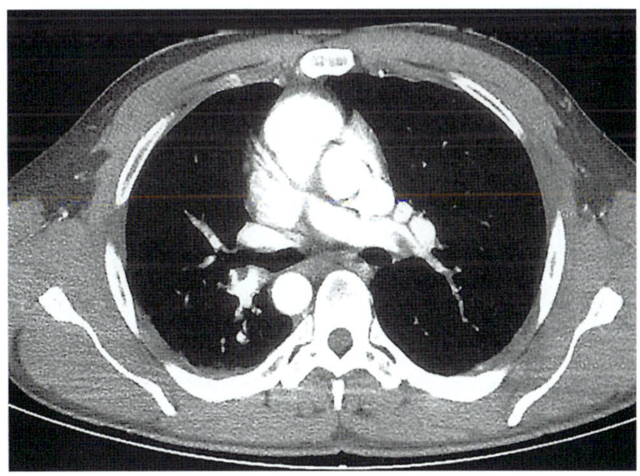

Figura P-37 Cortesia do University of Southern California Medical Center, Los Angeles, CA.

a. Dissecção da aorta
b. Pneumotórax espontâneo
c. Êmbolo pulmonar séptico
d. Fraturas de costelas
e. Êmbolo pulmonar trombólico

38. Um homem de 56 anos é admitido para avaliação de dor no peito. Qual a indicação para solicitar uma cintilografia cardíaca de esforço?
a. História familiar de dislipidemia
b. Risco de estratificação depois de IM

PERGUNTAS

c. Teste de esforço em esteira, normal
d. Afastar IM (infarto de miocárdio)
e. Idade e sexo

39. Um jovem de 22 anos apresenta-se à emergência com início agudo de falta de ar, sem qualquer história de trauma. A radiografia demonstrou um pneumotórax do lado direito e nenhuma outra anormalidade. Se o pneumotórax recorrer ou se não melhorar com o tratamento, qual será o próximo passo no imageamento torácico?
a. Solicitar uma cintilografia óssea para procurar por osteossarcoma primário
b. Obter uma séria radiográfica das costelas para identificar fraturas traumáticas, mesmo tendo o paciente negado traumatismo
c. Solicitar uma TC do tórax
d. Fazer uma RM do tórax
e. Pedir um ecocardiograma

40. Um jovem de 18 anos vai ao seu consultório queixando-se de dores de cabeça frontais e congestão nasal. Referiu-se a um curso de antibióticos, mas os sintomas pioraram. Você decidiu obter imagens radiológicas para avaliar a extensão da doença. Qual a modalidade que você escolherá?
a. Uma série de radiografias simples dos seios nasais
b. Uma RM do cérebro
c. Uma TC não-contrastada dos seios
d. Uma cintilografia nuclear do crânio
e. Uma ultra-sonografia dos seios nasais

41. Uma mulher de 46 anos de idade com conhecido carcinoma de mama apresenta-se com déficit neurológico focal. Qual é a melhor modalidade de imagens para avaliar a possibilidade de metástases cerebrais?
a. TC do cérebro com contraste IV
b. RM do cérebro com contraste
c. Medicina nuclear cintilográfica do corpo total
d. Radiografias simples do cérebro
e. TC do cérebro sem contraste

42. Uma mulher de 23 anos apresenta-se com dor aguda no quadrante inferior esquerdo e com nível de β-hCG de 3.500 mIU/ml. Uma ultra-sonografia transvaginal é obtida, mas gravidez ectópica e intra-uterina não podem ser identificadas qual é a sua conclusão?
a. Gravidez ectópica excluída
b. O concepto é muito pequeno para ser visível
c. TC da pelve deve ser obtida
d. Aborto espontâneo completo
e. Uma gravidez ectópica não pode ser excluída

43. Uma mulher de 44 anos apresenta-se com dor aguda no quadrante superior direito, que piora com as refeições. Suspeita-se, clinicamente, de colecistite. Ultra-sonografia do quadrante superior direito é solicitada para confirmação (Fig. P-3.). O que mostra a imagem?

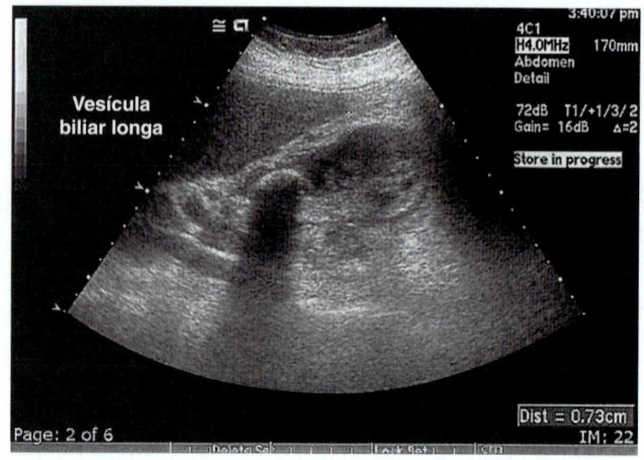

Figura P-43 Cortesia do University of Southern California Medical Center, Los Angeles, CA.

a. Gás dentro da parede da vesícula biliar
b. Gás dentro do lúmen da vesícula
c. Colelitíase e espessamento da parede da vesícula
d. Colelitíase, mas espessamento normal da parede da vesícula
e. Vesícula normal

44. Um homem de 67 anos com cirrose conhecida apresenta-se à consulta com ascite descompensada. Você suspeita de trombose da veia porta como etiologia. Qual é o melhor teste de primeira linha a ser solicitado?
a. TC com contraste IV
b. RM com seqüências para detectar fluxo colorido
c. Angiografia convencional da veia porta
d. Doppler ultra-sônico da veia porta
e. Ultra-sonografia em escala cinza

45. Uma criança de 18 meses é trazida ao hospital com cólica, dor abdominal intermitente e fezes tipo geléia de groselha. Que teste radiológico deveria ser primeiramente solicitado?
a. TC do abdome com contraste IV
b. Ultra-sonografia do abdome
c. Uma RM abdominal
d. Uma radiografia simples do abdome da criança em pé ou deitada lateralmente, na mesa
e. Raios X do tórax

46. Em uma mulher de 26 anos, foi encontrado um nódulo na tireóide, em exame de saúde de rotina, no consultório de seu médico. Qual o fator de risco mais significante para que um nódulo desta natureza seja considerado um câncer tireóideo?

a. Idade
b. Sexo
c. Radiação externa no pescoço, na infância
d. Dieta
e. Nenhum fator de risco é associado ao câncer tireóideo do adulto

47. Uma cintilografia da tireóide com um nódulo frio correspondente ao que foi encontrado durante a palpação em exame físico. A biópsia revelou tratar-se de um carcinoma papilar da tireóide. Qual a melhor abordagem terapêutica?
a. Quimioterapia
b. Radiação externa
c. Excisão cirúrgica
d. Excisão cirúrgica seguida de ablação por ^{131}I
e. Supressão hormonal da tireóide

48. Um jovem de 21 anos foi trazido à emergência com ferimento PAF, no peito. A TC não mostrou nenhuma lesão vascular e o paciente permaneceu na mesa, acordado. Você está preocupado que possa ter ocorrido uma lesão no esôfago. Que teste você solicitaria?
a. Uma esofagografia com contraste oral (Gastrofin)
b. Uma esofagografia com bário
c. Uma esofagografia com água
d. Não solicitaria nenhum teste radiográfico neste momento e manteria o paciente apenas em observação
e. Retornaria o paciente para esofagrafia, como paciente ambulatorial

49. Um homem de 58 anos com diabetes melito descreve uma história com um mês de duração de uma úlcera não cicatrizada e drenando pus, no pé direito. Uma série de raios X do referido pé não demonstrou nenhuma anormalidade além do defeito do tecido mole. Qual será o próximo passo?
a. Mandar o paciente para casa com uma nova carga de antibióticos oral
b. Obter acompanhamento com raios X do pé no fim de 1 semana
c. Planejar um curso curto de antibiótico IV
d. Ordenar uma RM ou *scan* ósseo para avaliar possibilidade de osteomielite
e. Planejar amputação da área envolvida

50. Uma mulher de 38 anos, que passara por um transplante de fígado há 2 dias, desenvolveu sinais de hipovolemia. Você, não tendo certeza do local do sangramento (poderia ser na anastomose), solicitaria o quê?
a. Uma TC do abdome com contraste IV
b. TC do abdome com contraste por via oral
c. Raios X do abdome
d. Cintilografia para detectar sangramento GI (gastrintestinal)
e. Angiografia

51. Uma mulher de 47 anos foi trazida, por ambulância, depois de um AVM. A primeira radiografia de tórax identificou um pneumotórax e um tubo torácico foi colocado na cavidade pleural direita. A paciente está estável, permitindo-lhe obter um RXT tardio para acompanhamento (Fig. P-51). O que mostra o filme simples?

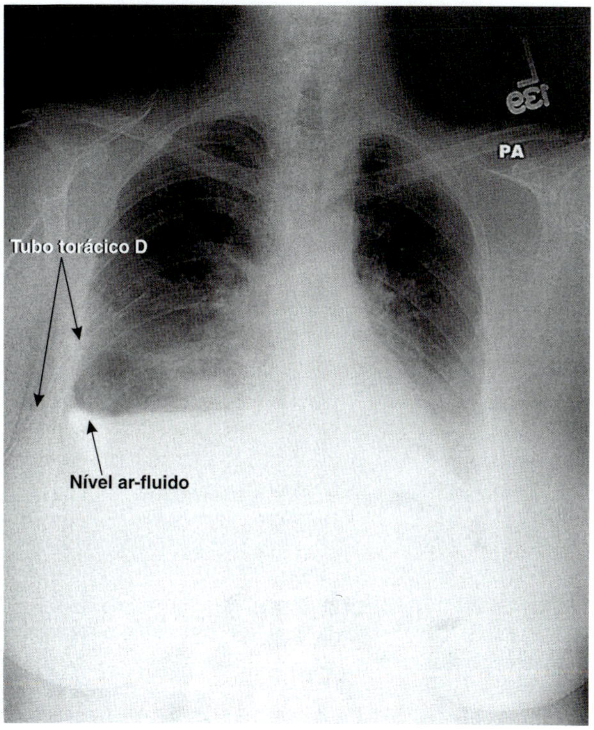

Figura P-51 Cortesia do University of Southern California Medical Center, Los Angeles, CA.

a. Um mediastino alargado sugerindo lesão vascular
b. Um tubo torácico no espaço pleural direito e nenhuma outra anormalidade
c. Colapso pulmonar
d. Pneumonia lobar inferior direita
e. Um tubo torácico no espaço pleural direito e um hidropneumotórax direito

52. Um garoto de 3 anos apresenta-se com infecção no trato urinário. Depois que uma ultra-sonografia demonstrou anatomia normal do trato urinário, uma UCM (uretrocistolografia micinul solicitado (Fig. P-52). O que a figura mostra?
a. Delineação normal do trato urinário
b. Uma bexiga distendida, mas com pequeno refluxo
c. Refluxo vesicoureteral importante
d. Obstrução ureteral
E. Obstrução uretral

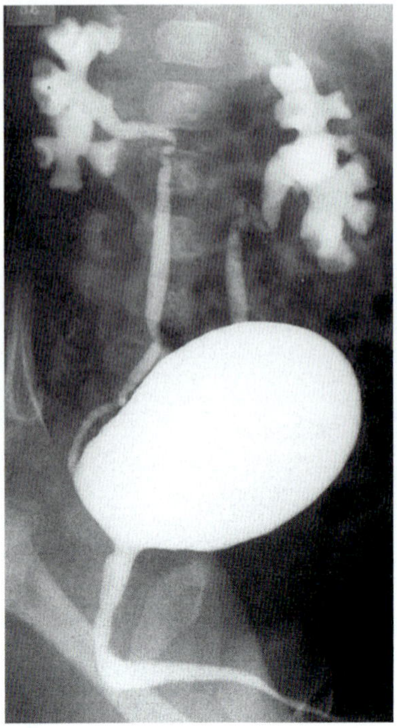

Figura P-52 Reproduzida, com permissão, de Patel, P.R. Lecture Notes: Radiology. Oxford: Blackwell Publishing, 2005.

53. Uma mulher de 22 anos apresenta-se com dor no quadrante inferior esquerdo e um teste positivo de gravidez. Na US pélvica obtida (Fig. P-53), a seta branca aponta para um útero normal e os cursores delineiam o quê?

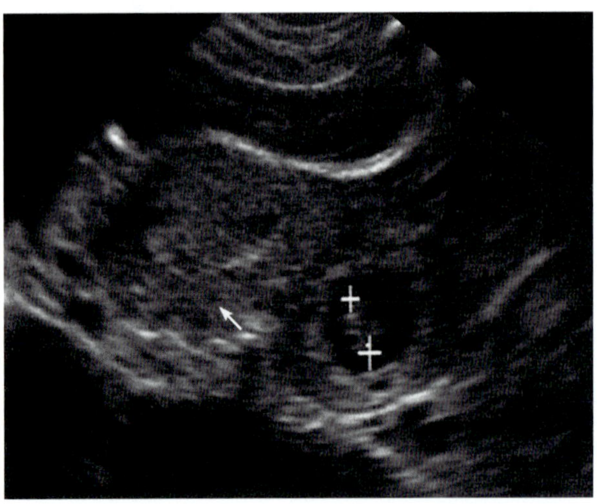

Figura P-53 Reproduzida, com permissão, de Patel, P.R. Lecture Notes: Radiology. Oxford: Blackwell Publishing, 2005.

a. Gravidez intra-uterina
b. Neoplasia ovariana
c. Dilatação da tuba uterina
d. Um apêndice inflamado
e. Uma gravidez ectópica

54. Um homem de 59 anos queixa-se de febre e piora da tosse nas 2 semanas anteriores. O RXT é visto na Figura P-54. O que o filme mostra e o que deverá ser feito a seguir?

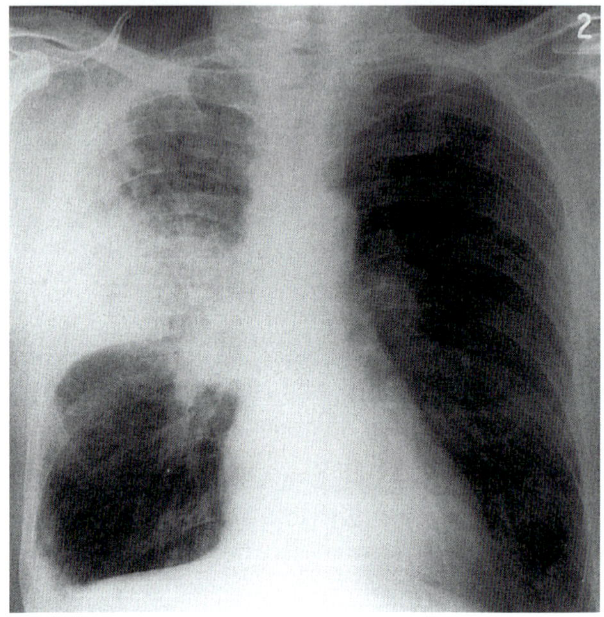

Figura P-54 Reproduzida, com permissão, de Patel, P.R. Lecture Notes: Radiology. Oxford: Blackwell Publishing, 2005.

a. O filme mostra um artefato no tórax, à direita, e será preciso outro RXT
b. RXT mostra infiltrado superior direito de modo que o tratamento e acompanhamento radiológico após seis semanas devem ser assegurados
c. O filme mostra colapso do lobo superior direito e deve ser providenciada broncoscopia
d. Nenhuma anormalidade definida é apreciada e nada deverá ser feito
e. O filme mostra contusão pulmonar e é necessário acompanhamento

55. Uma mulher de 27 anos queixa-se de desconforto pélvico. Sua última menstruação foi há duas semanas. Seu exame físico foi normal e uma US pélvica mostrou apenas as seguintes alterações (Fig. P-55). Que afirmação você fará para a paciente a respeito desses achados?
a. A imagem é compatível com meio do ciclo ovariano
b. A imagem é sugestiva de câncer ovariano
c. Presença de uma massa com parede espessada e septações internas

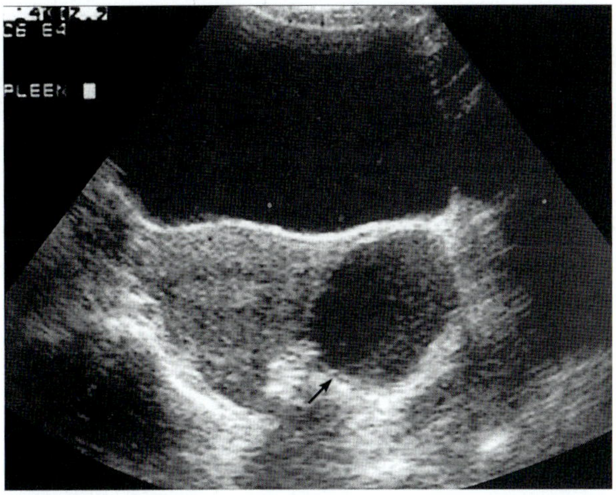

Figura P-55 Reproduzida, com permissão, de Patel, P.R. Lecture Notes: Radiology. Oxford: Blackwell Publishing, 2005.

d. Outra imagem por RM é necessária para esclarecimento
e. Achado consistente com metástases ovarianas

56. Um homem de 45 anos com história de alcoolismo apresenta-se à emergencia com intensa dor abdominal. Depois de tomar analgésicos, ele foi capaz de ficar em pé, por tempo suficiente para ser feito um RXT (Fig. P-56). O que mostra o filme?

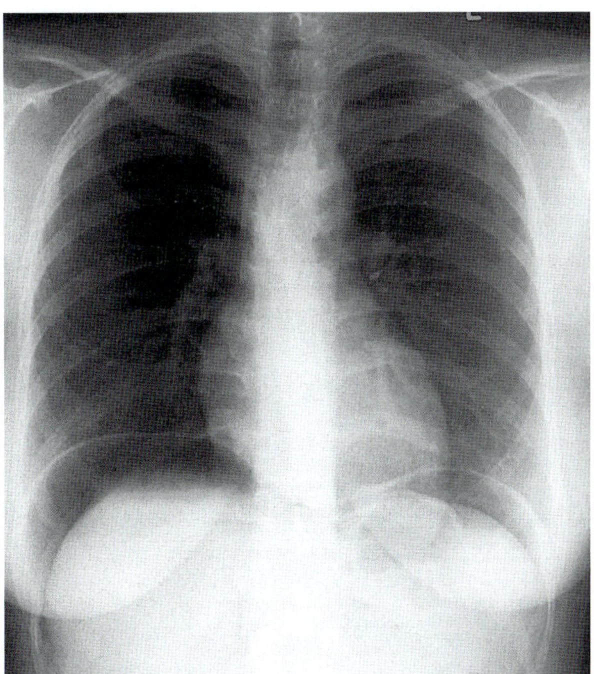

Figura P-56 Reproduzida, com permissão, de Patel, P.R. Lecture Notes: Radiology. Oxford: Blackwell Publishing, 2005.

a. Nenhuma anormalidade
b. Pneumonia do lobo inferior
c. O coração aumentado
d. Pneumoperitônio de pequeno volume
e. Fratura de costelas

57. Uma mulher de 33 anos queixa-se de períodos menstruais abundantes. Teste urinário para gravidez está negativo. O exame físico revela útero pouco aumentado. US da pelve é exibida abaixo (Fig. P-57). Qual é o diagnóstico mais provável?

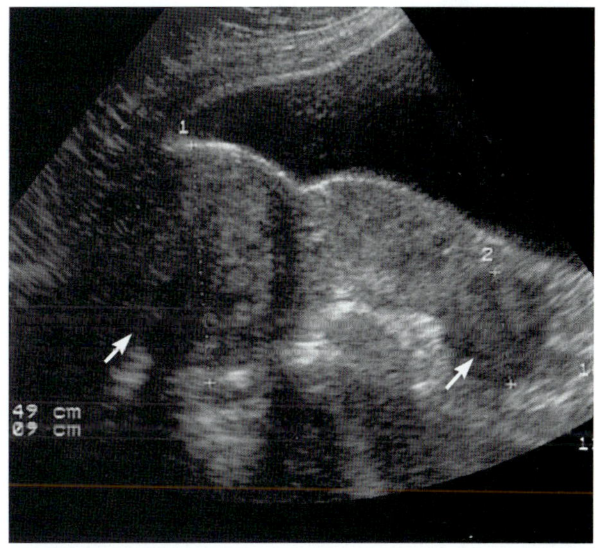

Figura P-57 Reproduzida, com permissão, de Patel, P.R. Lecture Notes: Radiology. Oxford: Blackwell Publishing, 2005.

a. Um abscesso tubovariano
b. Fibróides uterinos
c. Gravidez ectópica
d. Cervicite
e. Cisto ovariano

58. Um homem de 67 anos apresenta-se com dor abdominal no quadrante inferior esquerdo. Uma TC contrastada do abdome e da pelve mostra lesões renais (Fig. P-58). O que você faria a seguir?

a. Obteria uma consulta com cirurgião urologista para a remoção das lesões
b. Solicitaria uma ultra-sonografia para assegurar-se de que as lesões representam cistos renais benignos
c. Afirmaria ao paciente tratar-se de cistos renais benignos
d. Obteria uma consulta com nefrologista para avaliar a função renal
e. Solicitaria TC para acompanhamento

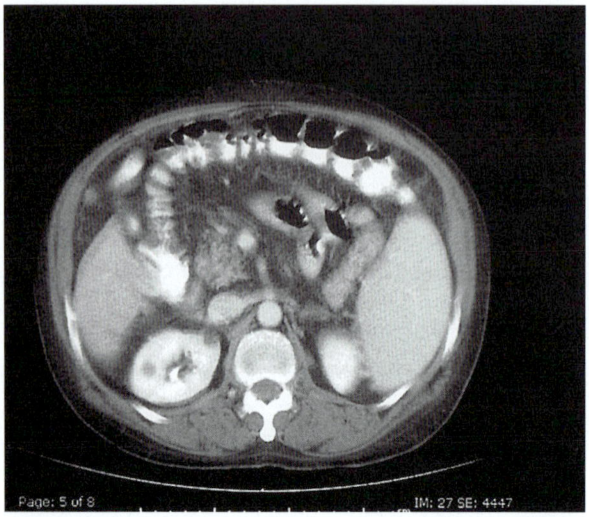

Figura P-58 Cortesia do University of Southern California Medical Center, Los Angeles, CA.

59. Uma mulher de 49 anos apresenta-se com 3 dias de dor epigástrica forte. Você obtém uma TC do abdome (Fig. P-59) sem contraste porque seus níveis de creatinina estão elevados (2,3). Baseado nestes achados, que outras imagens deveriam ser obtidas?

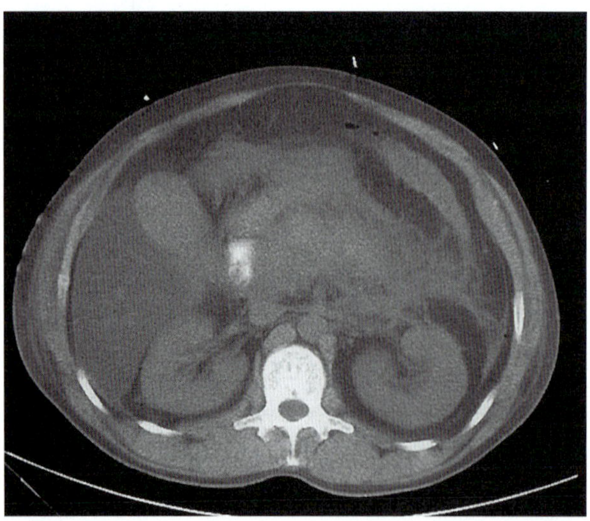

Figura P-59 Cortesia do University of Southern California Medical Center, Los Angeles, CA.

a. TC mostra pancreatite aguda e nenhuma outra imagem é necessária
b. Uma ultra-sonografia para avaliar se há coledocolitíase como causa da pancreatite
c. MRCP (colangiopancreatografia por RM) para avaliar a presença de coledocolitíase
d. Cintilografia HIDA
e. Radiografia simples do abdome (RUB) para confirmar cálculos

60. Um garoto de 5 anos foi trazido à emergência em razão da piora de dores de cabeça e vômitos (Fig. P-60). A imagem sagital de RM mostra o quê?

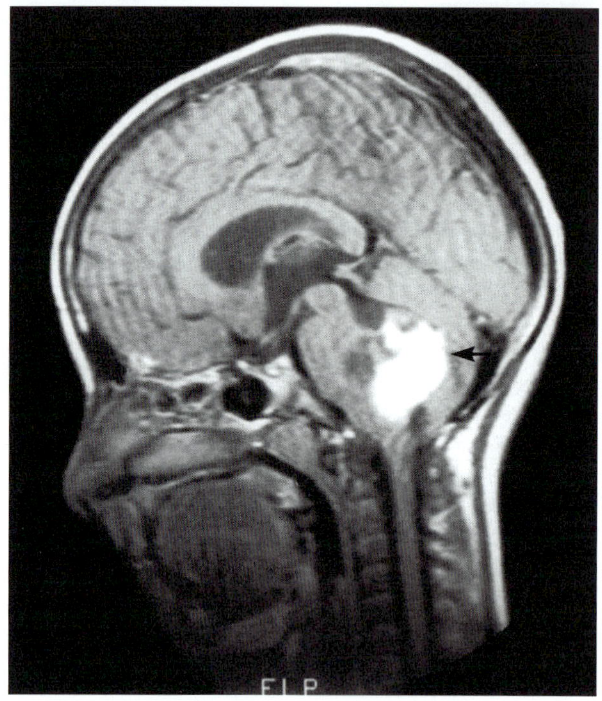

Figura P-60 Reproduzida, com permissão, de Patel, P.R. Lecture Notes: Radiology. Oxford: Blackwell Publishing, 2005.

a. Anatomia normal com seta apontando para o quarto ventrículo
b. Quarto ventrículo aumentado e obstruído
c. Um cisto no quarto ventrículo
d. Um antigo infarto
e. A seta aponta para uma massa no quarto ventrículo

61. Uma mulher de 77 anos apresenta-se à emergência com falta de ar. O RXT (Fig. P-61) revela o quê?
a. Tórax normal
b. Pneumotórax
c. Fratura de costelas
d. Insuficiência cardíaca congestiva
e. Grandes derrames pleurais

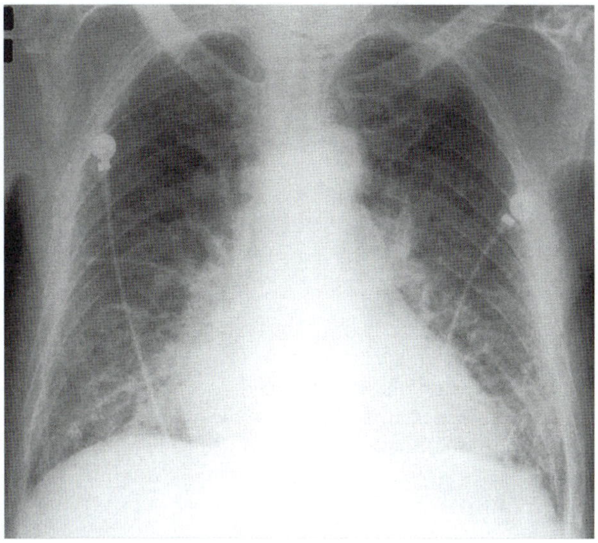

Figura P-61 Reproduzida, com permissão, de Patel, P.R. Lecture Notes: Radiology. Oxford: Blackwell Publishing, 2005.

62. Um homem de 67 anos queixa-se de dor de cabeça que piorou no último mês. Você obteve uma TC sem contraste venoso do cérebro para excluir hemorragia intracraniana. O que a imagem obtida (Fig. P-62) mostrou?

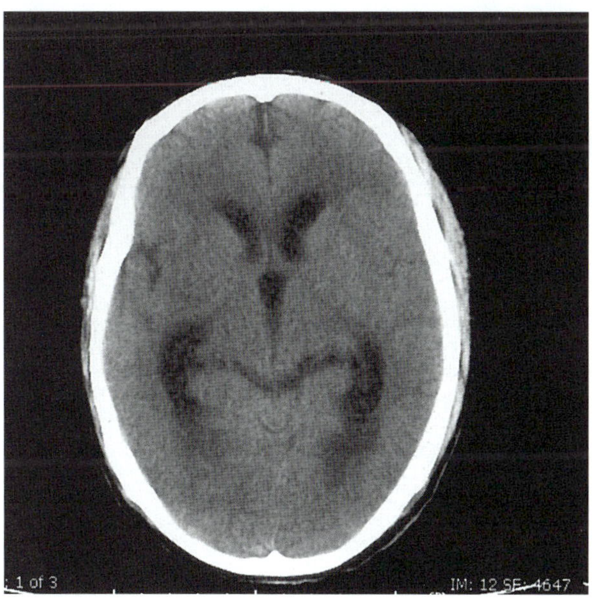

Figura P-62 Cortesia do University of Southern California Medical Center, Los Angeles, CA.

a. Ventrículos dilatados
b. Hemorragia intraventricular
c. Nenhuma anormalidade
d. Hematoma subdural
e. Hemorragia intraparenquimatosa

63. Quando for diagnosticada hidrocefalia numa TC, qual deveria ser sua preocupação e qual outro teste por imagem você solicitaria?
a. O paciente poderia ter sofrido um traumatismo e a repetição da TC deve ser obtida para avaliar a possibilidade de uma hemorragia tardia
b. Um tumor do SNC (sistema nervoso central) precisa ser excluído e uma imagem por RM do cérebro torna-se necessária
c. A TC foi normal e nenhuma outra imagem será necessária
d. Este paciente pode ter sofrido um acidente isquêmico (AVC) que ainda não se mostrou na TC, portanto, uma TC posterior ou RM com difusão precisa ser obtida
e. O paciente pode ter uma fratura oculta e, portanto, um raios X do crânio é indicado

64. O estudo baritado obtido de um homem de 35 anos com persistentes dores no baixo abdome, diarréia e febre é visto na Figura P-64. As setas apontam para os achados. Qual é o diagnóstico mais provável?

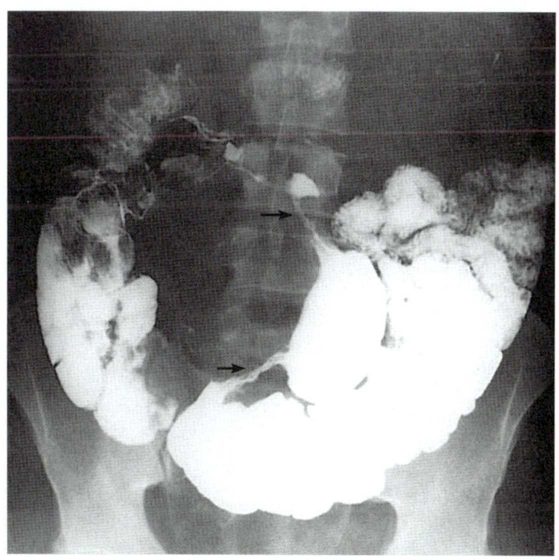

Figura P-64 Reproduzida, com permissão, de Patel, P.R. Lecture Notes: Radiology. Oxford: Blackwell Publishing, 2005.

a. Infestação por parasitas
b. Massa deslocando o intestino
c. Obstrução do intestino delgado
d. Doença de Crohn
e. Nenhuma anormalidade está realmente presente

65. Um homem de 49 anos foi intubado depois de um traumatismo craniano. Mostraram-lhe o RXT obtido depois da colocação do tubo endotraqueal (ET) (Fig. P-65). Quais são os achados radiográficos?

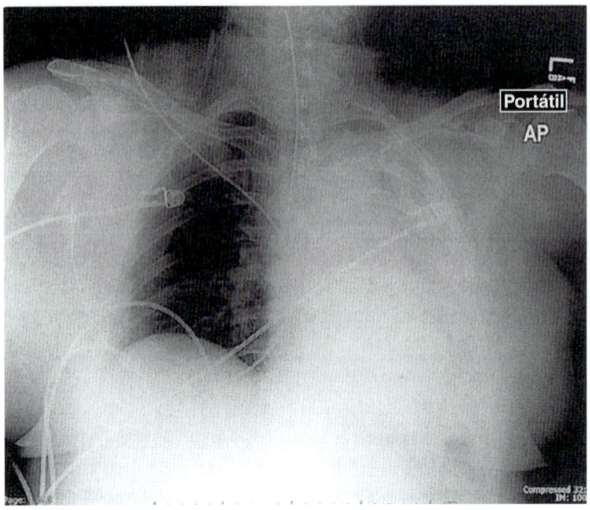

Figura P-65 Cortesia do University of Southern California Medical Center, Los Angeles, CA.

a. O tubo ET está no esôfago
b. O tubo ET está na posição correta
c. O paciente apresenta pneumonia no pulmão esquerdo
d. Um grande derrame pleural está presente
e. O tubo ET está muito baixo, portanto, o pulmão esquerdo está colabado

66. Uma mulher de 25 anos, grávida de 16 semanas, apresenta-se com início repentino de falta de ar e de dor pleural. Tentando diminuir a exposição à radiação, você obtém um *scan* V/Q (Fig. P-66). O que a imagem mostra?

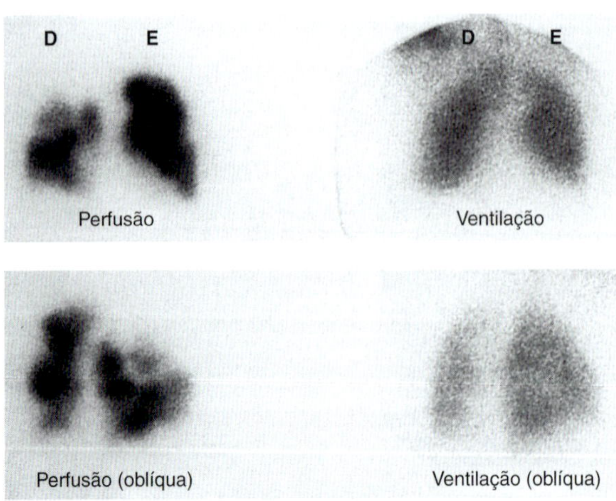

Figura P-66 Reproduzida, com permissão, de Patel, P.R. Lecture Notes: Radiology. Oxford: Blackwell Publishing, 2005.

a. Cintilografia V/Q mostra V/Q em contradição causado por EP
b. Cintilografia V/Q mostra V/Q em contradição causado por aprisionamento de ar no paciente que também é asmático
c. Cintilografia V/Q está normal sem nenhuma contradição
d. Os resultados do teste são indeterminados
e. O aparente defeito da perfusão é ocasionado por artefato

67. Quando um resultado contraditório de V/Q é identificado, o que você faria a seguir?

a. Tratar o paciente como portador de embolia pulmonar
b. Tratamento do paciente por asma aguda
c. Reassegurar à paciente que não apresenta embolia e mandá-la para casa
d. Obter angiografia pulmonar
e. Remover a placa metálica, que criou o artefato, de sobre o paciente

68. Senhor de 72 anos apresenta-se à emergência com dor abdominal superior de intensidade moderada. Ao exame clínico você palpa massa abdominal pulsátil e, então, solicita TC contrastada do tórax e do abdome (Fig. P-68). Qual é o diagnóstico?

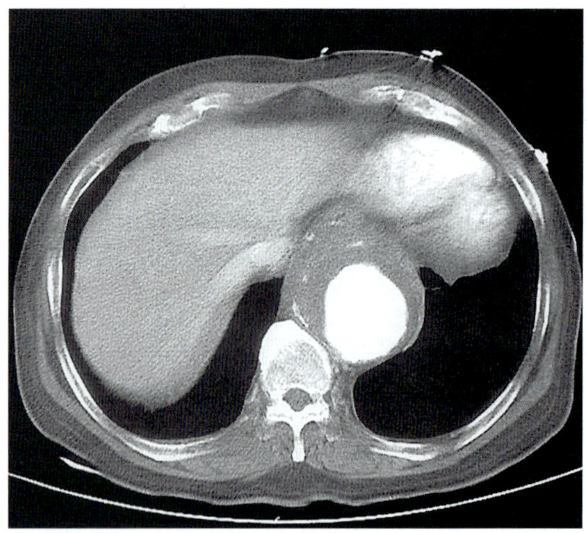

Figura P-68 Cortesia do University of Southern California Medical Center, Los Angeles, CA.

a. Massa epigástrica superior
b. Hérnia de hiato
c. Aneurisma aórtico toracoabdominal
d. Nenhuma anormalidade presente
e. Aneurisma ventricular devido a infarto do miocárdio

69. Quando uma estrutura vascular alargada opacificada pelo contraste é identificada no retroperitônio, qual será o próximo passo no manejo da situação?

a. Dirija o paciente para o departamento de cirurgia para a remoção do tumor
b. Uma fundoplicatura de Nissen deve ser realizada para a correção da hérnia de hiato

c. Dirija o paciente para avaliação cirúrgica para reparo de aneurisma aórtico
d. Tranqüilize o paciente e mande-o para casa
e. Avalie o paciente para um segundo episódio de IM

70. Um homem de 77 anos reclama de grave dor nas costas. Múltiplas lesões líticas foram vistas na pelve e na coluna (série radiográfica da coluna lombar). Enquanto espera pelo resultado da eletroforese da proteína sérica, você decide por obter mais imagens para um diagnóstico preliminar mais rápido. Que teste vai solicitar?
a. Cintilografia óssea
b. RM da coluna
c. TC da coluna
d. Pesquisa metastática do esqueleto
e. Repetição do RX da coluna

71. Um homem de 42 anos com história de acidente com veículo motorizado (AVM) e hemorragia intracraniana desenvolve inchaço e edema na extremidade inferior direita. Ultra-som Doppler revela trombose venosa profunda (TVP), estendendo-se da veia femoral mesosuperficial para a veia cava inferior (VCI) infra-renal. Qual deveria ser a posição apropriada de um filtro de VCI neste paciente?
a. Imediatamente superior ao local mais próximo do trombo
b. Na VCI infra-renal com a ponta do filtro proximal, logo abaixo do nível das veias renais
c. Com a parte média do filtro ao nível das veias renais
d. Imediatamente superior ao nível das veias renais
e. Imediatamente inferior ao átrio direito.

72. Uma mulher de 54 anos com carcinoma de células escamosas do cérvice, na ultra-sonografia, apresenta hidronefrose à esquerda. Qual seria o local ideal da entrada da ponta do tubo na nefrostomia percutânea?
a. Cálice anterior
b. Pelve renal
c. Cálice posterior
d. Aspecto lateral ou face lateral do parênquima renal
e. Ureter proximal

73. Um homem de 61 anos com obstrução biliar secundária ao colangiocarcinoma precisa submeter-se a uma drenagem percutânea por cateter colocado por radiologia intervencionista. Antes do procedimento, quais dos seguintes valores laboratoriais são os mais importantes a serem confirmados?
A. Hemoglobina
b. INR
c. Bilirrubina total
d. Bilirrubina direta
e. VHS

74. Um homem de 22 anos apresenta-se à emergência depois de um acidente com veículo motorizado (AVM). Raios X do tórax revela alargamento de mediastino. Qual o local mais provável de pseudo-aneurisma pós-traumático?
a. Origem da artéria braquiocefálica
b. Raiz da aorta
c. Nível do diafragma
d. Nível do ligamento arterioso
e. Há vários locais, ao longo da aorta torácica, nos quais um pseudo-aneurisma traumático pode ocorrer com freqüência relativamente igual

75. Um homem de 57 anos queixa-se de claudicação com dor nas nádegas e impotência. Ao exame físico encontrou-se diminuição dos pulsos femorais. Qual é a etiologia mais provável de sua doença?
a. Aneurisma micótico
b. Arterite de Takayasu
c. Pseudo-aneurisma pós-traumático
d. Síndrome de Marfan
e. Doença aterosclerótica

PERGUNTAS

R Respostas

1. C (Capítulo 4)

As radiografias de tórax AP e perfil são os exames de imagem mais usados na suspeita de doenças torácicas. Neste caso, existe a probabilidade do diagnóstico ser câncer do pulmão, o que mais provavelmente será detectado por radiografias PA e perfil. Embora a TC do tórax seja útil no estadiamento, não é uma ferramenta eficaz de triagem. Culturas de escarro serão mais úteis se o paciente apresentar febre ou calafrios. A broncoscopia é invasiva e não é uma ferramenta de triagem. A RM de tórax não é útil na suspeita de doença parenquimatosa pulmonar. Examinar o coração e o mediastino é muito útil. A confirmação do diagnóstico de suspeita de câncer de pulmão é obtida tanto por biópsia transtorácica guiada por TC quanto por broncoscopia.

2. B (Capítulo 3)

O teste diagnóstico mais apropriado para trauma craniano com nível alterado de consciência é uma TC, sem contraste. Hematomas epidural e subdural constituem ameaça para a vida e podem facilmente ser excluídos com uma TC craniana, sem contraste. A TC, com contraste, não é recomendável no trauma uma vez que este contraste pode mascarar hemorragia. Diagnóstico de lesão pélvica é secundária à lesão intracraniana. Uma série da coluna vertebral é indicada, especialmente se o paciente estiver com dor no pescoço; entretanto, o paciente pode ficar estabilizado com um colar cervical até depois da TC do crânio .

3. D (Capítulo 2)

Em adultos com infecções sinusais recorrentes ou otite média, existe uma incidência aumentada de massa causando uma obstrução na drenagem normal dos seios faciais e passagens nasais. Uma TC do pescoço mostrará a anatomia e descartará qualquer massa cerebral ou cervical. Radiografias do crânio são exames de imagem aceitáveis para sinusite, mas não são úteis para excluir versões expansivas.

4. D (Capítulo 3)

A hipoatenuação no teritório de distribuição vascular é a marca do AVC. Combinada com apresentação clínica, o paciente provavelmente teve um AVC no território da arteria cerebral média direita. Hipertensão pode causar sintomas similares, mas na imagem se apresenta como hemorragia parenquimaosa, com maior freqüência, nos gânglios basais. Meningite não é detectável por TC sem contraste, embora possa demonstrar sinais secundários como hidrocéfalo. Dissecção da artéria carótida pode se apresentar nesta forma, porém, mais raramente. O astrocitoma pode parecer como uma massa de tecido mole circundado por um anel de edema com baixa atenuação.

5. C (Capítulo 11)

O paciente provavelmente tem metástase óssea na coluna. Avaliação com cintilografia de todos os ossos do corpo para determinar a extensão da doença é a melhor opção. Uma RM da coluna, um raios X da coluna, ou raios X do abdome e pelve podem detectar alguma lesão óssea, mas essas modalidades não têm a mesma sensibilidade da cintilografia óssea. Um paciente com câncer na próstata que apresenta pouca dor nas costas precisa de estudos de imagem para excluir metástase óssea como causa dos sintomas.

6. B (Capítulo 5)

A ultra-sonografia revela um apêndice dilatado, um apendicolito calcificado na sua extremidade proximal. Em crianças, o exame de preferência é a ultra-som, para o diagnóstico de apendicite, por causa da falta de radiação ionizante.

7. B (Capítulo 7)

Embora o β-hCG seja positivo, uma gravidez intra-uterina normal não está garantida. Uma gravidez ectópica pode ser a causa da dor abdominal. A TC é contra-indicada por causa dos potenciais efeitos perigosos da radiação ionizante para o feto.

8. E (Capítulo 11)

PET/TC são os exames de imagem mais úteis para avaliar a presença de lesões adicionais em nódulos pulmonares solitários vistos no raios X de tórax (RXT) ou na TC. Começar a terapia (quimioterapia, cirurgia, ou radiação) antes de saber a extensão da doença não é uma prática médica comum.

9. D (Capítulo 5)

A presença de gás na parede da vesícula biliar representa colecistite gangrenada aguda. Fluido pericolecístico, espessamento da parede da vesícula biliar, cálculos, e distensão da vesícula biliar são todos achados associados à colecistite aguda (embora não seja diagnóstico). Para esses a correlação dos achados radiológicos e clínicos deve ser usada para confirmar o diagnóstico. Outras condições podem ser causadoras de espessamento da parede da vesícula biliar (p. ex., hepatite A, hipoalbuminemia).

10. B (Capítulo 5)

A seção de TC pelo abdome superior revela calcificações dentro do pâncreas e inflamação da gordura mesentérica peripancreática. Pancreatite classicamente apresenta-se como dor abdominal superior que se irradia para as costas; entretanto, alguns pacientes podem descrevê-la como dor no tórax.

11. B (Capítulo 9)

A apresentação clínica é de crupe, que é associada ao sinal de campânula (*steeple sign*), ou um estreitamento da traquéia na radiografia de tórax AP.

12. D (Capítulo 11)

Não é incomum que não haja evidência na cintilografia de vesícula biliar, em 1 hora, no escaneamento de HIDA (ácido iminodiacético). Para excluir colecistite aguda, deve-se administrar morfina, uma vez que esta provoca a contração do esfíncter de Oddi e o radiotraçador excretado pelo fígado enche a vesícula biliar. Se após a administração da morfina e 4 horas depois do início do exame não houver visualização da vesícula biliar, é consistente com o diagnóstico de colecistite aguda. Colelitíase e colecistite aguda certamente estão na lista do diagnóstico diferencial, mas ainda não está provado. Não há razão para repetir o exame na manhã seguinte.

13. C (Capítulo 8)

A radiografia do punho revela fratura em *torus* na metáfise do rádio. Este achado está associado à queda de uma criança de 5 a 10 anos de idade, sobre a mão espalmada. Um bebê de 2 meses de idade apresentaria uma deformidade curvada após o trauma. Uma criança de 2 anos de idade mais provavelmente apresentaria uma fratura em "galho verde". No adulto a probabilidade seria de uma fratura Colles.

14. B (Capítulo 4)

O exame menos invasivo que fornecerá mais informações diagnósticas é uma cintilografia V/Q. Apesar de ser o padrão de excelência para diagnosticar êmbolos pulmonares, um angiograma pulmonar convencional é um procedimento invasivo e, portanto, não é a primeira escolha. Numa TC rotineira de tórax com contraste IV não há o tempo para que a concentração ocorra máxima de contraste dentro das artérias pulmonares (enquanto um angiograma TC pulmonar permite).

15. D (Capítulo 4)

O aspecto de "apagamento" do ângulo costofrênico é um sinal de presença de fluido na pleura. Depois da ocorrência de um ferimento penetrante no tórax, o fluido mais provavelmente é sangue.

16. B (Capítulo 11)

A adriamicina é potencialmente cardiotóxica e a avaliação da FE (fração de ejeção) antes da quimioterapia é necessária. O exame de imageamento mais preciso é a MUGA (angiografia em múltiplas janelas), usada para calcular a fração de ejeção. A TC do tórax não é indicada para esta avaliação. Mais recentemente, a RM tornou-se mais indicada para esta avaliação.

17. C (Capítulo 6)

O diagnóstico é nefrolitíase. A história de doença de Crohn do paciente é um fator de predisposição para o desenvolvimento de cálculos renais e a hematúria microscópica distingue a dor de uma etiologia gastrintestinal. Uma urografia também pode estabelecer o diagnóstico, mas na emergência a TC sem contraste é o exame mais apropriado devido ao decréscimo exposição à radiação e por evitar o risco de administração de contraste iodado intravenoso.

18. B (Capítulo 7)

A ultra-sonografia revela leiomiomas uterinos como áreas hipoecóicas, podendo ser mucoso, subseroso, ou seroso. Uma RM também dará informações diagnósticas, mas geralmente não é usada como um exame de imageamento; ou melhor, é usada se dúvidas diagnósticas persistirem após a ultra-sonografia.

19. D (Capítulo 4)

A hiperinflação dos pulmões e a inflamação peribrônquica são achados radiológicos não específicos associados à asma infantil.

20. B (Capítulo 9)

A radiografia revela o "sinal de dupla-bolha", com duas grandes bolhas de ar no abdome superior. Estas bolhas de ar representam ar no estômago e bulbo duodenal.

21. A (Capítulo 10)

Lesões focais com menos de 5 cm de comprimento são ideais para intervenção percutânea. No caso de lesões maiores ou multifocais, o tratamento cirúrgico é o mais indicado. Se houver a necessidade de se colocar um *stent* percutâneo, não é recomendável posicioná-lo através de uma articulação.

22. A (Capítulo 11)

Existe evidência de que a avaliação do metabolismo do miocárdio com F-18 FDG PET seja a melhor modalidade para identificar a viabilidade do miocárdio antes da revascularização com CABG (revascularização cirúrgica do miocárdio). SPET cardíaco com ^{201}Tl pode fornecer dados sobre a viabilidade cardíaca, mas não é tão confiável quanto a PET. ECG, cateterismo cardíaco e ecocardiografia transtorácica não são úteis na avaliação da viabilidade miocárdica.

23. D (Capítulo 5)

Alça sentinela do intestino delgado é um sinal de inflamação localizada e está associada à pancreatite se for encontrada no abdome superior. O nível elevado de álcool afiança o diagnóstico.

24. D (Capítulo 8)

O desvio ulnar das falanges está classicamente associado à artrite reumatóide. As erosões periarticulares podem ser vistas em outras condições como gota, mas esta não é a melhor resposta diante das demais informações da história.

25. B (Capítulo 3)

A TC do crânio mostra um novo hematoma subdural de hiperdenso do lado esquerdo. Apresenta o clássico formato crescente ou bicôncavo em contraposição a um epidural, que tem um formato de lente, ou biconvexo. Há, também, um hematoma subdural crônico à direita, ou higroma, como também é chamado, quando os componentes do sangue são repostos por líquido cefalorraquidiano (LCR). Uma hemorragia subaracnóide seria demonstrada por forte atenuação de sangue contornando os giros ou nos ventrículos. Linfoma e metástase são demonstrados como uma ou múltiplas massas no parênquima cerebral.

26. A (Capítulo 9)

Pela história, o diagnóstico mais provável é aspiração de corpo estranho, de um pequeno pedaço de comida. Em geral, o alimento é uma ervilha, ou um caroço de milho, ou uma pequena noz. O pulmão direito é o mais comumente afetado, provavelmente porque o ramo principal do brônquio direito emerge da carina num ângulo menos agudo do que o esquerdo. No RX do tórax o achado clássico é a hiperinflação porque a obstrução causa aprisionamento de ar no pulmão afetado. Filmes em decúbito ajudarão a confirmar o diagnóstico porque o pulmão com a obstrução permanece completamente inflado, mesmo quando é no lado dependente do filme em decúbito.

27. C (Capítulo 6)

A história sugere um cálculo ureteral. Na fase aguda, uma TC sem contraste do abdome e da pelve (URO-TC) é o melhor exame para diagnosticar cálculo ureteral. Uma ultra-sonografia pode mostrar sinais secundários de obstrução ureteral, como dilatação no sistema coletor renal e ureter proximal, mas não é um bom teste para localizar o cálculo ureteral. O pielograma intravenoso (PIV) historicamente era o exame de preferência para diagnosticar cálculo no ureter, mas foi substituído pela URO-TC, que é mais rápido e evita o uso de contraste iodado IV. Uma RUB pode mostrar calcificações, mas não é um teste específico porque flebólitos pélvicos são comuns também em muitos pacientes e pode interferir com o diagnóstico de um cálculo ureteral distal. A RM do abdome é útil para averiguar massas renais complicadas, algumas das quais podem causar hematúria, mas a RM não é usada para suspeita de urolitíase.

28. B (Capítulo 2)

A história é consistente com uma massa na glândula parótida, que estreita o diferencial para carcinoma da parótida ou adenoma pleomórfico. A história adicional de queda da face indica invasão no VII nervo cranial, o que só poderia ser causado por neoplasia maligna. Então, o adenoma pleomórfico está excluído, restando o carcinoma da parótida.

Caxumba, uma infecção viral, não é comum devido à vacinação, geralmente associada à febre e mal-estar, e não perduraria por 3 meses. Um AVC não apresentaria uma massa facial, porém poderia apresentar uma queda facial. Um abscesso parafaríngeo se apresentaria de forma mais aguda e teria uma aparência diferente, com uma coleção de fluido no espaço parafaríngeo localizado mais medialmente.

29. D (Capítulo 3)

A TC revela múltiplos focos redondos, bem demarcados, consistentes com múltiplas metástases. Abscessos não são consistentes com a história. Hematomas intracerebrais não apareceriam tão focais e bem circunscritos. Esclerose múltipla geralmente não é demonstrada na TC e só pode ser demonstrada na RM. Glioblastoma multiforme, em geral, é uma lesão grande, solitária, infiltrante, com edema perilesional.

30. B (Capítulo 5)

As radiografias demonstram uma aparência clássica de obstrução do intestino delgado com alças dilatadas e níveis de líquido na parte superior do filme em supino.

31. C (Capítulo 4)

A radiografia do tórax mostra concavidade pleural bilateral, maior à esquerda do que à direita. Embora este achado possa ser atribuído às fraturas da costela superior (note as setas na Figura R-31), uma TC do tórax deve ser obtida para identificar um possível dano na aorta que resultou no hemotórax. Se houver suspeita clínica de que existe um dano aórtico, um aortograma deve ser realizado. Embora tubos torácicos sejam colocados para hemotórax, é melhor obter um diagnóstico primei-

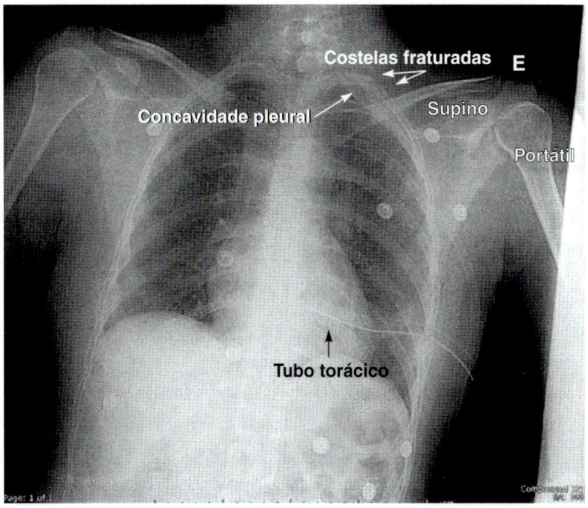

Figura R-31 Cortesia do University of Southern California Medical Center, Los Angeles, CA.

ro. A exploração cirúrgica só é considerada quando houver uma forte suspeita clínica e o tempo de demora nos estudos dos exames coloca a vida do paciente em risco.

32. B (Capítulo 9)

O filme do abdome em posição ortotética, demonstra uma massa no abdome superior direito, destacada por gás colônico (Fig. R-32). Esta massa representa uma intussuscepção localizada no colón direito. Uma intussuscepção pode se apresentar como uma obstrução do intestino delgado, mas aqui não há identificação de significantes segmentos do intestino delgado distendidos. Gastrenterite aguda geralmente se apresenta com um volume aumentado de gás e algum fluido dentro do intestino delgado e grosso. Apendicite pode demonstrar uma massa (especialmente se tiver supurado) localizada no quadrante inferior direito. No filme não se vê gás extraluminal.

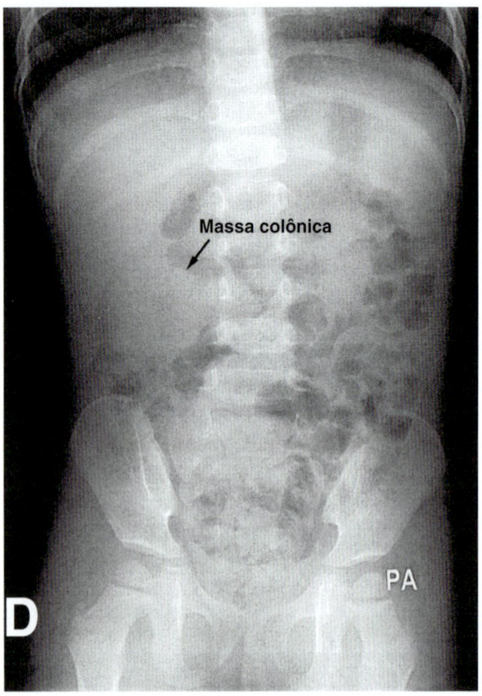

Figura R-32 Cortesia do University of Southern California Medical Center, Los Angeles, CA.

33. B (Capítulo 11)

Apesar de melhores resultados com angio TC, a exposição do paciente à radiação é menor com um exame V/Q permanecendo, então, como a modalidade de escolha para avaliação de EP em pacientes grávidas.

34. D (Capítulo 8)

Note a reação periosteal em raio de sol (tipo *sunburst*) dentro da tíbia proximal esquerda. Esta reação periosteal é diferente do sarcoma de Ewing, cuja aparência é de bulbo de cebola. Osteomielite crônica pode resultar em densidade aumentada do osso, mas esta reação periosteal é exuberante. A articulação, apesar de conter algum depósito de osteóide, não demonstra estreitamento ou erosão que sugira artrite reumatóide ou séptica. Não há presença de formação de calosidade que sugira fratura anterior, e a extensão do comprometimento ósseo é muito grande.

35. B (Capítulo 6)

O espessamento circunferencial da parede da bexiga urinária mais provavelmente ocorre devido à cistite ou obstrução da saída da bexiga pelo aumento da próstata. Embora envolvimento carcinomatoso da glândula possa causar este aumento, a melhor resposta é a B, uma vez que a próstata possa estar apenas hiperplásica. Carcinoma de celulas transicionais da bexiga urinária comumente causa uma massa assimétrica. A síndrome de cone medular apresenta retenção urinária e incontinência intestinal. Metástose vesical além do primário uretral é raro.

36. A (Capítulo 6)

A história clínica e o escaneamento por TC leva ao diagnóstico de carcinoma da próstata. Apesar de o paciente não apresentar dor nos ossos, metástase óssea é muito comum e deve ser cogitada. Embora se mencione, algumas vezes, a seqüência rápida de RM de todo corpo, não é uma prática corrente. Após a instituição da terapia um acompanhamento com TC do abdome e pelve com freqüência é realizado, e nenhuma menção ao tratamento é mencionada no texto. Em estágios avançados pode ocorrer metástases no pulmão originadas do carcinoma da próstata. Se houver qualquer suspeição clínica, é preferível uma TC do tórax porque a metástase do pulmão nem sempre é notada na radiografia de tórax.

37. E (Capítulo 4)

A angio TC pulmonar demonstra falhas de enchimento bilateralmente nas artérias pulmonares (Fig. R-37). Não há presença de pneumotórax ou dissecção da aorta. As costelas estão intactas.

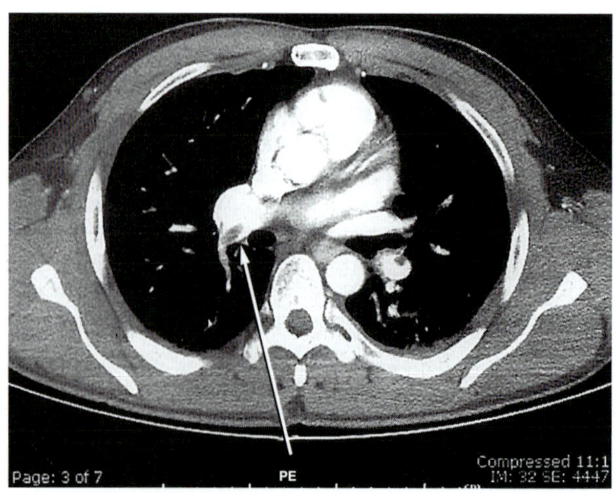

Figura R-37 Cortesia do University of Southern California Medical Center, Los Angeles, CA.

Êmbolos não-tumorais (p. ex., fibrina e plaquetas) e êmbolos tumorais são vistos, geralmente, situados dentro das artérias pulmonares centrais. EP séptico comumente tem uma localização periférica e aparência de nódulos parenquimatosos cavitários.

38. B (Capítulo 11)

Estratificação de risco após IM é uma das quatro indicações para cintilografia cardíaca de esforço, juntamente com diagnóstico de doença arterial coronariana (DAC), avaliação pré-cirúrgica, e avaliação de miocárdio viável *versus* cicatriz.

39. C (Capítulo 4)

Uma TC do tórax é a melhor opção para identificar patologia subjacente para pneumotórax recorrente ou que não se resolve. Uma RM do tórax não é tão sensível para avaliar o parênquima pulmonar devido à pulsação cardíaca e artefatos de respiração. Um pneumotórax espontâneo pode ocorrer após a ruptura de uma bolha pulmonar (pneumatocele, bolha) ou como resultado de metástase pleural. Pneumotórax espontâneo idiopático já foi documentado em homens jovens, magros e altos. Osteossarcoma pode se apresentar em pacientes jovens com um pneumotórax espontâneo devido à metástase no pulmão. Uma série das costelas pode ser obtida se houver suspeita de que o paciente tenha sofrido trauma. Não há indicação para ecocardiograma.

40. C (Capítulo 2)

Uma TC sem contraste é a melhor opção para examinar os seios da face e a extensão da sinusite. Se houver a presença de qualquer déficit neurológico, uma RM do cérebro é indicada para identificar quaisquer possíveis abscessos cerebrais. Uma cintilografia de crânio tem baixa resolução espacial (insuficiente para a avaliação dos seios da face), mas seria de ajuda no diagnóstico de osteomielite. No passado, os filmes simples eram os padrões de tratamento. A ultra-sonografia dos seios da face não é um exame a se realizar.

41. B (Capítulo 3)

A RM com gadolínio é utilizada na avaliação do cérebro para neoplasias metastáticas primárias (algumas lesões podem não ser percebidas antes da administração de gadolínio). Uma TC com contraste deve ser realizada se a condição do paciente estiver instável (p. ex., não pode ficar no aparelho de RM por tempo prolongado) ou se houver contra-indicação para a realização do exame (p. ex., claustrofobia, marca-passo, implantes cocleares), mas nem todas as lesões cerebrais serão visualizadas. TC sem contrate irá demonstrar áreas de hemorragia, mas não é eficiente para detectar lesões que não sejam de grande porte. Um escaneamento ósseo de todo o corpo seria indicado nesta situação para detectar qualquer metástase óssea, mas cintilografia não é usada para detectar lesões cerebrais. Raios X do crânio pode, algumas vezes, ser usado para procurar por metástases para a calota.

42. E (Capítulo 7)

No nível mencionado de β-hCG, um apresentação fetal deveria ser identificada. Uma gravidez ectópica não pode ser excluída baseando-se apenas na imagem (nem toda gravidez ectópica é vista à ultra-sonografia). Um aborto completo pode ter ocorrido, a ponto de não se identificar uma gravidez, assim mesmo uma ectópica deve ser considerada. A paciente deve ser admitida e acompanhada com uma série de níveis de β-hCG. A TC não é o exame de escolha para avaliar a pelve feminina.

43. C (Capítulo 5)

A imagem apresentada demonstra um cálculo curvilíneo ecogênico/brilhante perto do colo da vesícula biliar com sombra acústica. A espessura da parede da vesícula biliar é medida com cursores a 0,73 cm (normal é 3 mm). Se a situação clínica corresponder (alta contagem de glóbulos brancos – WBC, febre), o diagnóstico será de colecistite aguda.

44. D (Capítulo 1)

O exame de primeira linha, menos invasivo, que demanda menos tempo, e é mais fácil de obter, no caso de suspeita de trombose da veia porta, é ecodoppler. Uma ultra-sonografia em escala cinza é utilizada na avaliação do parênquima hepático. Uma TC do abdome com contraste IV é uma alternativa, porem, contraste iodado, reações alérgicas e risco de insuficiência renal iatrogênica tornam este exame menos desejável. Uma RM pode ser obtida, mas não deve ser usada como primeira linha para a indicação acima mencionada.

45. D (Capítulo 9)

Uma radiografia simples do abdome, de pé ou deitado lateralmente na mesa (se a criança não puder ficar de pé), é obtida primeiro para avaliar suspeição de pneumoperitônio e para identificar o local da possível intussuscepçao. Se o filme simples não puder revelar uma intussuscepção, pode-se tentar identificá-la através de uma ultra-sonografia. Apesar de a TC ser uma boa modalidade, é melhor evitar a exposição à, relativamente alta, radiação. A RM não é uma boa modalidade para avaliar o intestino. Uma radiografia de tórax pode mostrar gás livre por baixo do diafragma, mas não irá localizar a intussuscepção.

46. C (Capítulo 11)

Radiação externa foi usada, no passado, para tratar doença de Hodgkin, acne, *tinea capitis*, tonsilas aumentadas e adenóides. Foi fortemente associada a uma maior incidência de câncer da tireóide. Idade, sexo e dieta não provaram ser fator de risco para câncer tireoidiano.

47. D (Capítulo 11)

A abordagem atualmente recomendada para o tratamento do tumor papilar é a excisão cirúrgica seguida de ablação do tecido tireóideo residual com ^{131}I. O paciente é, então, acompanhado com *scans* ^{123}I de todo o corpo e medição dos níveis de tireoglobulina. Sendo assim, as outras respostas não estão corretas.

48. A (Capítulo 1)

Se houver suspeição de lesão esofágica, um esofagograma é recomendado para o diagnóstico, o mais rápido possível, para evitar uma grave infecção no mediastino. Se o risco de aspiração for pequeno (p. ex., o paciente não está entorpecido ou as vias aéreas estão protegidas), Gastrografina é o contraste oral de preferência porque não causa mediastinite caso extravase através de uma laceração no esôfago. A inalação de Gastrografina leva à pneumonia. O bário é usado em esofagogramas nos quais o vazamento esofágico não é esperado porque seu extravasamento causa mediastinite.

49. D (Capítulo 8)

Para que uma radiografia simples demonstre anormalidade nos ossos, é preciso que estes estejam com 50% de comprometimento. Se o aspecto clínico indicar osteomielite, uma RM ou cintilografia óssea da região deve ser obtida. Acompanhamento com repetidos filmes levarão a um diagnóstico tardio. Um curso longo de antibióticos IV deve ser iniciado para osteomielite. Em geral, a amputação é planejada se a osteomielite for extensa ou se o paciente não responder ao tratamento médico.

50. D (Capítulo 11)

Uma cintilografia de sangramento GI é o procedimento mais sensível usado para detecção de sangramento GI baixo. É usada na identificação do local do sangramento, antes da angiografia. Escaneamento por TC do abdome e raios X abdominais não são úteis na avaliação de sangramento GI.

51. E (Capítulo 4)

Uma radiografia de tórax demonstra um tubo torácico sobre a parede direita do tórax. Um nível ar–líquido horizontal numa radiografia, em pé, deve mostrar que tanto fluido quanto ar estão presentes no espaço pleural. O fluido pode ser um simples derrame pleural ou sangue (no caso de um trauma). Algumas vezes um hemotórax pode ser resultado de uma colocação traumática de um tubo torácico. O mediastino não está distendido para sugerir uma grande lesão no vaso.

52. C (Capítulo 9)

O estudo é uma VCM (Cistouretrograma de micção) demonstrando refluxo de contraste nos cálices renais durante micção. A uretra apresenta calibre normal. Se houvesse obstrução ureteral, o contraste não retornaria pelo ponto da obstrução, e a ultra-sonografia renal deveria ter demonstrado hidronefrose.

53. E (Capítulo 7)

O cursor delineia uma gravidez ectópica. Uma tuba uterina dilatada geralmente apresenta baixa ecogenicidade e uma configuração tubular. Não há imagem de gravidez intra-uterina. Devido ao teste de gravidez positivo da paciente, uma neoplasia ovariana é improvável. Um apêndice localizado no quadrante inferior esquerdo é uma ocorrência rara.

54. B (Capítulo 4)

O filme mostra uma infiltração do lobo superior direito e obliteração do ângulo costofrênico direito. Com a curta história de febre e tosse, o diagnóstico mais provável é pneumonia associada a derrame pleural. É muito importante solicitar um filme de acompanhamento tardio para se assegurar de que a pneumonia se resolveu e não está mascarando uma malignidade. Um colapso do lobo resultaria em perda de volume com o deslocamento do mediastino em direção do lado afetado e elevação da fissura menor. Uma contusão no pulmão pode apresentar esta aparência, mas nenhum trauma foi relatado na história. Não há a presença de artefato neste filme.

55. A (Capítulo 7)

Esta figura mostra uma imagem clássica de ovário na metade do ciclo, logo antes da ruptura do folículo dominante e liberação do óvulo. Um cisto simples sem espessamento de parede, septações, ou ecos internos numa mulher de idade reprodutiva é altamente sugestivo de um processo benigno. Esta paciente deve ser tranqüilizada de que isto é um achado fisiológico normal. Cistos simples maiores que 3,5 cm devem ser acompanhados, para verificação, em 1 a 2 meses.

56. D (Capítulo 5)

Aspecto lucente é visto sob ambos os diafragmas e representa gás extraluminal (pneumoperitônio), uma emergência cirúrgica. Neste caso, deve-se pensar numa úlcera perfurada como a causa.

57. B (Capítulo 7)

Massas arredondadas, sólidas, simples ou múltiplas, adjacentes ou dentro do útero, na ultra-sonografia, são muito sugestivas de fibróides. Fibróides são massas pélvicas benignas comuns consistindo de músculo liso. Geralmente, elas são assintomáticas, mas podem ser associadas a dor, sangramento ou problemas de infertilidade, dependendo de seu tamanho e localização. Fibróides podem ser submucosos, intramurais, ou subserosos. O acompanhamento anual para verificar a evolução dos sintomas e tamanho definirá as opções de tratamento ou a possível necessidade de remoção total do útero (histerectomia).

58. C (Capítulo 6)

A imagem mostra dois cistos renais simples, à direita, que não requerem acompanhamento ou confirmação por outra modalidade de imagem. Uma consulta urológica é obtida no caso de cistos ou massas complexas com suspeição para malignidade, uma vez que o paciente pode necessitar de nefrectomia parcial ou total. O paciente deve ser tranqüilizado quanto ao fato de que cistos simples são achados benignos.

59. B (Capítulo 5)

A imagem de TC obtida sem contraste IV devido à insuficiência renal do paciente mostra alterações inflamatórias no pâncreas e em seu redor. Uma ultra-sonografia para avaliar coledocolitíase é indicada. Note a baixa densidade do fígado (menos que a do rim e dos músculos da parede abdominal) representando gordura. O duodeno contém contraste oral. Apenas se houver dificuldades na imagem por ultra-sonografia, que é de fácil acessibilidade (p. ex., gás no intestino obscurecendo o canal biliar comum), é que se deve obter uma colangeopancreatografia por RM. Uma varredura por cintilografia nuclear (HIDA), descrita no capítulo 11, é usada para diagnosticar colecistite aguda. Somente 20% das células na vesícula biliar são radiopacos, sendo, ocasionalmente, diagnosticados por uma radiografia de rins, ureter e bexiga (KUB).

60. E (Capítulo 3)

A imagem sagital de uma seqüência RM ponderado em T1, contrastada por gadolínio (o LCR é escuro e a gordura do escalpe é branca) mostra massa contrastada dentro do quarto ventrículo (astrocitoma). Um cisto ou o aumento do quarto ventrículo deveria mostrar-se escuro (sinal de baixa intensidade), como o LCR.

61. D (Capítulo 4)

A radiografia do tórax mostra silhueta cardíaca aumentada e edema intersticial. A densidade linear horizontal no 1/3 médio do hemitórax representa um pequeno volume de fluido na fissura menor. Não há pneumotórax, não há grandes derrames pleurais e nem fraturas de costelas.

62. A (Capítulo 3)

A imagem mostra o terceiro ventrículo e os ventrículos laterais dilatados (Fig. R-62). Olhando para a superfície cerebral, o sulco cerebral mostra-se de tamanho normal, ou seja, não está

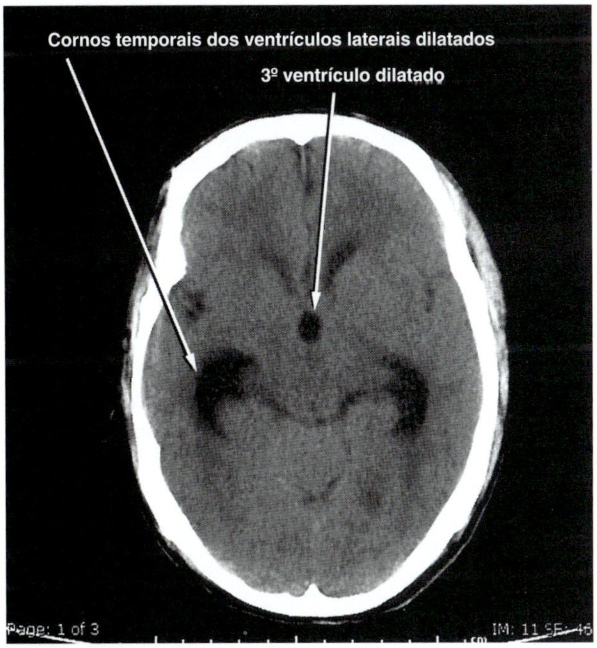

Figura R-62 Cortesia do University of Southern California Medical Center, Los Angeles, CA.

profundo. Ventrículos aumentados e acompanhados de sulco cerebral profundo são resultantes da perda de volume cerebral (atrofia cerebral) e são comumente vistos em pacientes mais idosos, não tendo nenhuma implicação clínica.

63. B (Capítulo 3)

Uma causa para a dilatação ventricular cerebral deve ser pensada (como uma metástase obstruindo o aqueduto de Silvius ou uma massa dentro do quarto ventrículo); assim, uma RM do cérebro, contrastada por gadolínio, precisa ser solicitada. Se o paciente sofreu uma hemorragia traumática, esta deveria estar evidente na TC inicial. Uma fratura de crânio paralela à imagem pode deixar de ser vista em TC, logo, uma radiografia simples é, por vezes, solicitada. Um AVC isquêmico pode não ser evidente em TC, mesmo dentro de 24 horas. Depois desse tempo uma área de baixa densidade pode ser visualizada. Se houver suspeita de AVC isquêmico recente (menos de 3 horas), pode-se realizar uma RM de emergência antes de se iniciar a terapia trombolítica. TC fornece menos detalhes anatômicos. A RM pode detectar restrição de difusão na área isquêmica, antes que ocorra infarto da mesma (quando a TC torna-se positiva).

64. D (Capítulo 5)

As setas, na Figura P-64, apontam para segmentos do íleo com redução de calibre devidas à enterite de Crohn (ileíte). As lesões ocorrem em segmentos não adjacentes do intestino ("lesões salteadas"). Nenhuma massa abdominal é evidente. Na obstrução intestinal, múltiplos segmentos do intestino delgado estariam dilatados. A infestação parasitária provocaria defeitos no preenchimento do lúmen intestinal (casos em que os parasitas são suficientemente grandes como o *Ascaris lumbricoides,* com 8 a 12 polegadas de comprimento) e, eventualmente, provocando obstrução intestinal.

65. E (Capítulo 4)

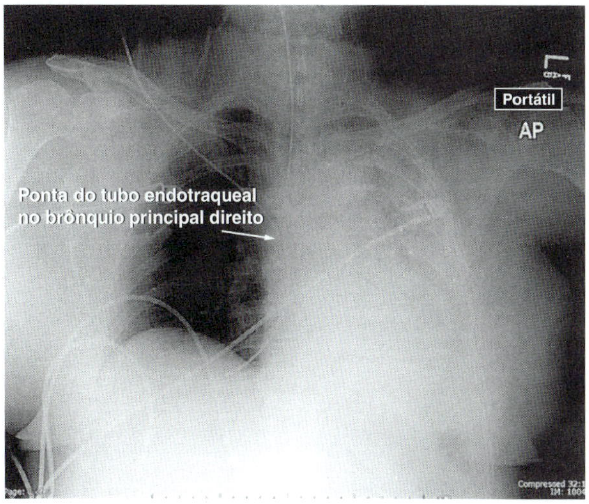

Figura R-65 Cortesia do University of Southern California Medical Center, Los Angeles, CA.

A radiografia do tórax (Fig. R-65) mostra a ponta do tubo endotraqueal muito aprofundada, dentro do brônquio principal direito, o que causou colapso do pulmão esquerdo. A margem cardíaca do lado direito não é vista porque o mediastino está desviado para a esquerda. Se a opacidade do hemitórax esquerdo fosse devida a uma grande derrame pleural, o mediastino estaria desviado para a direita. Por vezes o mediastino não sofre desvio se houver uma combinação de derrame pleural e de atelectasia (perda de volume) do mesmo lado do tórax.

66. A (Capítulo 11)

Cintilografia V/Q mostra uma falta de perfusão periférica que não está combinada com a porção ventilada do estudo. O estudo sugere, então, uma alta probabilidade de embolia pulmonar. Na asma algum aprisionamento de ar estaria presente e o radionuclídeo inalado iria desaparecendo, vagarosamente, dos segmentos pulmonares afetados. Neste estudo, a ventilação está homogênea. Se vários objetos metálicos estiverem sobre o paciente, durante o estudo, a gama-câmera não detectaria radiação de regiões particulares do pulmão. Os técnicos são, usualmente, diligentes sobre a necessidade de remover qualquer objeto capaz de provocar artefatos.

67. A (Capítulo 11)

Verificando-se sinais compatíveis com múltiplos EP (êmbolos pulmonares), o paciente deve ser imediatamente tratado.

68. C (Capítulo 10)

O lúmen da aorta foi opacificado pelo contraste, mas dentro da parede da artéria, está presente um trombo mural (baixa densidade/atenuação na periferia) (Fig. R-68). As pequenas densidades lineares curvas, na periferia da aorta, representam calcificações murais da doença aterosclerótica vascular. A VCI (veia cava inferior) está, também, marcada.

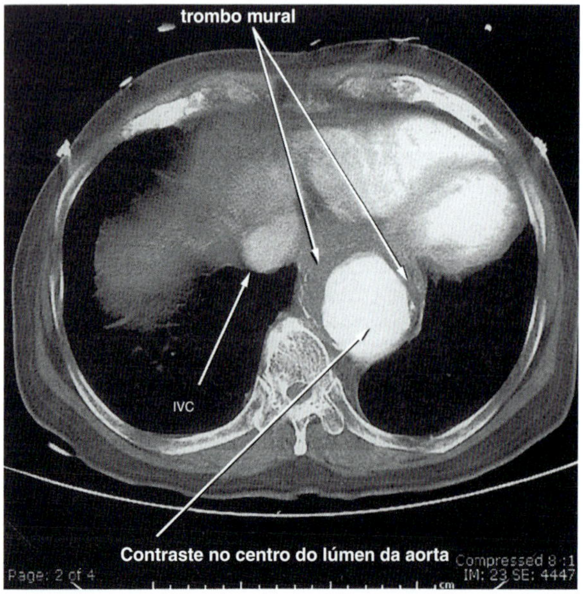

Figura R-68 Cortesia do University of Southern California Medical Center, Los Angeles, CA.

69. C (Capítulo 10)

O paciente precisa de uma avaliação cirúrgica para reparo de grande aneurisma toracoabdominal (enxerto sintético). Quanto maior for o aneurisma (o número que indica necessidade de reparação é o de um diâmetro igual a 5 cm), maior é a possibilidade de ruptura. O paciente requer a avaliação das artérias coronárias antes da cirurgia dirigida ao aneurisma porque os aneurismas têm uma alta associação com doença aterosclerótica vascular.

70. D (Capítulo 8)

O melhor exame para elucidar a suspeita de mieloma múltiplo é um exame exploratório geral do esqueleto (crânio, coluna, fêmures, úmeros e pelve). As lesões com aspecto em "saca-bocado" são características. Naturalmente os exames laboratoriais são confirmatórios. As lesões ósseas do mieloma múltiplo não captam o traçador radioativo usado em cintilografias ósseas, de modo que a indicação deste teste seria errada. RM da coluna é indicada apenas se houver suspeita de compressão medular. Em geral, a TC da coluna não é feita, a não ser num quadro de traumatismo.

71. D (Capítulo 10)

Se uma TVP (trombose venosa profunda) se estender ao nível da VCI (veia cava inferior), um filtro deverá ser colocado na VCI supra-renal.

72. C (Capítulo 10)

Cateteres de nefrostomia renal percutânea deveriam, idealmente, ser colocados no cálice posterior porque esta é a melhor abordagem para evitar lesão da vasculatura renal.

73. B (Capítulo 10)

Antes de qualquer procedimento de radiologia intervencionista é importante confirmar TP (tempo de protrombina), TTP (tempo de tromboplastina parcial), INR (*International Normalized Ratio*), e plaquetas para avaliar a presença de qualquer coagulopatia. BUN (Sangue-uréia-nitrogênio) e creatinina também serão avaliados se a administração de contraste for utilizada. Como se sabe que este paciente tem obstrução biliar, os níveis de bilirrubina, embora importantes, não influenciarão, diretamente, na decisão de avaliação ou não destes valores.

74. D (Capítulo 10)

Pseudo-aneurismas pós-traumáticos ocorrem, mais comumente, no nível do ligamento arterioso, ao menos naqueles acidentados que sobrevivem até ao hospital. Transecção da aorta ascendente quase sempre é fatal, razão pela qual usualmente não são vistas no ambiente hospitalar.

75. E (Capítulo 10)

A tríade clínica – claudicação, dor nas nádegas, impotência e pulsos femorais diminuídos – é chamada de "síndrome de Leriche" e é secundária à doença aterosclerótica oclusiva aortoilíaca. As outras doenças não causam esta tríade clínica.

APÊNDICE

A Fontes Baseadas em Evidências

Capítulo 1

Di Carli MF. Advances in positron emission tomography. J Nucl Cardiol 2004;11:719-732.

Garcia-Ruiz C, Martinez-Vea A, Sempere T, *et al.* Low risk of contrast nephropathy in high-risk patients undergoing spiral computed tomography angiography with the contrast medium iopromide and prophylactic oral hydratation. Clin Nephrol 2004;61:170-176.

Radhakrishnan S, Manoharan S, Fleet M. Repeat survey of current practice regarding corticosteroid prophylaxis for patients at increased risk of adverse reaction to intravascular contrast agents. Clin Radiol 2005;60:58-63.

Rashid ST, Salman M, Myint F, *et al.* Prevention of contrast-induced nephropathy in vascular patients undergoing angiography: a randomized controlled trial of intravenous N-acetylcysteine. J Vasc Surg 2004;40:1136-1141.

Capítulo 2

Arrington JA. Imaging of the upper airway and sinuses. Clin Allergy Immunol 2000;15:263-286.

Henrot P, Blum A, Toussaint B, *et al.* Dynamic maneuvers in local staging of head and neck malignancies with current imaging techniques: principles and clinical applications. Radiographics 2003;23:1201-1213.

Mack MG, Balzer JO, Herzog C, Vogl TJ. Multi-detector CT: head and neck imaging. Eur Radiol 2003;13(suppl)5:M121-M126.

Capítulo 3

Calfee DP, Wispelwey B. Brain abscess. Semin Neurol 2000;20:353-360.

Castillo M, Mukherji SK. Diffusion-weighted imaging in the evaluation of intracranial lesions. Semin Ultrasound CT MR 2000;21:405-416.

Provenzale JM, Jahan R, Naidich TP, Fox AJ. Assessment of the patient with hyperacute stroke: imaging and therapy. Radiology 2003;229:347-359.

Pueschel JK, Ashby LS, Shapiro WR. Brain tumors. Cancer Chemother Biol Response Modif 2003;21:655-681.

Romano A, Bozzao A, Bonamini M, *et al.* Diffusion-weighted MR imaging: clinical applications in neuroradiology. Radiol Med 2003;106:521-548.

Sano T, Horiguchi H. Von Hippel-Lindau disease. Microsc Res Tech 2003;60:159-164.

Schellinger PD. MRI-guided therapy in acute stroke. Expert Rev Cardiovasc Ther 2003;1:569-580.

Spence AM, Mankoff DA, Muzi M. Positron emission tomography imaging of brain tumors. Neuroimaging Clin N Am 2003;13:717-739.

Vogel H, Fuller GN. Primitive neuroectodermal tumors, embryonal tumors, and other small cell and poorly differentiated malignant neoplasms of the central and peripheral nervous systems. Ann Diagn Pathol 2003;7:387-398.

Capítulo 4

Ball CG, Hameed SM, Evans D, *et al.* Canadian Trauma Trials Collaborative. Occult pneumothorax in the mechanically ventilated trauma patient. Can J Surg 2003;46:373-379.

Costello J, Hogg K. CT pulmonary angiogram compared with ventilation-perfusion scan for the diagnosis of pulmonary embolism in patients with cardiorespiratory disease. Emerg Med J 2003;20:547-548.

Gotway MB, Dawn SK. Thoracic aorta imaging with multislice CT. Radiol Clin N Am 2003;41:521-543.

Nijkeuter M, Huisman MV. The role of helical CT in the diagnosis of pulmonary embolism. Pathophysiol Haemost Thromb 2004;33:319-326.

Worsley DF, Alavi A. Radionuclide imaging of acute pulmonary embolism. Semin Nucl Med 2003;33:259-278.

Capítulo 5

Bingener J, Schwesinger WH, Chopra S, *et al.* Does the correlation of acute cholecystitis on ultrasound and at surgery reflect a mirror image? Am J Surg 2004;188:703-707.

Frager D. Intestinal obstruction role of CT. Gastroenterol Clin N Am 2002;31:777-799.

Ziessman HA. Acute cholecystitis, biliary obstruction, and biliary leakage. Semin Nucl Med 2003;33:279-296.

Capítulo 6

Purohit RS, Shinohara K, Meng MV, Carroll PR. Imaging clinically localized prostate cancer. Urol Clin North Am 2003 May;30(2):279-293.

Schreyer HH, Uggowitzer MM, Ruppert-Kohlmayr A. Helical CT of the urinary organs. Eur Radiol 2002;12:575-591.

Xie Q, Zhang J, Wu PH, *et al.* Bladder transitional cell carcinoma: correlation of contrast enhancement on computed tomography with histological grade and tumour angiogenesis. Clin Radiol 2005;60:215-223.

Capítulo 7

Davidson KG, Dubinsky TJ. Ultrasonographic evaluation of the endometrium in postmenopausal vaginal bleeding. Radiol Clin N Am 2003;41:769-780.

Dialani V, Levine D. Ectopic pregnancy: a review. Ultrasound Quart 2004;20:105-117.

Shagam JY. Ultrasound assessment of uterine disorders. Radiol Technol 2000;72:11-22.

Capítulo 8

Furlow B. Radiography of bone tumors and lesions. Radiol Technol 2001;72:455-469.

Miller SL, Hoffer FA. Malignant and benign bone tumors. Radiol Clin North Am 2001;39:673-699.

Museru LM, Mcharo CN. Chronic osteomyelitis: a continuing orthopaedic challenge in developing countries. Int Orthop 2001;25:127-131.

Capítulo 9

Byrne AT, Geoghegan T, Govender P, *et al.* The imaging of intussusception. Clin Radiol 2005;60:39-46.

Hansson S, Dhamey M, Sigstrom O, *et al.* Dimercapto-succinic acid scintigraphy instead of voiding cystourethrography for infants with urinary tract infection. J Urol 2004;72:1071-1073.

Hernandez JA, Swischuk LE, Angel CA. Validity of plain films in intussusception. Emerg Radiol 2004;10:323-326.

Capítulo 10

Herborn CU, Goyen M, Quick HH, *et al.* Whole-body 3D MR angiography of patients with peripheral arterial occlusive disease. AJR Am J Roentgenol 2004;182:1427-1434.

Kaufman JA, Lee MJ. Vascular and Interventional Radiology: The Requisites. Philadelphia: Elsevier, 2004.

Kinney TB. Update on inferior vena cava filters. J Vasc Intery Radiol 2003;14:425-440.

Kuo WT, Lee DE, Saad WE, *et al.* Superselective microcoil embolization for the treatment of lower gastrointestinal hemorrhage. J Vasc Intery Radiol 2003;14:1503-1509.

Moore KL, Agur AM. Essential Clinical Anatomy. Baltimore: Williams & Wilkins, 1995.

Ofer A, Nitecki SS, Linn Shai, *et al.* Multidetector CT angiography of peripheral vascular disease: a prospective comparison with intraarterial digital subtraction angiography. AJR Am J Roentgenol 2003;180:719-724.

Razavi MK, Lee DS, Hofmann LV. Catheter-directed thrombolytic therapy for limb ischemia: current status and controversies. J Vasc Intery Radiol 2004;15:13-23.

Schenker MP, Duszak R, Soulen MC, *et al.* Upper gastrointestinal hemorrhage and transcatheter embolotherapy: clinical and technical factors impacting success and survival. J Vasc Intery Radiol 2001;12:1263-1271.

vanSonnenberg E, Mueller PR, Ferrucci JT. Percutaneous drainage of 250 abdominal abscesses and fluid collections. I. Results, failures and complications. Radiology 1984;151:337-341.

Won JY, Lee DY, Shim WH, *et al.* Elective endovascular treatment of descending thoracic aortic aneurysms and chronic dissections with stent-grafts. J Vasc Intery Radiol 2001;12:575-582.

Zagoria RJ. Genitourinary Radiology: The Requisites. Philadelphia: Mosby, 2004.

Capítulo 11

Alobaidi M, Gupta R, Jafri SZ, Fink-Bennet DM. Current trends in imaging evaluation of acute cholecystitis. Emerg Radiol 2004;10:256-258.

Cohen JB, Kalinyak JE, McDougall IR. Modern management of differentiated thyroid cancer. Cancer Biother Radiopharm 2003;18:689-705.

Delbeke D, Martin WH. Metabolic imaging with FDG: a primer. Cancer J 2004;10:201-13.

Hachamovitch R, Berman DS. New frontiers in risk stratification using stress myocardial perfusion single photon emission computed tomography. Curr Opin Cardiol 2003;18:494-502.

Howarth DM, Tang K, Lees W. The clinical utility of nuclear medicine imaging for the detection of occult gastrointestinal haemorrhage. Nucl Med Commun 2002;23:591-594.

Massoud TF, Gambhir SS. Molecular imaging in living subjects: seeing fundamental biological processes in a new light. Genes Dev 2003;17:545-580.

Savelli G, Maffioli L, Maccauro M, *et al.* Bone scintigraphy and the added value of SPECT (single photon emission tomography) in detecting skeletal lesions. Q J Nucl Med 2001;45:27-37.

Índice Remissivo

Os números em *itálico* referem-se a Figuras ou Tabelas.

A

B

C

D

H

I

J

M

N

O

P

Q

R

S

T

U

V